Gefäßmedizin im Alter

Markus Steinbauer • Hartmut Görtz
Christoph Ploenes • Gerald Kolb
Hrsg.

Gefäßmedizin im Alter

Kompendium für Gefäßchirurgie, Angiologie und Geriatrie

Springer

Hrsg.
Markus Steinbauer
Klinik für Gefäßchirurgie
Krankenhaus Barmherzige Brüder
Regensburg, Deutschland

Christoph Ploenes
Fachzentrum für Angiologie
Schön-Klinik Holding SE
Düsseldorf, Deutschland

Hartmut Görtz
Abteilung für Gefäßchirurgie
Bonifatius Hospital Lingen
Lingen (Ems), Deutschland

Gerald Kolb
Lingen, Deutschland

ISBN 978-3-662-71190-3 ISBN 978-3-662-71191-0 (eBook)
https://doi.org/10.1007/978-3-662-71191-0

Die Deutsche Nationalbibliothek verzeichnet diese Publikation in der Deutschen Nationalbibliografie; detaillierte bibliografische Daten sind im Internet über https://portal.dnb.de abrufbar.

Planung/Lektorat: Antje Lenzen
Springer ist ein Imprint der eingetragenen Gesellschaft Springer-Verlag GmbH, DE und ist ein Teil von Springer Nature.
Die Anschrift der Gesellschaft ist: Heidelberger Platz 3, 14197 Berlin, Germany

Inhaltsverzeichnis

Autorenverzeichnis

Manuel Anhold Evangelisches Zentrum für Altersmedizin GmbH, Potsdam, Deutschland

Jürgen Bauer Klinik für Geriatrie, Agaplesion Heidelberg, Heidelberg, Deutschland

Christian A. Behrendt Klinik für Gefäßchirurgie, Asklepios Klinik Wandsbek, Hamburg, Deutschland

Petra Benzinger Klink für Geriatrie, Agaplesion Bethanien Krankenhaus Heidelberg, Heidelberg, Deutschland

Thomas Betz Klinik für Gefäßchirurgie, Klinikum St. Elisabeth Straubing, Straubing, Deutschland

Hinrich Böhner Klinik für Viszeral- und Gefäßchirurgie, St. Rochus-Krankenhaus Castrop-Rauxel, Katholisches Krankenhaus Dortmund West, Castrop-Rauxel, Deutschland

L. C. Bollheimer Klinik und Lehrstuhl für Geriatrie und Altersmedizin, Universitätsklinium Aachen; RWTH Aachen, Aachen, Deutschland

Gesine Dörr Klinik für Innere Medizin, Alexianer St. Josef Potsdam, Potsdam, Deutschland

G. Engels Sektion Diabetes-Fußchirurgie, Cellitinnen-Krankenhaus St. Vinzenz, Köln-Nippes, Deutschland

Ulrike Fritz Klinik für Anästhesiologie, KH Barmherzige Brüder Regensburg, Regensburg, Deutschland

Thomas Gehr Hochschule Doepfer Regensburg, Regensburg, Deutschland

Hartmut Görtz Lingen, Deutschland

Stefan Grund Klink für Geriatrie, Agaplesion Bethanien Krankenhaus Heidelberg, Heidelberg, Deutschland

Kristin Häseler-Ouart Klinik für Geriatrie, Universitätsklinikum Jena, Jena, Deutschland

Thore Henze Klinik für Anästhesiologie, KH Barmherzige Brüder Regensburg, Regensburg, Deutschland

D. Hochlenert Ambulantes Zentrum für Diabetologie, Endoskopie und Wundheilung, Köln, Deutschland

Ute Hoffmann Regensburg, Deutschland

Klinik für Allgemeine Innere Medizin und Geriatrie, Krankenhaus Barmherzige Brüder Regensburg, Regensburg, Deutschland

Nicole Kastl Stationsleitung KH Barmherzige Brüder Regensburg, Regensburg, Deutschland

Peter Klein-Weigel Helios Klinkum Berlin Buch, Berlin, Deutschland

Artis Knapsis Universitätsklinikum Düsseldorf, Abteilung für Gefäßchirurgie, Düsseldorf, Deutschland

Prof. Dr. med. Dr. rer. physiol. Gerald Kolb Lingen, Deutschland

Knut Kröger Klinik für Angiologie, Helios Klinikum Krefeld, Krefeld, Deutschland

Barbara Kumlehn Geriatrisches Zentrum an der AGAPLESION Bethesda Klinik Ulm, Ulm, Deutschland

Institut für Geriatrische Forschung, Universitätsklinikum Ulm, Ulm, Deutschland

Kristin Memm Erfurt, Deutschland

Ioannis Thomas Passaloglou Klinik für Gefäßchirurgie, St. Gertrauden Krankenhaus, Berlin, Deutschland

Christoph Ploenes Fachzentrum für Angiologie, Schön Klinik Düsseldorf, Düsseldorf, Deutschland

Barbara Rantner Klinik für Gefäßchirurgie, Klinikum Großhadern, LMU München, München, Deutschland

J. -D. Rembe Klinik für Gefäßchirurgie und Endovaskularchirurgie, Universitätsklinikum Düsseldorf, Heinrich-Heine-Universität, Düsseldorf, Deutschland

Katharina Rockmann Palliamo, Regensburg, Deutschland

Ulrich Rother Chirurgische Universitätsklinik Erlangen, Erlangen, Deutschland

Hubert Schelzig Klinik für Gefäßchirurgie und Endovaskularchirurgie, Universitätsklinikum Düsseldorf, Heinrich-Heine-Universität, Düsseldorf, Deutschland

Julia Schlotmann Klinikum Oldenburg, Universitätsklinik für Geriatrie, Oldenburg, Deutschland

Markus Steinbauer Klinik für Gefäßchirurgie, Krankenhaus Barmherzige Brüder Regensburg, Regensburg, Deutschland

Ulrich Thiem Universitätsklinik für Geriatrie, Universität Bielfeld (Fachklinik Rosenhöhe), Bielefeld, Deutschland

Hans-Peter Thomas Vivantes Klinikum Ida Wolf Berlin, Berlin, Deutschland

Teil I

Einführung Gefäßmedizin im Alter

Gefäßmedizin im Alter: „Was erwartet uns in der Zukunft?" 1

Markus Steinbauer, Hartmut Görtz und Christoph Ploenes

Inhaltsverzeichnis

Der Blick in die Zukunft ist immer mit Unsicherheiten behaftet, aber um die zukünftigen Entwicklungen für die medizinische Versorgung der Patienten und die daraus resultierenden Herausforderungen für die Gefäßmedizin der Zukunft antizipieren zu können, ist ein Blick auf die Demografie in Deutschland sehr aufschlussreich.

Die jetzt schon vorliegenden Daten der demografischen Entwicklung in Deutschland zeigen, dass der Anteil der Erwerbstätigen unter 67 Jahren sinken und der Anteil der Menschen über 67 Jahre von 16,9 Mio. (derzeit 20 % der Gesamtbevölkerung in Deutschland) im Jahr 2024 auf 20,9 Mio. (dann 25,0 % der Gesamtbevölkerung) im Jahr 2039 steigen

M. Steinbauer (✉)
Klinik für Gefäßchirurgie, Krankenhaus Barmherzige Brüder Regensburg, Regensburg, Deutschland
E-Mail: markus.steinbauer@barmherzige-regensburg.de

H. Görtz
Lingen, Deutschland
E-Mail: hartmut@goertz-lingen.de

C. Ploenes
Fachzentrum für Angiologie, Schön Klinik Düsseldorf, Düsseldorf, Deutschland
E-Mail: CPloenes@schoen-klinik.de

M. Steinbauer et al. (Hrsg.), *Gefäßmedizin im Alter*,
https://doi.org/10.1007/978-3-662-71191-0_1

wird. Der Altenquotient (Verhältnis der Personen im Rentenalter > 65 Jahre zu den Personen im erwerbsfähigen Alter < 65 Jahre) steigt damit innerhalb von 15 Jahren von 33 % auf 46 % (https://www.destatis.de/DE/Themen/Querschnitt/Demografischer-Wandel/Aspekte/demografie-bevoelkerungsentwicklung.html). Auch der Anteil der über 80-Jährigen wird bis 2050 auf nahezu 10 Mio. ansteigen.

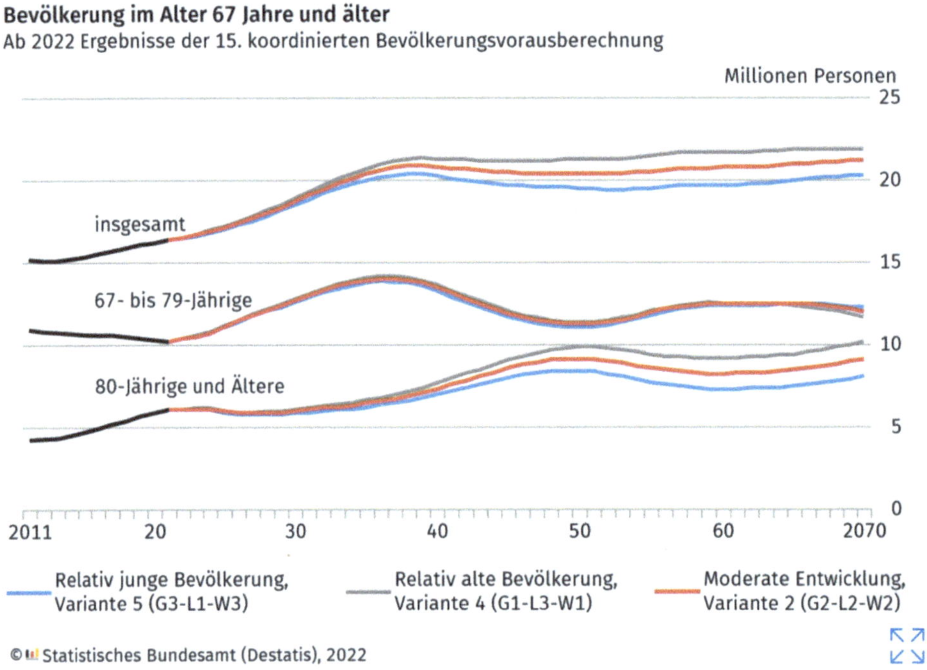

Mit dieser Entwicklung wird auch die Häufigkeit von Gefäßerkrankungen in den nächsten 2 Jahrzehnten noch einmal deutlich zunehmen, da das Alter einer der Hauptrisikofaktoren für Gefäßerkrankungen darstellt. Dies wird noch verstärkt durch andere Risikofaktoren, wie Rauchen, Bewegungsmangel/Adipositas, Bluthochdruck, Fettstoffwechselstörungen und Diabetes mellitus, die mit den „modernen" Lebensgewohnheiten in der westlichen Welt vergesellschaftet sind. Schon jetzt sind Gefäßerkrankungen mit ihren verschiedenen Erscheinungsformen der Arteriosklerose die häufigste Todesursache und damit sozioökonomisch die Herausforderung der Zukunft. Neben der koronaren Herzkrankheit (KHK) und den zerebrovaskulären Gefäßerkrankungen wird die periphere arterielle Verschlusskrankheit (pAVK), vor allem in ihrer kritischen, extremitätenbedrohenden Form (Chronic Limb Threatening Ischemia, CLTI), ein Hauptbetätigungsfeld aller Gefäßmediziner/-chirurgen in der Zukunft sein. Während die Gesamtprävalenz der pAVK über alle Altersgruppen 3–10 % beträgt, steigt diese bei über 70-Jährigen auf 15–20 % (Behrendt et al. 2024). Auch wenn eine Abnahme der Inzidenz und der Mortalität der pAVK in den letzten Jahren beobachtet wurde, geht man von einer deutlichen Zunahme der Prävalenz bis 2030 und damit von einem steigenden Behandlungsbedarf aus (Søgaard et al. 2023).

▶ **Durch den Anstieg des Anteils älterer Menschen in der Gesellschaft wird es zu einer Zunahme von Gefäßerkrankungen – hier vor allem der kritischen Extremitätenischämie – und des Behandlungsbedarfes der hochbetagten Gefäßpatienten kommen.**

Einem „Mehr" an pAVK-Patienten in der Zukunft wird jedoch ein „Weniger" an Pflegenden und Ärzten gegenüberstehen. Diese Schere des Personalmangels und die Zunahme des Behandlungsbedarfes älterer Patienten machen es notwendig, die Prävention von Gefäßerkrankungen und die vaskuläre Sekundärprophylaxe zu stärken.

Darüber hinaus müssen Notwendigkeit und Sinnhaftigkeit von diagnostischen und therapeutischen Maßnahmen der älteren Gefäßpatienten individualisiert evaluiert und möglichst wenig belastende und effiziente Behandlungen angestrebt werden. Aufgrund der altersassoziierten Risiken und Funktionseinschränkungen geriatrischer Patienten müssen die Diagnostik und die therapeutischen Eingriffe an die patientenzentrierten Therapieziele angepasst werden.

Diese Etablierung und Weiterentwicklung der geriatrischen Gefäßmedizin soll alle wichtigen klinischen Bereiche der Gefäßmedizin betreffen – die pAVK, die zerebrovaskulären, aneurysmatischen, venösen und lymphatischen Erkrankungen, die Behandlung der Patienten mit chronisch vaskulären Wunden und diabetischen Fußsyndromen und die Zugangschirurgie bei Dialyse- und onkologischen Patienten.

Welche „geriatrischen Gefäßpatienten" profitieren von der Anpassung der geriatrischen Therapieziele und Behandlungen? Eine untere Altersgrenze zwischen 65 und 80 Jahren ist zwar traditionell als Teilkriterium akzeptiert, aber aufgrund der offensichtlich gesteigerten Lebenserwartung und erfreulich hohen Fitness vieler hochbetagter Patienten können diese entsprechend den bisherigen Leitlinien und Behandlungsstandards therapiert werden. Entscheidend für die Einstufung ist vielmehr das Vorliegen eines „geriatrischen Symptomenkomplexes", dessen Auftreten mit zunehmendem Lebensalter wahrscheinlicher ist. Darunter versteht man eine Überlagerung von Erkrankungen, kognitiven und körperlichen Funktionseinschränkungen und Konstellationen, die in ihrer Gesamtheit dazu führen, dass die betroffenen Menschen mehr und mehr ihre Unabhängigkeit in den Funktionen des täglichen Lebens verlieren (Görtz 2022).

▶ **Die Erhebung der Dimensionen des „geriatrischen Symptomenkomplexes" ist zur Differenzierung von sogenannten fitten, hochbetagten und geriatrischen Patienten und für die individualisierte Anpassung des Therapiezieles und damit der Behandlungsangebote der vaskulären Altersmedizin notwendig.**

Dieses Buchprojekt möchte die Implementierung der geriatrischen Kompetenzen in die Gefäßmedizin der Zukunft unterstützen. Die altersassoziierten Risikofaktoren und

Probleme in der Gefäßmedizin sowie die Identifikationstools der vor allem betroffenen Risikogruppe (geriatrische Screenings und Assessments) werden in den ersten Kapiteln dargestellt. Mit diesen Einschätzungen und der angepassten vaskulären Diagnostik können dann die Therapieziele und die Therapieplanung der geriatrischen Gefäßpatienten definiert und festgelegt werden. Für die wichtigsten Behandlungsschwerpunkte in der Zukunft der Gefäßmedizin werden die Therapiekonzepte für die geriatrischen Gefäßpatienten dargestellt. Die Notwendigkeit und Entwicklung einer qualitativ hochwertigen, interdisziplinären und interprofessionellen Betreuung der geriatrischen Gefäßpatienten durch therapeutische Teams werden im nachfolgenden Kapitel beschrieben. Hier wird auch die Implementierung palliativer Konzepte – die bisher kaum in der Gefäßmedizin verankert sind – in der Versorgung von Gefäßpatienten beschrieben und gefordert.

Um den Herausforderungen der vaskulären Gefäßmedizin in der Zukunft besser begegnen zu können, werden die interdisziplinären Kooperationen der beteiligten medizinischen Disziplinen sowie die notwendigen Kompetenzen und die Personalausstattung der interprofessionellen therapeutischen Teams in zukünftigen Versorgungsstrukturen diskutiert. Ob die geriatrischen Patienten die Ziele und Auswirkungen der „Zentralisierung und Ambulantisierung" der anstehenden Gesundheitsreform akzeptieren und hiervon profitieren, ist zu überprüfen und entsprechend in die zukünftige strukturelle Entwicklung der vaskulären Altersmedizin einzubinden.

Auch der zukünftige Forschungsbedarf in der vaskulären Altersmedizin wird umrissen und stellt mögliche und ggf. zwingend notwendige wissenschaftliche Forschungsgebiete dar. Nur mit einer qualitativ hochwertigen Struktur- und Ergebnisqualität können die zukünftigen Herausforderungen in der Gefäßmedizin im Alter effizient angegangen werden.

▶ **Die Etablierung von interdisziplinären und interprofessionellen Behandlungsteams in zukünftigen Versorgungsstrukturen der vaskulären Altersmedizin sollte angestrebt werden, um das vulnerable Patientenklientel qualitativ hochwertig und effizient zu behandeln.**

Das Buchprojekt „Gefäßmedizin im Alter: *Kompendium für Gefäßchirurgen und Angiologen*" will ein Leitfaden für die Einführung in die vaskuläre Altersmedizin für Gefäßchirurgen, Angiologen und auch für Geriater sein und darüber hinaus eine Grundlage für eine medizinische, strukturelle und wissenschaftliche Weiterentwicklung der Gefäßmedizin im Alter darstellen. Sollte das der Fall sein, hätten die Autoren ihr Ziel erreicht.

Literatur

Behrendt CA, Heidemann F, Meyer A, Werra U (2024) Rother Behandlung der chronischen peripheren arteriellen Verschlusskrankheit (pAVK). Gefässchirurgie 29:103–117. https://doi.org/10.1007/s00772-024-01086-9

Görtz H (2022) Vaskuläre Altersmedizin. Gefässchirurgie 27:483–484. https://doi.org/10.1007/s00772-022-00939-5

https://www.destatis.de/DE/Themen/Querschnitt/Demografischer-Wandel/Aspekte/demografie-bevoelkerungsentwicklung.html. Zugegriffen am 12.05.2024

Søgaard M, Nielsen PB, Eldrup N, Behrendt CA, Nicolajsen CW, Lip GYH, Skjøth F (2023) Epidemiological trends and projections of incidence, prevalence, and disease related mortality associated with peripheral arterial disease: observations using nationwide Danish data. Eur J Vasc Endovasc Surg 66(5):662–669. https://doi.org/10.1016/j.ejvs.2023.08.005

Teil II

Altersassoziierte Probleme in der Gefäßmedizin

Internistische Komorbidität und Multimorbidität in der Gefäßmedizin

2

L. C. Bollheimer

Inhaltsverzeichnis

2.1 Komorbidität

Schwerpunkte der geriatrischen Gefäßmedizin sind die nichtkoronaren, atherosklerotischen, peripher-arteriellen Krankheiten der unteren Extremität (pAVK), der Halsschlagadern sowie der Nierenarterien und schließlich – eher im arteriosklerotischen statt spezifisch atherosklerotischen Kontext – das Bauchaortenaneurysma (Piechocki et al. 2024; Maassen et al. 2021). Für eine erfolgreiche Akuttherapie und für die chronische Behandlung dieser gefäßmedizinischen Indexerkrankungen sind die Berücksichtigung und eine Mitbehandlung eng assoziierter Komorbiditäten obligat. Letztere betreffen

- einerseits ursächlich verknüpfte Entitäten, wie:
  - arterieller Hypertonus (Häufigkeit im Alter von 80 Jahren: 75 %),
  - Diabetes mellitus Typ 2 (T2D, Häufigkeit im Alter von 80 Jahren: 30 %),
  - inadäquat hohes LDL-Cholesterin (im Alter de facto regelhaft),

L. C. Bollheimer (✉)
Klinik und Lehrstuhl für Geriatrie und Altersmedizin, Universitätsklinium Aachen; RWTH Aachen, Aachen, Deutschland
E-Mail: cbollheimer@ukaachen.de

M. Steinbauer et al. (Hrsg.), *Gefäßmedizin im Alter*,
https://doi.org/10.1007/978-3-662-71191-0_2

- andererseits aber auch weitere atherosklerotische Parallelerkrankungen und ihre Folgen, wie:
  - koronare Herzkrankheit (KHK, Häufigkeit im Alter von 80 Jahren: Frauen: 20 %; Männer: 35 %),
  - Herzinsuffizienz (Häufigkeit im Alter von 80 Jahren: 20 %),
  - Vorhofflimmern (Häufigkeit ab einem Alter von 80 Jahren: 10–17 % (Zoni-Berisso et al. 2014),
  - Schlaganfall (Häufigkeit im Alter von 80 Jahren: 6 %),
  - Nierenarterienstenose.

Die o. g. Häufigkeitsangaben (mit Ausnahme von Zoni-Berisso et al. 2014) gelten für ein normalverteiltes 80-jähriges Bevölkerungskollektiv in Deutschland (Wissenschaftliches Institut der AOK 2022), wobei eine ältere US-amerikanische Studie spezifisch für pAVK-Patienten[1] mit einem Durchschnittsalter von 80 Jahren das parallele Vorliegen einer KHK in 70 % der Fälle und einen durchgemachten thrombotisch bedingten Schlaganfall in 40 % der Fälle beschreibt (Ness und Aronow 1999).

Somit ist eine atherosklerotisch bedingte Gefäßerkrankung mit einem umfangreichen Komorbiditätscluster gekoppelt, woraus leitliniengerecht eine Polypharmazie in einer Größenordnung von zehn Medikamenten resultiert, wie

- ≥ 1 Blutdrucksenker (ohne Mehrfachindikation, z. B. Kalziumantagonist),
- ≥ 2 Antidiabetika,
- ≥ 1 Cholesterinsenker,
- ≥ 1 Thrombozytenaggregationshemmer bzw. Antikoagulation,
- 4 der sog. **Fantastic Four** zur medikamentösen Herzinsuffizienzbehandlung.

Hierzu muss angemerkt werden, dass eine Fokussierung auf (nur) die Komorbiditäten, welche sich durch eine im Zentrum stehende (*scil.* gefäßmedizinische) Indexerkrankung ableiten, keiner ganzheitlichen Krankheitsbetrachtung entspricht und – geriatrisch korrekt – durch das umfassendere Krankheitskonzept der Multimorbidität (vgl. Abschn. 2.2) ersetzt werden muss.

Nochmals: In der Denkart der Komorbidität wird also eine typische atherosklerotische Entität, wie die pAVK, übergeordnet als sogenannte Indexerkrankung erachtet, deren umfassender Behandlungsplan neben einer ggf. invasiven Intervention auch die bestmögliche Minimierung zugrunde liegender Komorbiditäten und die medizinische Betreuung atherosklerotischer Parallelerkrankungen beinhaltet. In der Praxis bedeutet dies, dass der gefäßmedizinische Behandlungsumfang einer pAVK mit der kardiologischen Behandlung der regelhaft gleichzeitig vorliegenden KHK und wiederum ihrer Folgeerkrankungen (Vorhofflimmern, Herzinsuffizienz) abgestimmt sein sollte.

[1] Aus Gründen der besseren Lesbarkeit wird im Text auf die gleichzeitige Verwendung der Sprachformen männlich, weiblich und divers weitgehend verzichtet. Stets gelten sämtliche Personenbezeichnungen gleichermaßen für alle Geschlechter.

Während also krankheitszentriert die Notwendigkeit eines Behandlungsplans für die Komorbiditäten außer Frage steht, stellt sich gerade vor dem Hintergrund der Polypharmazie die Frage nach der Verhältnismäßigkeit des Behandlungsumfangs. Dabei gelten auch im fortgeschrittenen Lebensalter bei atherosklerotisch koronaren und nichtkoronaren Indexerkrankungen die fünf Ansatzpunkte der Tertiärprävention:

- Nikotin,
- Blutdruck,
- LDL-Cholesterin (LDL-c),
- Blutzucker,
- Blutverdünnung (antithrombozytäre Therapie u./o. Antikoagulation).

Die in den Leitlinien oftmals apodiktisch vorgegebenen Zielwerte und -korridore können gerade bei geriatrischen Patienten und einer Lebenszeitprognose zwischen zwei und neun Lebensjahren im Informeed Consent angepasst werden (Boyd et al. 2019a). Eine solche Formulierung individualspezifischer Ziele nach Patientenpräferenz (Schlagwort: PPC – Patient Priorities Care) entspricht im Hinblick auf den individuell zu erwartenden Nutzen und der Machbarkeit den Grundsätzen wahrer evidenzbasierter Medizin (Sackett et al. 1996) und wird gerade für die pAVK in der aktuellen (2024) deutschsprachigen S3-Leitlinie durch ein eigenes Kapitel zur **pAVK in der Geriatrie** unterstrichen (Deutsche Gesellschaft für Angiologie u Deutsche Gesellschaft für Gefäßmedizin 2024).

Stopp von Nikotinkonsum bei pAVK im höheren Lebensalter. Bis zu einem Alter von 75 Jahren studienbasiert (Le et al. 2024) – und darüber hinaus berechtigterweise extrapoliert – sollte man vor weiteren, gar invasiv-therapeutischen Bemühungen bei Patienten mit pAVK den Stopp von Nikotinkonsum als Behandlungsfundament voraussetzen.

Blutdrucksenkung bei pAVK im höheren Lebensalter. Was den Zielblutdruck bei pAVK anbelangt, so erscheint auch für das höhere Lebensalter der in der aktuellen (2024) deutschsprachigen S3-Leitlinie zur pAVK vorgegebene obere Schwellenwert von (<) 140/90 mmHg generell sinnvoll (Deutsche Gesellschaft für Angiologie und Deutsche Gesellschaft für Gefäßmedizin 2024). Die Unsicherheit bei solchen Blutdruckempfehlungen wird jedoch deutlich, wenn man die aktuell gültigen Blutdruckempfehlungen der drei großen internationalen Fachgesellschaften, ESH (European Society of Hypertension 2024), ESC (European Society of Cardiology, 2023) und AHA (American Heart Association, 2017) miteinander vergleicht (McCarthy et al. 2025): Während die ESH für Menschen mit Hypertonus im Alter zwischen $\geq$ 65 und $<$ 80 Jahren einen oberen Grenzwert von (<) 140/80 mmHg festlegt und im Alter von $\geq$ 80 Jahren dann eine systolische Zielmarge zwischen 140 und 150 mmHg als adäquat erachtet, empfiehlt die ESC einen systolischen Zielkorridor zwischen 120 und 129 mmHg bis zum Alter von $\leq$ 85 Jahren und räumt erst ab einem Alter von > 85 Jahren als obere Grenze einen Wert von (<) 140/90 mmHg ein. Die AHA nimmt gar keine Altersstratifizierung vor und definiert – ähnlich wie die ESC – einen oberen Grenzwert von (<) 130/80 mmHg. Zusammenfassend (Stand 2025) bewegen sich die Empfehlungen zur Einstellung des Blutdrucks im fortgeschrittenen Lebensalter in der

Marge zwischen 120 und 140 (150) mmHg systolisch. Elegant und am ehesten praxistauglich erscheint hier das ebenfalls in der ESC-Leitlinie geprägte Akronym ALARA („as low as reasonably achievable") (McCarthy et al. 2025). Diastolisch sollte bei athero-/arteriosklerotischen Gefäßerkrankungen ein Wert von 70 mmHg nicht unterschritten werden.

LDL-Cholesterinsenkung bei pAVK im höheren Lebensalter. Folgt man auch hier der entsprechenden Leitlinie der ESC (2022) zur LDL-Cholesterinsenkung zwecks kardiovaskulärer Prävention (Visseren et al. 2022), so gelten jenseits der 70 Jahre bei einer pAVK dieselben Zielgrenzwerte wie bei jüngeren Erkrankten:

- im ersten Schritt LDL-c < 70 mg/dl (1,8 mmol/l) mit zugleich mindestens 50-%iger Reduktion des Ausgangswerts,
- in zweiten Schritt LDL-c < 55 mg/dl (1,4 mmol/l).

Schlüsselpublikation hierfür ist die Metaanalyse der sog. Cholesterol Treatment Trialists' Collaboration aus dem Jahre 2019, die zwar auf kardiologische Gefäßereignisse und ischämischen Schlaganfall begrenzt ist, jedoch hier einen sekundär-/tertiärpräventiven (nicht jedoch den primärpräventiven!) Effekt von Statinen im Alter jenseits der 75 Jahre nachweist (Cholesterol Treatment Trialists' Collaboration 2019). Wichtig ist bei der Entscheidungsfindung bzgl. einer cholesterinsenkenden medikamentösen Therapie im hohen Lebensalter die kristallklare Diagnose einer manifesten atherosklerotischen Erkrankung (z. B. für pAVK: Claudicatio, ABI < 0,85, Z. n. Revaskularisierung oder Amputation). An und für sich sind Statine verträgliche Medikamente mit häufig überschätztem Nebenwirkungsrisiko der statinassoziierten Muskelsymptome (SAMS). Gerade die stärker LDL-c-senkenden Präparate Atorvastatin und Rosuvastatin besitzen dabei ein geringeres Interaktionspotenzial als die älteren, weniger stark LDL-c-senkenden Statinpräparate (vgl. Cyp3A4-Abbauweg). Zur praktischen Vorgehensweise der Cholesterinsenkung beim alten Menschen und der Handhabung bei V. a. SAMS existieren praxisnahe Algorithmen (Rittger et al. 2022; Stürzebecher et al. 2022).

Blutzuckeroptimierung bei pAVK im höheren Lebensalter. Bei gleichzeitigem T2D toleriert die aktuelle deutschsprachige S3-Leitlinie zur pAVK (2024) einen breiten HbA1c-Zielkorridor zwischen 6,5 und 8,5 % (46 bis 68 mmol/mmol) fest (Deutsche Gesellschaft für Angiologie und Deutsche Gesellschaft für Gefäßmedizin 2024), was im Mittel Blutzuckerwerten zwischen 140 und 200 mg/dl (7,8 bis 11,1 mmol/l) entspricht. Diese liberalen Vorgaben zur Blutzuckeroptimierung bei T2D basieren auf den Erkenntnissen aus den sog. Megatrials der Nullerjahre (ACCORD, ADVANCE, VADT), wonach – gerade für den alten Menschen mit langjährigem T2D – der sekundärpräventive kardiovaskuläre Additiveffekt einer allzu strengen Blutzuckereinstellung (vgl. HbA1c < 6,5 % bzw. < 48 mmol/mol) in der Gesamtschau eher schädlich als nutzbringend ist (Bollheimer 2019). Besondere Beachtung gilt dabei der schädigenden Wirkung von Blutzuckerwerten < 70 mg/dl (3,9 mmol/l) auf die Kognition (Demenz). Entsprechend den aktuellen Leitlinien der ADA (American Diabetes Association, 2025) gelten beim Menschen im fortgeschrittenen Lebensalter mit Multimorbidität (vgl. Abschn. 2.2) und leicht bis mittelgradig eingeschränkten Funktionsressourcen folgende Orientierungswerte: HbA1c < 8,0 % (64 mmol/mol), Nüchternblutzucker 90 bis 150 mg/dl (5–8,3 mmol/l), Blutzucker zur Nacht 100 bis 180 mg/dl (5,6–10,0 mmol/l) (American Diabetes Association Professional Practice Committee 2025). Neu und vor dem Hintergrund der zunehmend praktizierten kontinuierlichen Blutzuckermessung (CGM) finden sich in den aktuellsten Leitlinien auch die Akronyme TIR (Time in Range) und TBR (Time below Range): Zusätzlich zu den o. g. Empfehlungen wäre dementsprechend beim geriatrischen Patienten ein TIR für den Bereich 70 bis 180 mg/dl (3,9 bis 10,0 mmol) von ungefähr 50 % wünschenswert, wohingegen ein TBR von < 70 mg/dl (3,9 mmol/l) nicht auftreten sollte (American Diabetes Association Professional Practice Committee 2025). Vor diesem Hintergrund ist die Behandlung des T2D in der Geriatrie generell eine sog. BOT (basal unterstützte orale Therapie) mit einem oder mehreren oralen Antidiabetika (vorrangig Metformin) und einem langwirksamen Insulin. Komplexere Insulinschemata mit mahlzeitenbezogenen Gaben von rasch wirksamen Insulinpräparaten nach zusätzlicher präprandialer Blutzuckermessung oder auch Mischinsulinpräparaten sollten in der Geriatrie eher die Ausnahme als die Regel sein. Einen praxisnahen Algorithmus hierzu liefert die American Diabetes Asssociation in ihren o. g. jährlich aktualisierten Behandlungsstandards (American Diabetes Association Professional Practice Committee 2025). Bei den oralen Antidiabetika und zugleich bevorstehenden operativen/invasiven Eingriffen muss auf die periinterventionelle Pausierung von Metformin (Gefahr der Lactatacidose) und SGLT2-Inhibitoren (Gefahr der normoglykämischen Ketoazidose) hingewiesen werden. Praxisnahe Empfehlungen hierzu finden sich in einem aktuellen (2023) Positionspapier der ÖDG (Österreichische Diabetesgesellschaft; Kietaibl et al. 2023). Beim therapeutischen Einsatz der SGLT2-Inhibitoren steht als Indikation zwischenzeitlich nicht mehr der T2D im Vordergrund; die beiden Hauptindikationen sind vielmehr chronische Herz-(CHF) bzw. chronische Niereninsuffizienz (CKD).

Thrombozytenaggregationshemmung (TAH) und orale Antikoagulation (OAK) bei pAVK im höheren Lebensalter. Die Indikation zur TAH respektive OAK bei pAVK ist in der aktuellen (2024) deutschsprachigen S3-Leitlinie zur pAVK eindeutig (Deutsche Gesellschaft für Angiologie und Deutsche Gesellschaft für Gefäßmedizin 2024). Die differenzialtherapeutischen Vorgaben gelten uneingeschränkt für die Geriatrie – insbesondere nach Revaskularisierungsmaßnahmen inklusive der befristeten dualen Plättchenaggregationshemmung (DAPT) bzw. TAH plus OAK. Die gefäßmedizinische Präferenz zugunsten einer Sekundärprävention durch Clopidogrel wird differenzialtherapeutisch bei gleichzeitiger kardiologischer Komorbidität der ASS hintangestellt. Bei pAVK mit gleichzeitigem Vorhofflimmern sollten die Revaskularisierungsmaßnahmen so gewählt werden, dass für eine langfristige Sekundärprophylaxe eine orale Antikoagulation ohne zusätzliche TAH genügt. Die Einnahme von Thrombozytenaggregationshemmern ist ab dem Alter von 75 Jahren mit einem deutlichen Anstieg des Blutungsrisikos verbunden (Li et al. 2017; Feinstein 1970). Wegen dieses altersassoziierten Blutungsrisikos muss bei dauerhafter Einnahme niedrigdosierter COX-1-hemmender Acetylsalicylsäure oder des P2Y12-Rezeptor-Antagonisten Clopidogrel die Komedikation mit Protonenpumpenhemmern im Alter besonders bedacht werden; dies trifft insbesondere bei der gleichzeitigen Einnahme von Steroiden, antidepressiven Serotoninwiederaufnahmehemmern oder bei paralleler (wenn möglich) im Alter zu vermeidender (s. o.) OAK zu. Im Falle von Clopidogrel muss aus pharmakokinetischen Gründen (Cyp2C19) der gleichzeitige Einsatz von Omeprazol vermieden werden (Wirkabschwächung von Clopidogrel).

2.2 Multimorbidität

Der Begriff **Multi**morbidität, der sich in seiner Bedeutung und mit seinen Implikationen von *Ko*morbidität (Abschn. 2.1) abgrenzt, findet sich bereits seit ca. 50 Jahren in der wissenschaftlichen Literatur (Dodel 2014). Doch ungeachtet der zwischenzeitlich akkumulierten, rund 14.000 Publikationen (PubMed Search 2025) gibt es zur Multimorbidität (ähnlich wie für Frailty) keine einheitliche Definition oder Operationalisierung.

Die ganzheitlich-patientenorientierte Kernbotschaft, die mit dem Begriff Multimorbidität einhergeht, ist jedoch eindeutig; sie mahnt zur Interdisziplinarität und warnt vor dem Tunnelblick einer nur eindimensionalen, spezifisch krankheitsorientierten Herangehensweise.

Während die DEGAM (Deutsche Gesellschaft für Allgemeinmedizin und Familienmedizin) in ihrer aktuellen (2024) deutschsprachigen Leitlinie zur Multimorbidität (2024) die Mindestgrenze bei drei Erkrankungen ansetzt (Deutsche Gesellschaft für Allgemeinmedizin 2024), fordert der gebräuchlichste – auch in UpToDate (Whitson und Boyd 2024) – angegebene Basiskonsens nur zwei chronisch-somatische oder seelisch-psychische Erkrankungen in ein und derselben Person (Jain et al. 2023; Johnston et al. 2019). Diese Erkrankungen oder genauer MCCs (Multiple Chronic Conditions) wirken zusammen negativ auf den individuellen Gesundheitsprozess und erfordern deshalb ein komplexes Behandlungsmanagement, dem nicht durch eine Aufaddition entsprechender Leitlinienempfehlungen Rechnung getragen wird.

Eine Multimorbidität ist erwartungsgemäß bereits beim Eintritt in die Großlebensphase „Altern" häufig: Etwa ein Drittel aller 65-Jährigen leidet an mindestens drei chronischen Erkrankungen; unter den Über-85-Jährigen sind sogar zwei Drittel mit einer Multimorbidität behaftet (Barnett et al. 2012).

Um nicht *„den Wald vor lauter Bäumen nicht zu sehen"*, empfiehlt sich bei Multimorbidität die geordnete Vorgehensweise im Sinne der evidenzbasierten Medizin (Sackett et al. 1996), d. h. unter **paralleler** Berücksichtigung von

- Patientenpräferenz,
- externer Evidenz,
- klinischer Expertise (synonym: interne Evidenz).

Patientenpräferenz. Die subjektive Einschätzung der gesundheitlichen Situation und der daraus abgeleiteten Individualziele des Patienten gelten als oberster Leitfaden und sind bei der Erstellung eines Behandlungsplans hervorzuheben. Drei Leitfragen an den Patienten sind dabei wesentlich (AGS – American Geriatrics Society 2012; Boyd et al. 2019b):

- Wie gewichtet der Patient die Ziele: [i.] lang zu leben – [ii.] unabhängig zu bleiben – [iii.] nur geringste Schmerzen/Symptome erleiden zu müssen?
- Welches konkrete Gesundheitsproblem stört den Patienten in seiner Multimorbidität am meisten?
- Welche der bisherigen Behandlungsansätze sind für Patienten mit seiner Multimorbidität besonders belastend?

(Limitierte) externe Evidenz. Basierend auf den Einzelkomponenten der Multimorbidität und der Patientenpräferenz ist die Literatur (i. d. R. in Form von Leitlinien) zu sichten. Generell fokussieren die allermeisten Leitlinien jedoch auf eine Abschwächung des Krankheitsprogresses und auf eine Verlängerung der Lebenszeitprognose, wohingegen die externe Evidenzlage für die Bereiche Lebensqualität, Symptomkontrolle – forschungsbedingt – häufig schwach ist. Auch wird der Begriff Multimorbidität zwischenzeitlich zwar regelhaft in den Leitlinien aufgeführt, allerdings eher als **Disclaimer**: Die allermeisten Leitlinienempfehlungen verlieren bei gleichzeitiger Multimorbidität zwar ihre Evidenzbasis, ihre Befolgung verbietet sich bei Multimorbidität jedoch nicht.

Klinische Expertise/interne Evidenz. Vor diesem Hintergrund müssen Übertragbarkeit und Machbarkeit externer Handlungsempfehlungen berücksichtigt werden. Dies kann eine individualisiert-angepasste Pharmakotherapie (ohne direkten Anspruch einer externen Evidenz!) oder auch nichtmedikamentöse unterstützende Maßnahmen und ressourcenorientiertes Training zum Erhalt von Alltagskompetenzen beinhalten. Gerade bei Multimorbidität bestätigt sich häufig der Aphorismus *„Die schwierige Entscheidung ist häufig nicht, welche Therapie gewählt wird, sondern: worauf verzichtet werden kann." (G. Ertl 2008).*

Multimorbidität ist die genuine Aufgabe für die eher holistisch ausgerichteten fachärztlichen Gebiete, wie Allgemeinmedizin, (Allgemeine) Innere Medizin oder Geriatrie. Wichtig ist bei Multimorbidität die strukturierte Erfassung und Dokumentation eines im **Informed-Consent** entstandenen individuellen Behandlungsplans vor dem Hintergrund der Patientenpräferenz, der verfügbaren externen Evidenz sowie interner Übertragbarkeit und Machbarkeit. Der hohe Zeitaufwand ist der Grund, weswegen strukturierte Behandlungspläne bei Multimorbidität selten vorliegen. Diese sollten eigentlich Status quo ante für ein krankheitszentriertes (z. B. gefäßmedizinisches) Vorgehen sein, um eine Über- oder Untertherapie im Kontext von Multimorbidität zu vermeiden. In der Literatur existieren praxistaugliche Konzeptvorschläge für eine entsprechende interdisziplinäre Zusammenarbeit, speziell auch für eine klinische Entscheidungsfindung im geriatrisch-kardiovaskulären Sektor bei Multimorbidität (Aïdoud et al. 2023); die Implementierung im klinischen Alltag ist sicherlich ausbaufähig.

Literatur

AGS – American Geriatrics Society (2012) Guiding principles for the care of older adults with multimorbidity: an approach for clinicians. J Am Geriatr Soc 60:E1. https://doi.org/10.1111/j.1532-5415.2012.04188.x

Aïdoud A, Gana W, Poitau F et al (2023) J Am Heart Assoc 12:e026850. https://doi.org/10.1161/JAHA.122.026850

American Diabetes Association Professional Practice Committee (2025) Older adults: standards of care in diabetes – 2025. Diab Care 48:S266. https://doi.org/10.2337/dc25-S013

Barnett K, Mercer SW, Norbury M et al (2012) Epidemiology of multimorbidity and implications for health care, research, and medical education: a cross-sectional study. Lancet 380:37. https://doi.org/10.1016/S0140-6736(12)60240

Bollheimer C (2019) Besonderheiten der Behandlung von Diabetikern im Alter. Drug Res 69:S29–S30. https://doi.org/10.1055/a-0982-5231

Boyd C et al (2019a) Decision making for older adults with multiple chronic conditions: executive summary for the American Geriatrics Society guiding principles on the care of older adults with multimorbidity. J Am Geriatr Soc 67:665. https://doi.org/10.1111/jgs.15809

Boyd C et al (2019b) Decision making for older adults with multiple chronic conditions: executive summary for the American geriatrics society guiding principles on the care of older adults with multimorbidity. J Am Geriatr Soc 67:665. https://doi.org/10.1111/jgs

Cholesterol Treatment Trialists' Collaboration (2019) Efficacy and safety of statin therapy in older people: a meta-analysis of individual participant data from 28 randomised controlled trials. Lancet 393:407. https://doi.org/10.1016/S0140-6736(18)31942-1

DEGAM – Deutsche Gesellschaft für Allgemeinmedizin (2024) Multimorbidität – S3-Living Guideline. Version 3.0. https://register.awmf.org/de/leitlinien/detail/053-047. Zugegriffen am 02.02.2025

Deutsche Gesellschaft für Angiologie u Deutsche Gesellschaft für Gefäßmedizin (2024) S3-Leitlinie zur Diagnostik, Therapie und Nachsorge der peripheren arteriellen Verschlusskrankheit. Version 4.3. https://register.awmf.org/de/leitlinien/detail/065-003. Zugegriffen am 02.04.2025

Dodel R (2014) Multimorbidität: Konzept, Epidemiologie, Versorgung. Nervenarzt 85:401. https://doi.org/10.1007/s00115-013-3937-y

Feinstein AR (1970) The pre-therapeutic classification of co-morbidity in chronic disease. J Chronic Dis 23:455. https://doi.org/10.1016/0021-9681(70)90054-8. PMID: 26309916

Jain S, Rosenbaum PR, Reiter JG et al (2023) Defining multimorbidity in older patients hospitalized with medical conditions. J Gen Intern Med 38:1449. https://doi.org/10.1007/s11606-022-07897-4

Johnston MC, Crilly M, Black C et al (2019) Defining and measuring multimorbidity: a systematic review of systematic reviews. Eur J Public Health 129:182. https://doi.org/10.1093/eurpub/cky098. PMID: 29878097

Kietaibl AT et al (2023) Positionspapier: operation und diabetes mellitus (Update 2023). Wien Klin Wochenschr 135:S256. https://doi.org/10.1007/s00508-022-02121-z

Le TTT et al (2024) The benefits of quitting smoking at different ages. Am J Prev Med 67:684. https://doi.org/10.1016/j.amepre.2024.06.020

Li L et al (2017) Oxford vascular study. Age-specific risks, severity, time course, and outcome of bleeding on long-term antiplatelet treatment after vascular events: a population-based cohort study. Lancet 390:490. https://doi.org/10.1016/S0140-6736(17)30770-5

Maassen B et al (2021) Innovativ: geriatrische Konzepte für die Gefäßmedizin und Gefäßchirurgie. Gefasschirurgie 26:366. https://doi.org/10.1007/s00772-021-00806-9

McCarthy CP et al (2025) What is new and different in the 2024 European Society of cardiology guidelines for the management of elevated blood pressure and hypertension? Hypertension 82:432. https://doi.org/10.1161/HYPERTENSIONAHA.124.24173

Ness J, Aronow WS (1999) Prevalence of coexistence of coronary artery disease, ischemic stroke, and peripheral arterial disease in older persons, mean age 80 years, in an academic hospital-based geriatrics practice. J Am Geriatr Soc 147:1255. https://doi.org/10.1111/j.1532-5415.1999.tb05208.x

Piechocki M et al (2024) Peripheral arterial atherosclerotic disease (Carotid, Renal, Lower Limb) in elderly patients-a review: part I-epidemiology, risk factors, and atherosclerosis-related diversities in elderly patients. J Clin Med 13:1471. https://doi.org/10.3390/jcm13051471

Rittger H et al (2022) Cholesterinsenkende Therapie bei älteren Patienten. Kardiologie 16:456. https://doi.org/10.1007/s12181-022-00575-z

Sackett DL et al (1996) Evidence based medicine: what it is and what it isn't. BMJ 312:71. https://doi.org/10.1136/bmj.312.7023.71

Stürzebecher PE et al (2022) Statinintoleranz und statinassoziierte Muskelschmerzen. Herz 47:204. https://doi.org/10.1007/s00059-022-05114-w

Visseren FLJ et al (2022) ESC guidelines on cardiovascular disease prevention in clinical practice. Eur J Prev Cardiol 29:5. https://doi.org/10.1093/eurjpc/zwab154

Whitson HE, Boyd CM (2024) Multiple chronic conditions. In KE Schmader (Sektionsherausgeber). UpToDate. https://www.uptodate.com/contents/multiple-chronic-conditions?search=multimorbidity&source=search_result&selectedTitle=1%7E150&usage_type=default&display_rank=1. Zugegriffen am 02.04.2025

Wissenschaftliches Institut der AOK (2022) Gesundheitsatlas Deutschland. https://www.gesundheitsatlas-deutschland.de/. Zugegriffen am 02.04.2025

Zoni-Berisso M et al (2014) Epidemiology of atrial fibrillation: European perspective. Clin Epidemiol 6:213. https://doi.org/10.2147/CLEP.S47385

Sarkopenie, Malnutrition und Frailty im Alter: Entscheidungskriterien für die vaskuläre Therapie

3

Jürgen Bauer, Petra Benzinger und Stefan Grund

Inhaltsverzeichnis

3.1 Sind die geriatrischen Syndrome Sarkopenie, Malnutrition und Frailty für die Gefäßmedizin von Relevanz?

Sarkopenie

Sarkopenie ist definiert als Verminderung der Muskelmasse und Muskelkraft (Cruz-Jentoft et al. 2019), hat partiell eine ähnliche Ätiologie wie die pAVK (Bauer et al. 2022) und findet sich in ca. 35–40 % der gefäßchirurgischen beziehungsweise geriatrischen pAVK-Patienten (Heard et al. 2018). pAVK-Patienten mit Sarkopenie haben eine höhere

J. Bauer (✉)
Klinik für Geriatrie, Agaplesion Heidelberg, Heidelberg, Deutschland
E-Mail: Juergen.Bauer@agaplesion.de

P. Benzinger · S. Grund
Klink für Geriatrie, Agaplesion Bethanien Krankenhaus Heidelberg, Heidelberg, Deutschland
E-Mail: petra.benzinger@agaplesion.de; stefan.grund@agaplesion.de

M. Steinbauer et al. (Hrsg.), *Gefäßmedizin im Alter*,
https://doi.org/10.1007/978-3-662-71191-0_3

Mortalität als ohne Sarkopenie (Pizzimenti et al. 2020; Ferreira et al. 2021), ebenso verhält es sich mit sarkopenen Patienten mit gefäßchirurgischer Intervention wie z. B. Bypassoperationen (Shimazoe et al. 2019; Sivaharan et al. 2021) oder endovaskulären Aneurysmainterventionen (EVAR) (Thurston et al. 2018; Antoniou et al. 2019).

Malnutrition

Von Malnutrition bzw. dem Risiko für eine Malnutrition ist bei geriatrischen Gefäßpatienten jeder Vierte betroffen und von einer schlechteren Prognose bedroht (Banning et al. 2020). Die Auswirkungen einer Malnutrition sind vielfältig. So sind zum Beispiel Komplikationen, wie Wundheilungsstörungen und Infektionen, mit einer konsekutiv verlängerten Verweildauer bei Patienten mit Malnutrition häufiger als bei Patienten ohne Malnutrition (Banning et al. 2020).

Frailty

Frailty wird im Deutschen oft mit „Gebrechlichkeit" übersetzt und ist ein Status erhöhter Vulnerabilität gegenüber Stressoren (Clegg et al. 2013). Das Frailtysyndrom tritt mit einer Häufigkeit von 20–40 % bei Gefäßpatienten auf (Drudi et al. 2019) und geht mit einer erhöhten peri- und postoperativen Komplikationsrate (van Aalst et al. 2020) sowie einer erhöhten Mortalität (Wang et al. 2018; Arya et al. 2015) einher.

3.2 Können Sarkopenie, Malnutrition und Frailty als Entscheidungskriterium für eine vaskuläre Therapie genutzt werden?

Therapiezieldefinition und Erwartungshorizont an vaskuläre Interventionen

Bevor der Ausprägungsgrad geriatrischer Syndrome wie der Sarkopenie, Malnutrition und Frailty als Entscheidungskriterium für oder gegen eine vaskuläre Therapie genutzt wird, sollte die Erreichbarkeit genereller Ziele einer vaskulären Therapie im Alter geprüft werden. Diese sind vor allem die Verbesserung der sozialen Teilhabe und der Lebensqualität. Sind diese generellen Ziele nicht erreichbar, ist die Intervention zu überdenken.

Je nach Ausprägungsgrad der geriatrischen Syndrome können Therapieziele unterschiedlich gut erreicht oder müssen angepasst werden (Abb. 3.1). So kann bei einer stark ausgeprägten Sarkopenie oder einem Frailty-Syndrom allein die Schmerzlinderung als Maßnahme zur Verbesserung der Lebensqualität im Vordergrund stehen, während es bei einer leichten Ausprägung die selbstständige Lebensführung ist.

Weitere Therapieziele sind wie bei jüngeren Patienten die Erweiterung der Gehstrecke und die Verhinderung von trophischen Störungen im Falle einer interventionsbedürftigen pAVK sowie die Ausschaltung von Aneurysmata.

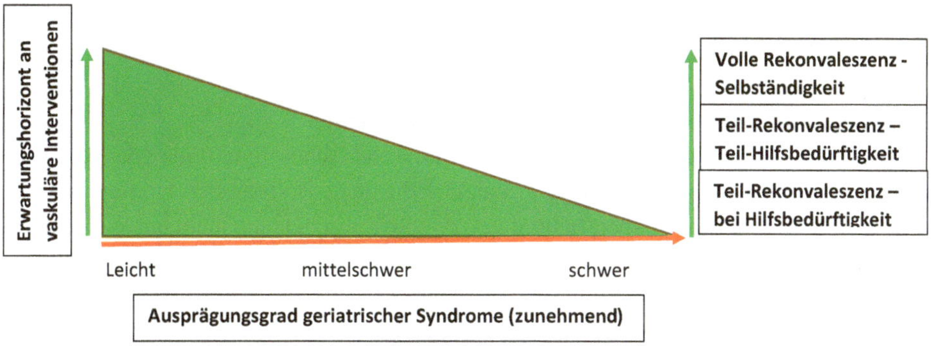

Abb. 3.1 Erwartungshorizont an vaskuläre Interventionen nach Ausprägungsgrad geriatrischer Syndrome

Geriatrische Syndrome als Entscheidungskriterium für vaskuläre Interventionen

Aus den generellen Therapiezielen, dem Ausprägungsgrad geriatrischer Syndrome und dem daraus folgenden Erwartungshorizont an vaskuläre Interventionen ergibt sich die Nutzung der geriatrischen Syndrome als Entscheidungskriterium für vaskuläre Interventionen.

Sowohl bei geriatrischen Patienten mit Sarkopenie, Frailty als auch bei Malnutrition ist bei entsprechender Indikation die Möglichkeit einer vaskulären Intervention generell zu prüfen. Die möglichen Vorteile, wie zum Beispiel eine bessere Mobilität, sind besonders für geriatrische Patienten von großer Bedeutung für die selbstständige Lebensführung (z. B. Einkaufen gehen, Treppensteigen) wie auch die soziale Teilhabe bei Pflegeabhängigkeit (selbstständiger Toilettengang/Wohnungsmobilität).

Für die schlussendliche Entscheidung, ob eine Intervention infrage kommt und wenn ja, welche, spielt der Ausprägungsgrad des geriatrischen Syndroms eine entscheidende Rolle.

Während beispielsweise bei maximal ausgeprägtem Frailtystadium oder terminal erkrankten Patienten (CFS 8–9) (Clinical Frailty Scale, CFS, 2020) eine vaskuläre Intervention in der Regel nicht mehr sinnvoll ist, kann eine operative Intervention bei einem geriatrischen Patienten mit einem ausgeprägten Frailtysyndrom (CFS 7) aufgrund des erhöhten OP-Risikos unter Umständen nicht mehr möglich, eine reine Katheterintervention jedoch noch gut durchführbar sein.

Ähnlich verhält es sich mit der Sarkopenie und Malnutrition. Im Falle einer stark ausgeprägten Sarkopenie oder Malnutrition kann das OP-Risiko so weit erhöht sein, dass eine operative Versorgung nicht möglich ist, eine nichtoperative Intervention jedoch noch durchführbar sein kann. In diesen Fällen ist die Option einer Prähabilitation zu prüfen. Mindestens sollte eine ausreichende Protein-Energie-Versorgung sichergestellt sein (Deutsche Gesellschaft für Ernährung, DGE, 2019; Robinson et al. 2019), auch wenn individuelles Gehstrecken-, Ausdauer- und Krafttraining nicht möglich sind.

3.3 Ist eine synergistische Betrachtung der Sarkopenie, Malnutrition, Frailty sinnvoll?

Der Vulnerabilitätsscore für geriatrische Gefäßpatienten

Aufgrund der möglichen Überlagerung der drei geriatrischen Syndrome Mangelernährung, Sarkopenie und Frailty (Gingrich et al. 2019) ist eine isolierte Betrachtung im Rahmen einer klinischen Gesamtbeurteilung und Prognoseabschätzung nicht ausreichend. Es wird daher ein Vulnerabilitätsscore vorgeschlagen, der diese drei Aspekte integriert.

Da sich die einzelnen Syndrome in ihrer Krankheitsschwere gegenseitig beeinflussen und verstärken (Petermann-Rocha et al. 2022; Ikeda et al. 2022), ist im Folgenden eine Heat-Map-Darstellung mit einem zunehmenden Schweregradscore hinsichtlich der Gesamtvulnerabilität (Vulnerabilitätsscore) und konsekutiven Komplikationswahrscheinlichkeit für geriatrische Gefäßpatienten dargestellt (Tab. 3.1).

Nutzung des Scores

Der Vulnerabilitätsscore ist ein Vorschlag für die synergistische Betrachtung von Sarkopenie, Malnutrition und Frailty zur Abschätzung der Schwere der Vulnerabilität geriatrischer Gefäßpatienten. Je höher der Vulnerabilitätsscore ist, desto höher ist die Komplikationswahrscheinlichkeit anzunehmen, mit konsekutiv vermindertem peri- und postinterventionellem Outcome und längerer Verweildauer.

Während im unteren Scorebereich (Stadium A) eine vaskuläre Intervention bei entsprechender Indikation ohne Verzögerung sinnvoll erscheint, sollte im mittleren Scorebereich (Stadium B) der zusätzliche Nutzen einer Prehabilitation abgewogen werden. Dabei

Tab. 3.1 Heat-Map der Vulnerabilität geriatrischer Gefäßpatienten mit Malnutrition, Sarkopenie und Frailty: Grad der Einschränkung 0 = keine, 1 = leicht, 2 = mittelschwer, 3 = schwer; Spezifisch: Malnutrition: 1 = Risiko für Malnutrition; 2 = moderate Malnutrition; 3 = schwere Malnutrition (Cederholm et al. 2019); Sarkopenie: 0 = keine Sarkopenie, 1 = Präsarkopenie, 2 = Sarkopenie, 3 = schwere Sarkopenie (Cruz-Jentoft et al. 2019); Frailty (Clinical Frailty Scale, CFS,2020): 0 = 1 – 2, 1 = 3, 2 = 4 – 6, 3 = 7 – 9

Stadium	Item			Vulnerabilitäts- Score für geriatrische Gefäßpatienten
	Malnutrition	Sarkopenie	Frailty	
A	1	0	0	1
	1	1	0	2
B	1	1	1	3
	2	1	1	4
	2	2	1	5
	2	2	2	6
	3	2	2	7
	3	3	2	8
C	3	3	3	9

ist auch hier anzunehmen, dass, je höher der Vulnerabilitätsscore ist, desto eher ist eine Prehabilitation notwendig. Im oberen Scorebereich (Stadium C) stehen die individuelle Nutzen-/Risikoabwägung und ethische Gesichtspunkte im Vordergrund. Beispielsweise kann eine Intervention aus ethischen Gründen bereits nicht mehr indiziert sein oder das Eingriffsrisiko als zu hoch eingeschaetzt werden.

3.4 Welche Assessments für die Sarkopenie, Malnutrition und Frailty sollte der Gefäßmediziner kennen?

Für die Unterstützung bei der evidenzbasierten Auswahl der Screenings/Assessments für geriatrische Patienten wurde kürzlich die S2-Leitlinie „Geriatrisches Assessment der Stufe 2" veröffentlicht und als Living Guideline fortgeführt (Krupp 2025). Hierin finden sich Informationen zu den im Folgenden angeführten funktionellen Assessments.

Sarkopenie
Das Screening auf Sarkopenie erfolgt gemäß dem etablierten Diagnostikschema (Bauer et al. 2022) als klinische Einschätzung auf Sarkopenie oder in Form eines Fragebogens (Sarc-F). Bei auffälligem Screening folgt das Assessment mittels Handkraftmessung oder des Aufstehtests (Five-Times-Chair-Rising-Test, FCR-Test). Ist dieses Assessment positiv, ist eine Sarkopenie wahrscheinlich (Pre-Sarkopenie). Für die Diagnosesicherung der Sarkopenie bietet sich in der Gefäßchirurgie die CT-Untersuchung der Skelettmuskelmasse auf Höhe LWK 3 an, da sehr häufig entsprechende CT-Untersuchungen bereits vorliegen. Alternativ können MRT (Magnetresonanztomografie), DXA (Dualenergy X-ray Absorptiometry), BIA (bioelektrische Impedanzanalyse) und der Muskelultraschall genutzt werden, wobei neben dem CT die MRT-Untersuchung als aktueller Goldstandard gilt. Anschließend folgt für die Schweregraderfassung ein Muskelfunktionstest wie die Gehgeschwindigkeit, der Timed-up-and-go-Test oder die SPPB (Short Physical Performance Battery) (Bauer et al. 2022).

Malnutrition
Die Diagnostik der Malnutrition besteht in der Regel aus einem Screeningverfahren, z. B. mit der kurzen Form des MNA (Mini-Nutritional-Assessment) oder dem NRS (Nutritional-Risk-Screening). Bei positivem Screening spricht man von einem Risiko für eine Malnutrition, welche ebenso ernst genommen werden muss wie die bestätigte Malnutrition (Deutsche Gesellschaft für Ernährungsmedizin o. J.). Zur Diagnosesicherung erfolgt entsprechend der GLIM-Kriterien die Beurteilung phänotypischer (BMI, ungewollter Gewichtsverlust, reduzierte Muskelmasse) und ätiologischer Kriterien (verringerte Nahrungsaufnahme oder Krankheit/Inflammation). Dabei muss jeweils ein Kriterium beider Bereiche auffällig sein. Die Schweregradbestimmung der so diagnostizierten Malnutrition erfolgt dann über eines der phänotypischen Kriterien, beispielsweise den BMI (moderate Mangelernährung BMI $< 22 - \geq 20$ kg/m^2; schwere Mangelernährung BMI unter 20 kg/m^2 bei über 70-Jährigen) (Deutsche Gesellschaft für Ernährungsmedizin o. J.).

Frailtysyndrom

Für das Screening auf das Frailtysndrom existieren etliche Screeningtools. Von der Deutschen Gesellschaft für Geriatrie (DGG) wurde 2020 die Clinical Frailty Scale (CFS) aus dem Englischen übersetzt, die auf der Rockwood-Skala basiert (Rockwood et al. 2005). Sie ist somit eine modifizierte Skala. Die CFS besteht aus neun Kategorien, welche sich auf den körperlichen Zustand 2 Wochen vor dem Krankenhausaufenthalt beziehen und von „sehr fit" (Cruz-Jentoft et al. 2019) bis „terminal krank" (Antoniou et al. 2019) reichen (Clinical Frailty Scale, CFS, 2020).

Interdisziplinäre Kooperation

Begleitend zur Nutzung von evidenzbasierten Screening- und Assessmentinstrumenten zur Objektivierung des individuellen Risikoprofils, ist zudem die lokale Möglichkeit einer engen Kooperation von Gefäßmedizinern und Geriatern auszuloten und für die Zukunft, ähnlich wie im Fall der „Alterstraumatologie", als strukturierte Kooperation mit großem Nutzen für die älteren Patienten anzustreben (Dawal et al. 2022).

Literatur

van Aalst FM, Verwijmeren L, van Dongen EPA, de Vries JPM, de Groot E, Noordzij PG (2020) Frailty and functional outcomes after open and endovascular procedures for patients with peripheral arterial disease: a systematic review. J Vasc Surg 71(1):297–306.e1. https://doi.org/10.1016/j.jvs.2018.12.060

Antoniou GA, Rojoa D, Antoniou SA, Alfahad A, Torella F, Juszczak MT (2019) Effect of low skeletal muscle mass on post-operative survival of patients with abdominal aortic aneurysm: a prognostic factor review and meta-analysis of time-to-event data. Eur J Vasc Endovasc Surg 58(2):190–198. https://doi.org/10.1016/j.ejvs.2019.03.020

Arya S, Kim SI, Duwayri Y, Brewster LP, Veeraswamy R, Salam A, Dodson TF (2015) Frailty increases the risk of 30-day mortality, morbidity, and failure to rescue after elective abdominal aortic aneurysm repair independent of age and comorbidities. J Vasc Surg 61(2):324–331. https://doi.org/10.1016/j.jvs.2014.08.115

Banning LBD, Ter Beek L, El Moumni M, Visser L, Zeebregts CJ, Jager-Wittenaar H, Pol RA (2020) Vascular surgery patients at risk for malnutrition are at an increased risk of developing postoperative complications. Ann Vasc Surg 64:213–220. https://doi.org/10.1016/j.avsg.2019.10.037

Bauer JM, Benzinger P, Bischoff MS et al (2022) Sarkopenie – Ein geriatrisches Syndrom mit hoher Relevanz für die Gefäßchirurgie. Gefässchirurgie 27:502–508. https://doi.org/10.1007/s00772-022-00938-6

Cederholm T, Jensen GL, Correia MITD, Gonzalez MC, Fukushima R, Higashiguchi T, Baptista G, Barazzoni R, Blaauw R, Coats A, Crivelli A, Evans DC, Gramlich L, Fuchs-Tarlovsky V, Keller H, Llido L, Malone A, Mogensen KM, Morley JE, Muscaritoli M et al (2019) GLIM criteria for the diagnosis of malnutrition – a consensus report from the global clinical nutrition community. Clin Nutr 38(1):1–9. https://doi.org/10.1016/j.clnu.2018.08.002

Clegg A, Young J, Iliffe S, Rikkert MO, Rockwood K (2013) Frailty in elderly people. Lancet 381(9868):752–762. https://doi.org/10.1016/S0140-6736(12)62167-9

Clinical Frailty Scale (CFS) (2020) Deutsche Gesellschaft für Geriatrie e.V. (DGG). https://www.dggeriatrie.de/images/Bilder/PosterDownload/200331_DGG_Plakat_A4_Clinical_Frailty_Scale_CFS.pdf. Zugegriffen am 24.02.2025

Cruz-Jentoft AJ, Bahat G, Bauer J, Boirie Y, Bruyère O, Cederholm T, Cooper C, Landi F, Rolland Y, Sayer AA, Schneider SM, Sieber CC, Topinkova E, Vandewoude M, Visser M, Zamboni M, Writing Group for the European Working Group on Sarcopenia in Older People 2 (EWGSOP2), and the Extended Group for EWGSOP2 (2019) Sarcopenia: revised European consensus on definition and diagnosis. Age Age 48(1):16–31. https://doi.org/10.1093/ageing/afy169

Dawal G, Schulte-Huxel T, Kolb G (2022) Geriatric traumatology (e.g „Alterstraumatologie") is more than orthogeriatrics – experiences of a physician in advanced training. Z Gerontol Geriat:513–518. https://doi.org/10.1007/s00391-021-01935-2

Deutsche Gesellschaft für Ernährungsmedizin e.V. – Diagnostische Kriterien (o.J.). https://www.dgem.de/diagnostische-kriterien. Zugegriffen am 24.02.2025

Drudi LM, Ades M, Landry T et al (2019) Scoping review of frailty in vascular surgery. J Vasc Surg 69(1989–98):e1982

Ferreira JMM, Cunha P, Carneiro A, Vila I, Cunha C, Silva C, Longatto-Filho A, Mesquita A, Cotter J, Mansilha A, Correia-Neves M (2021) Sarcopenia as a prognostic factor in peripheral arterial disease: descriptive review. Ann Vasc Surg 74:460–474. https://doi.org/10.1016/j.avsg.2021.01.076

Gingrich A, Volkert D, Kiesswetter E, Thomanek M, Bach S, Sieber CC, Zopf Y (2019) Prevalence and overlap of sarcopenia, frailty, cachexia and malnutrition in older medical inpatients. BMC geriatrics 19(1):120. https://doi.org/10.1186/s12877-019-1115-1

Heard R, Black D, Ramsay G, Scott N, Hildebrand D (2018) The prevalence of sarcopaenia in a vascular surgical patient cohort and its impact on outcome. Surgeon 16(6):325–332. https://doi.org/10.1016/j.surge.2018.03.001

Ikeda S, Kodama A, Kawai Y, Tsuruoka T, Sugimoto M, Niimi K, Banno H, Komori K (2022) Preoperative sarcopenia and malnutrition are correlated with poor long-term survival after endovascular abdominal aortic aneurysm repair. Surg Today 52(1):98–105. https://doi.org/10.1007/s00595-021-02362-x

Krupp S (2025) Für die AG Assessment der Deutschen Gesellschaft für Geriatrie e. V., S1-Leitlinie Geriatrisches Assessment der Stufe 2, Living Guideline, Version 18.01.2025, AWMF-Register-Nr. 084-002LG

Petermann-Rocha F, Pell JP, Celis-Morales C, Ho FK (2022) Frailty, sarcopenia, cachexia and malnutrition as comorbid conditions and their associations with mortality: a prospective study from UK Biobank. J Public Health 44(2):e172–e180. https://doi.org/10.1093/pubmed/fdaa226

Pizzimenti M, Meyer A, Charles AL et al (2020) Sarcopenia and peripheral arterial disease: a systematic review. J Cachexia Sarcopenia Muscle 11:866–886

Robinson S, Granic A, Sayer AA (2019) Nutrition and muscle strength, as the key component of Sarcopenia: an overview of current evidence. Nutrients 11:2942

Rockwood K, Song X, MacKnight C, Bergman H, Hogan DB, McDowell I, Mitnitski A (2005) A global clinical measure of fitness and frailty in elderly people. CMAJ 173(5):489–495. https://doi.org/10.1503/cmaj.050051

Shimazoe H, Mii S, Koyanagi Y et al (2019) Impact of low activity of daily living on the prognosis of patients with critical limb Ischemia and sarcopenia. Ann Vasc Surg 61:156–164

Sivaharan A, Boylan L, Witham MD et al (2021) Sarcopenia in patients undergoing lower limb bypass surgery is associated with highermortality and major amputation rates. Ann Vasc Surg 75:227–236

The German Nutrition Society (DGE) (2019) Richter M, Baerlocher K, Bauer JM et al Revised reference values for the intake of protein. Ann Nutr Metab 74:242–250

Thurston B, Pena GN, Howell S, Cowled P, Fitridge R (2018) Low total psoas area as scored in the clinic setting independently predicts midterm mortality after endovascular aneurysm repair in male patients. J Vasc Surg 67(2):460–467. https://doi.org/10.1016/j.jvs.2017.06.085
Wang J, Zou Y, Zhao J, Schneider DB, Yang Y, Ma Y, Huang B, Yuan D (2018) The impact of frailty on outcomes of elderly patients after major vascular surgery: a systematic review and meta-analysis. Eur J Vasc Endovasc Surg 56(4):591–602. https://doi.org/10.1016/j.ejvs.2018.07.012

4 Demenz und Delir in der Gefäßmedizin

Ute Hoffmann

Inhaltsverzeichnis

4.1 Einleitung

Durch optimierte Therapie kann das Überleben bei Gefäßpatienten mit Demenz häufig verlängert werden – die Lebensqualität bleibt jedoch oft deutlich eingeschränkt. Dies liegt u. a. daran, dass Patienten mit Atherosklerose und Demenz neben vielen anderen Komorbiditäten ein deutlich höheres Risiko haben, durch Interventionen und Operationen neurologische Komplikationen wie zerebrovaskuläre Akuterkrankungen, Depressionen, weitere Verschlechterung der Kognition oder ein Delir zu entwickeln. Diese Komplikationen sind mit ungünstigen Krankheitsverläufen assoziiert, verlängern den Krankenhausaufenthalt und verursachen einen höheren Bedarf an Krankenhauspersonal und in der Folge an pflegenden Angehörigen (r) oder Pflegediensten. Im Management von Gefäßpatienten mit kognitiver Einschränkung sollte ein umfassender Plan unter Einbindung der Familienangehörigen erstellt werden. Themen sind die Therapietreue (Adhärenz), die individuellen

U. Hoffmann (✉)
Klinik für Allgemeine Innere Medizin und Geriatrie, Krankenhaus Barmherzige Brüder Regensburg, Regensburg, Deutschland
E-Mail: ute.hoffmann@barmherzige-regensburg.de

M. Steinbauer et al. (Hrsg.), *Gefäßmedizin im Alter*,
https://doi.org/10.1007/978-3-662-71191-0_4

Patientenlebensziele, eine angepasste, vorausschauende Pflegeplanung („Adaptive Care Planning“) und das Erreichen einer bestmöglichen Lebensqualität.

4.2 Kognitive Störungen und Demenz

Definitionen, Kategorien und Prävalenz

Kognitive Störungen variieren zwischen einer milden Form (Mild cognitive impairment) ohne Beeinträchtigungen der Alltagsfunktionen bis hin zu einer schweren Demenz.

Die deutschen S3-Leitlinien definieren die Demenz als ein Syndrom als Folge einer meist chronischen oder fortschreitenden Krankheit des Gehirns mit Störung vieler höherer kortikaler Funktionen, einschließlich Gedächtnis, Denken, Orientierung, Auffassung, Rechnen, Lernfähigkeit, Sprache und Urteilsvermögen. Das Bewusstsein ist nicht getrübt. Die kognitiven Beeinträchtigungen werden gewöhnlich von Veränderungen der emotionalen Kontrolle, des Sozialverhaltens oder der Motivation begleitet, gelegentlich treten diese auch eher auf. Dieses Syndrom kommt bei Alzheimer-Krankheit, bei zerebrovaskulären Störungen und bei anderen Zustandsbildern vor, die primär oder sekundär das Gehirn betreffen.

Generell werden folgende ätiologische Kategorien beschrieben:

- Demenz bei Alzheimer-Krankheit mit frühem (< 65 Jahre, Typ2) und spätem (> = 65 Jahre, Typ1) Beginn.
- Vaskuläre Demenz
- Gemischte Demenz
- Frontotemporale Demenz
- Demenz bei Morbus Parkinson
- Lewy-Körperchen-Demenz

Demenzerkrankungen nehmen mit steigendem Alter exponentiell zu. Während im Alter von unter 65 Jahren etwa 0,1 % der Bevölkerung von einer Demenz betroffen ist, steigt dieser Wert auf etwa 13 % bis 16 % im Alter von 80 bis 84 Jahren bei der Allgemeinbevölkerung. Durch die gemeinsamen Krankheitsursachen liegt der prozentuale Anteil bei Gefäßpatienten deutlich höher, bei Patienten (/innen) liegt die Prävalenz von kognitive Störungen in Folge eines Apoplex zum Beispiel bei bis zu 70 % (Rost et al. 2022). Frauen sind in jedem Alter häufiger betroffen als Männer. Ursachen für das Demenzsyndrom sind mit 60 % bis 80 % die Alzheimer-Krankheit, gefolgt von der vaskulären Demenz mit etwa 5 % bis 10 %. Mit steigendem Alter stellen Mischformen aus Alzheimer-Krankheit und vaskulärer Demenz die größte Gruppe dar (2022 Alzheimer's disease facts and figures 2022).

▶ In höherem Alter liegen bei Gefäßpatienten oft als Ursachen für eine Demenz Mischformen vor.

Ursachen und Risikofaktoren von Demenz bei Gefäßpatienten

Bei Gefäßpatienten finden sich meistens mehrere Risikofaktoren und multifaktorielle Ursachen für die Entwicklung einer milden kognitiven Störung oder einer Demenz, genetische Einflüsse spielen eine untergeordnete Rolle.

Gefäßkrankheiten und glymphatisches System

Die bei Gefäßpatienten häufig vorkommenden Erkrankungen wie die arterielle Hypertonie und der Diabetes führen über Arteriosklerose und endotheliale Dysfunktion zu Mikroblutungen, Ischämien und Leukenzephalopathien (vaskuläre Demenz), sind aber auch Risikofaktoren für die Entwicklung einer Demenz bei Alzheimer- Krankheit.

Das glymphatische System des Gehirns ist für den Abbau von löslichen Proteinen, ß-Amyloid und verschiedenen Metaboliten des zentralen Nervensystems verantwortlich. Dieses System wird durch die bei Gefäßpatienten häufig auftretenden Erkrankungen arterielle Hypertonie, Diabetes, *Depression* und auch durch Schlafstörungen beeinträchtigt, sodass das glymphatische System in der Pathogenese der Demenz bei Patienten mit Gefäßerkrankungen wahrscheinlich einen erheblichen Anteil einnimmt (Rasmussen et al. 2018).

Chronische Nierenkrankheit (CKD)

Verschiedene Urämietoxine wurden für neuronale Schädigungen bei CKD-Patienten verantwortlich gemacht. Die Urämietoxine können im zentralen Nervensystem prinzipiell direkt neurotoxisch, z. B. durch Astrozytenaktivierung oder Nervenzellapoptose oder indirekt über vaskuläre Effekte wie endothelialer Dysfunktion, Arteriosklerose oder Inflammation wirken. Bei Hämodialysepatienten bestehen wiederholte zerebrale Minderperfusionen durch Hämodialyse-induzierte Hypovolämie oder Hypotonie sowie durch osmotische Veränderungen. Die Abnahme der zerebralen Perfusion ist von kognitiven Störungen begleitet, die sich vor allem in exekutiven Funktionen niederschlagen (Hoffmann 2023).

Andere Ursachen

Schlafstörungen führen nicht selten zu Gedächtnis- und Konzentrationsschwierigkeiten. Zudem ist das Schlafapnoesyndrom mit kognitiven Einschränkungen assoziiert. Depressionen sind oft mit kognitiven Einschränkungen verbunden, oft auch als Pseudodemenz bezeichnet. Auch ein verändertes oder verlangsamtes Gangbild, das sich bei Gefäßpatienten häufig findet, gilt als Risikofaktor für eine schlechtere kognitive Leistung (Koren et al. 2021; S3-Leitlinie Demenzen (DGN e. V.; DGPPN e. V. (Hrsg.)) 2023).

Differenzialdiagnose der Demenz

Bevor die Diagnose Demenz gerade bei stationären Patienten vergeben wird, sollten demenzielle Syndromen mit nicht-vaskulären und nicht-neurodegenerativen Ursachen, die kausal behandelbar sind, identifiziert werden, siehe Tab. 4.1.

Tab. 4.1 Differenzialdiagnose demenzielles Syndrom

Labor: Natrium, Calcium, GOT, TSH, Vitamin B12, Folsäure, TSH, Kreatinin, Harnstoff, CRP,	Elektrolyt-/Stoffwechselentgleisungen, Infektionen als Auslöser für Delir?
Screening auf Depression	Depressive Pseudodemenz?
Screening auf Alkoholabusus	Metabolische Enzephalopathie, Alkoholentzugssymptomatik, Delir?
Blutdruckmessung	Hypotonie?
Klinische Untersuchung, ggf. Sonografie	Exsikkose?
Sorgfältige Medikamentenanamnese	• Opiate? • Sedierende Pharmaka (z. B. Benzodiazepine)? • Anticholinerge Wirkstoffe (z. B. trizyklische Antidepressiva und Neuroleptika)? • Antihistaminika?
Zerebrale Bildgebung	Normaldruckhydrozephalus? Infarkte? (Mikro-) Blutungen? Tumoren? Arteriosklerotische Leukenzephalopathie?

Screening-Tests für kognitive Störungen bei Gefäßpatienten

Als Ersteinschätzung bei Krankenhauspatienten kann der 4AMT-Test (Abbreviated Mental Test) mit vier einfachen Fragen zu Geburtsdatum, Alter, Ort und Jahr durchgeführt werden. Zur weiteren Einschätzung von kognitiven Störungen wird z. B. der Mini-Mental-Status-Test (MMST) empfohlen (Empfehlungen für das Delir- und Demenz-Screening sowie Delir-Management im Krankenhaus (Konsensuspapier der DGPPN e.V., DGGPP e.V., DGG e.V., DGGG e.V. und DGN e.V.) 2023).

▶ Der Mini-Mental-Status-Test oder 4AMT-Test sind bei Gefäßpatienten einfach und schnell durchzuführen, um kognitive Einschränkungen zu erfassen. Es lässt sich dadurch jedoch nicht unterscheiden, ob eine Demenz, ein demenzielles Syndrom oder ein Delir vorliegen.

Antidementiva bei Gefäßpatienten

Antidementiva bei Gefäßpatienten

Zur Therapie der leichten bis mittelschweren (Alzheimer-)Demenz sind die Acetylcholinesterasehemmer Donezepil, Rivastigmin und Galantamin zugelassen, die zu einer Verzögerung des Krankheitsverlaufs um etwa 6–12 Monate führen. Bei CKD ist keine Dosisreduktion notwendig. Die Acetylcholinesterasehemmer sind bis auf selten auftretende gastrointestinale Nebenwirkungen sehr gut verträglich.

Bei mittelschwerer bis schwerer (Alzheimer-Demenz) kann der Modulator des N-Methyl-D-Aspartat (NMDA)-Rezeptors Memantin zur Anwendung kommen. Bei CKD ist (keine) eine Dosisanpassung notwendig. Memantin ist sehr gut verträglich, die möglichen Nebenwirkungen betreffen vor allem Kopfschmerzen und Schwindel (Haefeli o. J; Huang et al. 2020).

Prüfung der Einwilligungsfähigkeit vor gefäßchirurgischen Eingriffen bei Menschen mit Demenz

Zur Beurteilung der Einwilligungsfähigkeit sollen die Bereiche Informationsverständnis, Krankheits- und Behandlungseinsicht, Urteilsvermögen und Kommunizieren einer Entscheidung bei der betroffenen Person beurteilt und diese Bewertungen in das Gesamturteil mit einbezogen werden. Als Instrumente zur Beurteilung der Einwilligungsfähigkeit können ergänzend zu der klinischen Bewertung strukturierte Instrumente, wie z. B. das MacCAT-T (MacArthur Competence Assessment Tool for Treatment) eingesetzt werden (Interdisziplinäre S2k-Leitlinie für die medizinische Praxis: Einwilligung von Menschen mit Demenz in medizinische Maßnahmen (DGGG e.V./DGPPN e.V./DGN e.V. (Hrsg.)) 2019; S3-Leitlinie Demenzen (DGN e. V.; DGPPN e. V. (Hrsg.)) 2023). Der Kontakt zu Betreuungspersonen idealer Weise mit Vorsorgevollmacht ist hilfreich. Besteht eine aussagekräftige Patientenverfügung aus der der mutmaßliche Wille des Patienten in Bezug auf Diagnostik und Intervention hervorgeht, hat diese immer Vorrang (Schöne-Seifert et al. 2019).

4.3 Delir

Definition und Hauptsymptome des Delirs

Ein Delir liegt dann vor, wenn gleichzeitig bestehende Störungen des Bewusstseins im Sinne einer Bewusstseinstrübung und mindestens zwei der nachfolgend genannten Störungen vorliegen (Leitlinie für Diagnostik und Therapie in der Neurologie: Delir und Verwirrtheitszustände inklusive Alkoholentzugsdelir (DGN e.v. (Hrsg.)) 2021):

- Störungen der Aufmerksamkeit
- Störungen der Wahrnehmung
- Störungen des Denkens
- Störungen des Gedächtnisses
- Störungen der Psychomotorik
- Störungen der Emotionalität oder
- Störungen des Schlaf-Wach-Rhythmus

Tab. 4.2 Charakteristika des hyper- und hypoaktiven Delirs

Psychomotorische Verhaltensweise	Charakteristika
Hyperaktives Delir	gesteigerte motorische Unruhe und Rastlosigkeit ungeduldiges, eventuell aggressives Verhalten optische Halluzinationen Patienten fühlen sich z. T. wahnhaft bedroht
Hypoaktives Delir	motorische und kognitive Verlangsamung reduzierte Aktivität Antriebslosigkeit bis hin zur Apathie verminderte Lautäußerung

Vor allem durch den akuten Beginn, den fluktuierenden Verlauf und die Bewusstseinsstörung lässt sich ein Delir von vorbestehenden neurodegenerativen Erkrankungen, z. B. der Demenz, abgrenzen.

► **Merke: Die Begriffe hirnorganisches Psychosyndrom, Durchgangssyndrom oder akute organische Psychose sollten nicht mehr benutzt werden. Der Begriff „Delir" hat diese abgelöst.**

Klassifikation des Delirs

Entsprechend der psychomotorischen Verhaltensweisen der Patienten erfolgt die Einteilung in hyper- oder hypoaktives Delir. Mischformen liegen bei fast einem Drittel vor (Morandi et al. 2017).

Die Charakteristika des hyper- und hypoaktiven Delirs sind in Tab. 4.2 genannt.

Risikofaktoren und Risikoeinschätzung zur Entwicklung eines postoperativen Delirs (POD) bei älteren Gefäßpatienten

Die Risikofaktoren für ein POD sind in Abb. 4.1 dargestellt.

Bei älteren Patienten wird empfohlen, ein Screening auf Risikofaktoren für POD durchzuführen, wobei neben dem höheren Alter zumindest die Risikofaktoren

- schwere Allgemeinerkrankungen
- Komorbiditäten und
- kognitive Einschränkungen bewertet werden sollten.

Die Ergebnisse des Screenings auf POD-Risikofaktoren sollten im Behandlungsteam ausgetauscht sowie die Delirpräventionsstrategien besprochen werden (Aldecoa et al. 2024).

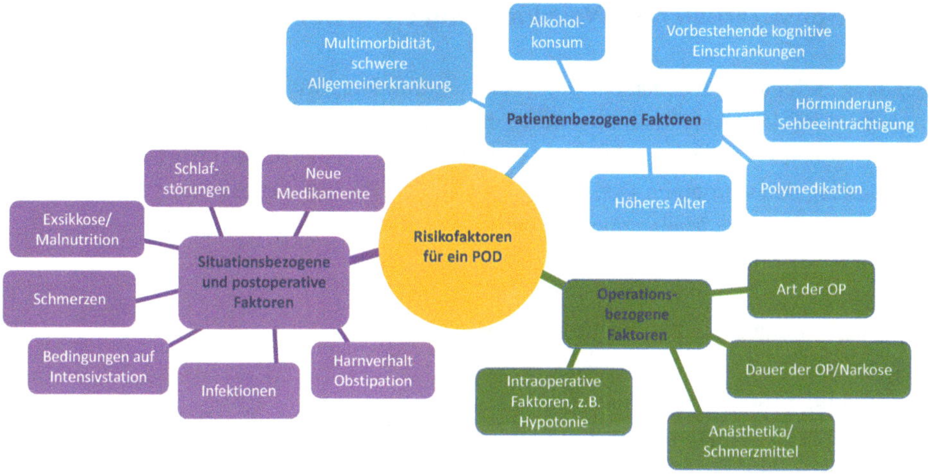

Abb. 4.1 Risikofaktoren für ein postoperatives Delir (POD), verändert und ergänzt aus Paunikar und Chakole (2024)

Delirprävention

Die Identifikation von Risikofaktoren ist hilfreich, um bei Patienten mit erhöhtem Delirrisiko präventive Maßnahmen zu ergreifen. Durch ein Screening von Risikofaktoren und durch Prävention konnte die Entstehung eines Delirs bei fast einem Drittel verhindert werden (Hshieh et al. 2015).

Medikamente mit delirogenen unerwünschten Arzneimittelwirkungen sollten vermieden, abgesetzt oder reduziert werden (s. auch Infobox 4.1).

▶ **MERKE: Da ein schnelles Absetzen von Opiaten, Benzodiazepinen oder anderen Sedativa ein Delir auslösen kann, sollten diese Medikamente schrittweise reduziert werden.**

Infobox 4.1: Medikamente, die ein postoperatives Delir auslösen können

Steroide
Opiate
Neuroleptika
Benzodiazepine
Antihistaminika
NSAR
Anticholinergika

Präventionsstrategien zur Verhinderung eines Delirs

Bei allen Patienten, bei denen ein Delirrisiko identifiziert wird, sollte eine nichtpharmakologische Multikomponentenintervention durchgeführt werden. Die Multikomponenteninterventionen kommen sowohl in der Delirprävention als auch der Delirbehandlung zur Anwendung und werden im Detail in Kap. 21 dieses Buches dargestellt.

Sie umfassen u. a. Maßnahmen wie

- Umgebungsgestaltung und Orientierung
- Sicherstellung eines Tag-Nacht-Rhythmus
- Stressabbau
- frühzeitiger Kostaufbau
- Vermeidung oder frühzeitige Entfernung von Kathetern
- frühzeitige Mobilisierung
- Einbezug von Angehörigen (Aldecoa et al. 2024; Paunikar und Chakole 2024).

4.4 Fazit für die Praxis

- Kognitive Störungen und Demenz sind eine häufige Komorbidität bei alten Patienten mit Gefäßproblemen
- Screening-Tests für kognitive Einschränkungen sind schnell und einfach durchzuführen
- Vor gefäßchirurgischen Eingriffen muss bei Patienten mit kognitiven Einschränkungen die Beurteilung der Einwilligungsfähigkeit erfolgen.
- Die Demenz ist ein Hauptrisikofaktor zur Entwicklung eines postoperativen Delirs
- Um ein postoperatives Delir zu vermeiden, ist die Abschätzung von weiteren Risikofaktoren und die Durchführung von Präventionsstrategien notwendig

Literatur

2022 Alzheimer's disease facts and figures (2022) Alzheimers. Dement 18(4):700–789. https://doi.org/10.1002/alz.12638

Aldecoa C, Bettelli G, Bilotta F, Sanders RD, Aceto P, Audisio R, Cherubini A, Cunningham C, Dabrowski W, Forookhi A, Gitti N, Immonen K, Kehlet H, Koch S, Kotfis K, Latronico N, MacLullich AMJ, Mevorach L, Mueller A, Neuner B, Piva S, Radtke F, Blaser AR, Renzi S, Romagnoli S, Schubert M, Slooter AJC, Tommasino C, Vasiljewa L, Weiss B, Yuerek F, Spies CD (2024) Update of the European Society of Anaesthesiology and Intensive Care Medicine evidence-based and consensus-based guideline on postoperative delirium in adult patients. Eur J Anaesthesiol 41(2):81–108. https://doi.org/10.1097/EJA.0000000000001876

Empfehlungen für das Delir- und Demenz-Screening sowie Delir-Management im Krankenhaus (Konsensuspapier der DGPPN e.V., DGGPP e.V., DGG e.V., DGGG e.V. und DGN e.V.) (2023)

Haefeli WE (o. J.) Dosing – Arzneimitteldosierung bei Niereninsuffizienz. www.dosing.de. Zugegriffen am 10.05.2025

Hoffmann U (2023) Kognitive Störungen und Demenz. In: Hoffmann U, Pommer W (Hrsg) Buchbeitrag in „Geriatrische Nephrologie“. SpringerNature, Berlin

Hshieh TT, Yue J, Oh E, Puelle M, Dowal S, Travison T, Inouye SK (2015) Effectiveness of multicomponent nonpharmacological delirium interventions: a meta-analysis. JAMA Intern Med 175(4):512–520. https://doi.org/10.1001/jamainternmed.2014.7779

Huang LK, Chao SP, Hu CJ (2020) Clinical trials of new drugs for Alzheimer disease. J Biomed Sci 27(1):18. https://doi.org/10.1186/s12929-019-0609-7

Interdisziplinäre S2k-Leitlinie für die medizinische Praxis: Einwilligung von Menschen mit Demenz in medizinische Maßnahmen (DGGG e.V./DGPPN e.V./DGN e.V. (Hrsg.)) (2019)

Koren MJ, Blumen HM, Ayers EI, Verghese J, Abramowitz MK (2021) Cognitive dysfunction and Gait abnormalities in CKD. Clin J Am Soc Nephrol 16(5):694–704. https://doi.org/10.2215/CJN.16091020

Leitlinie für Diagnostik und Therapie in der Neurologie: Delir und Verwirrtheitszustände inklusive Alkoholentzugsdelir (DGN e.v. (Hrsg.)) (2021)

Morandi A, Di Santo SG, Cherubini A, Mossello E, Meagher D, Mazzone A, Bianchetti A, Ferrara N, Ferrari A, Musicco M, Trabucchi M, Bellelli G (2017) Clinical features associated with delirium motor subtypes in older inpatients: results of a multicenter study. Am J Geriatr Psychiatry 25(10):1064–1071. https://doi.org/10.1016/j.jagp.2017.05.003

Paunikar S, Chakole V (2024) Postoperative delirium and neurocognitive disorders: a comprehensive review of pathophysiology, risk factors, and management strategies. Cureus 16(9):e68492. https://doi.org/10.7759/cureus.68492

Rasmussen MK, Mestre H, Nedergaard M (2018) The glymphatic pathway in neurological disorders. Lancet Neurol 17(11):1016–1024. https://doi.org/10.1016/S1474-4422(18)30318-1

Rost NS, Brodtmann A, Pase MP, van Veluw UJ, Bitti A, Duering M, Hinman JD, Dichgans M (2022) Post-stroke cognitive impairment and dementia. Circ Res 15(8):1252–1271. https://doi.org/10.1161/CIRCRESAHA.122.319951

S3-Leitlinie Demenzen (DGN e. V.; DGPPN e. V. (Hrsg.)) (2023)

Schöne-Seifert B, Gutmann T, Klother K, und Kolb G (2019) Ehefrau contra Patientenverfügung: eine kasuistisch inspirierte rechtliche und ethische Klärung. Z Gerontol Geriat 52:774–781

Multimedikation bei älteren Gefäßpatientinnen und -patienten

5

Ulrich Thiem

Inhaltsverzeichnis

In der Behandlung älterer Patientinnen und Patienten mit Gefäßerkrankungen wird man ärztlich häufig mit dem Problem der Multimedikation konfrontiert, d. h. der Verordnung multipler Medikamente. Typischerweise leiden Gefäßpatientinnen und -patienten nicht nur unter ihrer Gefäßerkrankung, sondern auch unter verschiedenen Komorbiditäten und behandelbaren Risikofaktoren, z. B. arterieller Hypertonie oder Diabetes mellitus, sowie weiteren, zum Teil damit zusammenhängenden Erkrankungen, z. B. chronischer Herz- und/oder Niereninsuffizienz. Angesichts der vielfach vorliegenden Multimorbidität muss die medikamentöse Therapie folglich sorgfältig abgewogen werden, damit der Nutzen einer Medikation den potenziellen Schaden überwiegt.

Mit dem Begriff Polypharmazie wird versucht, das Risiko für Patientinnen und Patienten zu erfassen, das mit der Einnahme multipler Arzneistoffe einhergeht. Tatsächlich ist vielfältig belegt, dass eine Korrelation zwischen der Anzahl von Arzneimitteln, die systemisch wirken und die für eine regelmäßige Einnahme verordnet werden, und negativen Gesundheitsfolgen für die Betroffenen, z. B. einem höheren Risiko für unerwünschte

U. Thiem (✉)
Universitätsklinik für Geriatrie, Universität Bielefeld, Standort Rosenhöhe,
Bielefeld, Deutschland
E-Mail: ulrich.thiem@klinikumbielefeld.de

M. Steinbauer et al. (Hrsg.), *Gefäßmedizin im Alter*,
https://doi.org/10.1007/978-3-662-71191-0_5

Arzneimittelwirkungen, häufigeren und längeren stationären Aufenthalten, einer als schlechter empfundenen gesundheitsbezogenen Lebensqualität und einer erhöhten Mortalität, besteht (Hung et al. 2024; Molokhia und Majeed 2017).

Speziell am Beispiel der Mortalität zeigt sich die Problematik der Begrifflichkeit der Polypharmazie. Denn tatsächlich geht eine Erhöhung der Mortalität nicht auf die bloße Anzahl der verordneten Arzneimittel zurück. Bekanntermaßen korreliert die Anzahl verordneter Arzneimittel stark mit der Anzahl vorliegender Komorbiditäten – mit einer erhöhten Anzahl von Verordnungen bei erhöhter Krankheitszahl und Krankheitslast. Eine Polypharmazie ist mit weiteren Faktoren vergesellschaftet, die sich auf die Prognose auswirken. So tritt bei Polypharmazie die Verordnung potenziell inadäquater, d. h. im Zweifel gefährlicher Wirkstoffe, häufiger auf, die Dosierung sowie die Dauer der Verordnung sind bei Polypharmazie oft inadäquat, es treten vermehrt unnötige bzw. gefährliche Doppelverordnungen auf, d. h. die Verordnung von zwei Wirkstoffen der gleichen Wirkstoffgruppe. Zudem ist bekannt, dass eine Polypharmazie häufiger bei älteren als bei jüngeren Patientinnen und Patienten auftritt, dass häufiger Frauen als Männer betroffen sind und häufiger Menschen mit Demenz und Personen, die dauerhaft in einer Pflegeeinrichtung betreut werden, also in ihren funktionellen Fähigkeiten deutlich eingeschränkt sind (Hung et al. 2024; Molokhia und Majeed 2017). Diese Zusammenhänge erklären prognostische Unterschiede, die an einer Polypharmazie erkannt werden können, aber nicht durch sie verursacht werden.

5.1 Strategien zur Besserung der Arzneimitteltherapiesicherheit

Das primäre Ziel bei einer Multimedikation sollte nicht die bloße Reduktion der Anzahl der einzunehmenden Arzneimittel sein, sondern vor allem die Vermeidung ungünstiger Wirkstoffe und die Verbesserung der Sicherheit der Arzneimitteltherapie. Nicht nur in der Gefäßmedizin, auch in vielen anderen Disziplinen der Medizin werden das Phänomen Multimedikation und die damit zusammenhängenden Problemfelder der Arzneimitteltherapie erkannt und problematisiert. Viele Strategien zur Besserung der Therapiesicherheit sind in den letzten Jahren entwickelt und erprobt worden. Wenn die zugrundeliegende Evidenz zur Wirksamkeit der einzelnen Strategien auch unterschiedlich ist und nicht immer absolut belastbar erscheint, so hat sich doch ein Konsens herausgebildet, welche Bestandteile ein Arzneimittelmanagement bei älteren und besonders geriatrischen Patientinnen und Patienten haben soll. Zu diesen Bestandteilen gehören unter anderem die Beachtung und Vermeidung einer potenziell inadäquaten Medikation, die Identifizierung und Vermeidung von Wirkstoffen mit anticholinerger Wirkung sowie die Berücksichtigung von sturzbegünstigender Medikation.

Vermeidung potenziell inadäquater Medikation

Listen mit potenziell inadäquater Medikation (PIM) haben sich im letzten Jahrzehnt national und international als hilfreiche Instrumente zur Reduktion und Vermeidung möglicherweise schädlicher Wirkstoffe etabliert. Als potenziell inadäquat für Ältere gelten Arzneimittel, wenn sie ein ungünstiges Nutzen-Risiko-Profil haben und günstigere, alternative Wirkstoffe existieren, oder wenn Arzneimittel in bestimmten klinischen Konstellationen, bei bestimmten Komorbiditäten oder in bestimmten Dosierungen ungünstig sind. Für Deutschland existieren zwei Instrumente: die PRISCUS-Liste (Mann et al. 2023) und die FORTA-Kriterien (Pazan et al. 2022). Die PRISCUS-Liste fasst insgesamt 187 Arzneimittel zusammen, die nach Expertenkonsens als potenziell inadäquat für Ältere gelten und vermieden bzw. durch alternative Wirkstoffe ersetzt werden sollen. Die Wirkstoffe werden in Hinblick auf bekannte Stärken und Schwächen hin bewertet, ohne eine bestimmte klinische Situation zu berücksichtigen. Insofern kann eine Verordnung trotz negativer Empfehlung durch die Liste gerechtfertigt sein. Ähnliches gilt auch für die in der FORTA-Liste hinterlegten Kriterien. Auch FORTA beschreibt als ungünstig einzustufende Wirkstoffe, die vermieden bzw. ersetzt werden sollten. Die FORTA-Kriterien, die in ihrer aktuellen Fassung insgesamt 299 Empfehlungen bei 30 Indikationen umfassen, wurden unter Berücksichtigung typischer Erkrankungen bzw. typischer Indikationen von Wirkstoffen bei bestimmten Erkrankungen entwickelt. Insofern gibt die FORTA-Liste nicht nur Empfehlungen gegen ungünstige Wirkstoffe, wie die Negativliste PRISCUS, sondern auch Empfehlungen für die Verordnung bestimmter Wirkstoffe im Sinne einer Positivempfehlung. International werden auch andere Instrumente, u. a. die Beers-Liste (The American Geriatrics Society (AGS) 2023) und Modifikationen der START/STOPP-Kriterien (O'Mahony et al. 2023), empfohlen.

Die Evidenz aus randomisierten kontrollierten Studien weist die Wirksamkeit listenbasierter Ansätze während der Krankenhausbehandlung und durch Expertengruppen nach (Wehling et al. 2016; Rudolf et al. 2021; Blum et al. 2021), während der Nutzen in der ambulanten Versorgung und ohne Hinzuziehung von Experten noch unklar ist. Allgemein besteht aber Konsens darüber, dass die Anwendung von Listen potenziell inadäquater Medikation hilft, die Sicherheit der Arzneimitteltherapie bei Älteren zu verbessern.

Anticholinerg wirkende Medikamente

Anticholinerg wirkende Medikamente können für ältere und besonders geriatrische Patientinnen und Patienten ein besonderes Risiko bergen. Dem Mechanismus der anticholinergen Wirkung entsprechend, können solche Wirkstoffe vor allem mit den für die Bewältigung des Alltags wichtigen funktionellen Bereichen „Kognition" und „Mobilität" interferieren. In Bezug auf die Kognition ergeben sich durch antagonistische Wirkungen gegen den Neurotransmitter Acetylcholin bei ZNS-gängigen Anticholinergika Sedation, Beeinträchtigung der Steuerung der Motorik sowie Gedächtnisstörungen, die auch einen akuten Verwirrtheitszustand (Delir) begünstigen oder herbeiführen können. Ungünstig auf die Mobilität wirken sich neben den zentralnervösen auch kardiozirkulatorische Wirkungen der Anticholinergika aus, z. B. Hypotonien.

Die anticholinerge Potenz der Wirkstoffe ist unterschiedlich, und eine oder wenige Substanzen mit schwacher anticholinerger Wirkung werden oft ohne unerwünschte Wirkungen toleriert. Grundsätzlich gibt es aber keinen etablierten Schwellenwert, ab dem eine anticholinerge Last bei Patientinnen und Patienten generell negative Auswirkungen hat. Insofern sollte die Verordnung von Anticholinergika bei Älteren immer mit Vorsicht und unter besonderer Abwägung von Nutzen und Schaden erfolgen, wenn sie nicht zu vermeiden ist. Ähnlich der potenziell inadäquaten Medikation existieren für Anticholinergika verschiedene Listen, die eine Orientierung und Überprüfung der bestehenden Medikation erleichtern. Eine aktuelle deutsche Entwicklung ist die Liste nach Kiesel et al. (2018) (für ausgewählte Wirkstoffe siehe Tab. 5.1). Häufiger empfohlen wird auch die auf Basis einer systematischen Übersicht über existierende Listen entwickelte Aufstellung nach Duran et al. (2013).

Tab. 5.1 Wirkstoffe mit anticholinerger Wirkung

	Wirkstoff	Anticholinerge Wirkung		
		Stark	Mittelstark	Schwach
1.	Amitriptylin	x		
2.	Atropin	x		
3.	Baclofen			x
4.	Captopril			x
5.	Carbamazepin		x	
6.	Cetirizin			x
7.	Citalopram			x
8.	Codein			x
9.	Clomipramin	x		
10.	Clonazepam			x
11.	Clozapin	x		
12.	Darifenacin	x		
13.	Diazepam			x
14.	Digitoxin			x
15.	Dimenhydrinat	x		
16.	Domperidon			x
17.	Doxepin	x		
18.	Entacapone			x
19.	Fentanyl			x
20.	Fluoxetin			x
21.	Haloperidol		x	
22.	Imipramin	x		
23.	Ipratropium	x		

(Fortsetzung)

Tab. 5.1 (Fortsetzung)

	Wirkstoff	Anticholinerge Wirkung		
		Stark	Mittelstark	Schwach
24.	Levomepromazin	x		
25.	Lithium			x
26.	Loperamid		x	
27.	Maprotilin		x	
28.	Methadon		x	
29.	Mirtazapin			x
30.	Morphin			x
31.	Nortriptylin	x		
32.	Olanzapin		x	
33.	Oxybutynin	x		
34.	Oxycodon			x
35.	Paroxetin		x	
36.	Promethazin	x		
37.	Quetiapin		x	
38.	Ranitidin		x	
39.	Risperidon			x
40.	Scopolamin	x		
41.	Theophyllin		x	
42.	Thioridazin	x		
43.	Tolterodin	x		
44.	Tramadol		x	
45.	Trimipramin	x		

Liste modifiziert nach Kiesel (Kiesel et al. 2018)

Sturzbegünstigende Arzneistoffe

Eine Beeinträchtigung der Mobilität manifestiert sich bei älteren, geriatrischen Patientinnen und Patienten häufig durch das Auftreten einzelner oder wiederkehrender Stürze. Stürze bergen ein unmittelbares Verletzungsrisiko, das z. B. bei resultierenden Schädel-Hirn-Traumata oder Frakturen zu einem erheblichen Versorgungsbedarf und zu negativen Kurzzeit- und Langzeitfolgen führen kann. Hinzu kommt die psychische Folge der Sturzangst, die sich im Zuge rezidivierender Sturzereignisse entwickeln und zur Vermeidung von Aktivitäten, Rückzug, Verschlechterung weiterer Alltagsfähigkeiten und weiterer Verschlechterung der Mobilität mit weiteren Stürzen führen kann. Insofern ist die Vermeidung von Wirkstoffen, die eine Beeinträchtigung der Steh- und Gehfähigkeiten bewirken und/oder Stürze begünstigen können, international oft als FRIDs (Fall Risk Increasing Drugs) abgekürzt, sehr wichtig.

Die Evidenz aus randomisierten kontrollierten Studien zur Vermeidung sturzbegünstigender Medikation ist uneinheitlich, vergleichbar der bei potenziell inadäquater Medikation. Allerdings ist internationaler Konsens, dass im Management von älteren,

Tab. 5.2 Gruppen sturzbegünstigender Arzneistoffe

	Arzneistoffgruppe
1.	Benzodiazepine
2.	Antipsychotika
3.	Opioide
4.	Antidepressiva
5.	Antiepileptika
6.	Diuretika
7.	Alpha-Blocker
8.	Zentral wirksame Antihistaminika
9.	Vasodilatatoren
10.	Anticholinergika

Aufstellung modifiziert nach Seppala (Seppala et al. 2021)

geriatrischen Patientinnen und Patienten die Prüfung der Medikation auf Sturzrisiken und eine Reduktion bzw. Vermeidung sturzbegünstigender Arzneimittel sehr wichtig ist, besonders dann, wenn Stürze oder Beeinträchtigungen der Mobilität bekannt sind. Nationale Listen gibt es in Deutschland dazu nicht. International wird vor allem der Konsens der europäischen „Task and Finish Group" und dessen Zusammenstellung von Wirkstoffen empfohlen (Seppala et al. 2021) (siehe Tab. 5.2).

Weitere Strategien zur Besserung und Begrenzung der Medikation

Die zuvor beschriebenen Instrumente fokussieren wichtige Teilaspekte der Pharmakotherapie bei Älteren. Allerdings ist offensichtlich, dass weitere Problemfelder bestehen bleiben, die von den genannten Konzepten nicht adressiert werden. Insofern gibt es in den letzten Jahren vermehrt das Bestreben, umfassendere Ansätze der Überprüfung und Veränderung bzw. Optimierung der Medikation zu entwickeln. Vielen dieser Ansätze ist gemeinsam, dass sie als eine Komponente auch die Reduktion der Anzahl verschriebener Wirkstoffe anstreben. Allein angesichts der Tatsache, dass das Problem der Arzneimittelinteraktionen umso größer wird, je höher die Anzahl einzunehmender Medikamente ist, haben diese unter dem Begriff „Deprescribing" zusammengefassten Ansätze ihre Berechtigung. Gemeinsam ist ihnen auch, dass sie unter Einbezug verschiedener Disziplinen in einem Teamansatz die Medikation überprüfen und zu bessern suchen. Meist sind neben der behandelnden Ärztin/dem behandelnden Arzt eine Pharmazeutin bzw. ein Pharmazeut und/oder eine Pharmakologie/ein Pharmakologe Mitglied des Teams, häufig ergänzt durch Vertreter der beteiligten Pflege.

Ein Nachteil ist, dass Konzepte des „Deprescribing" nicht einheitlich sind und nicht mit einem bestimmten Wirkprinzip oder einer umschriebenen Definition von Wirkstoffen erfasst werden können. Die vorhandene Evidenz zur Wirksamkeit ist uneinheitlich (Roncal-Belzunce et al. 2024; Quek et al. 2024; Keller et al. 2024), sodass abgewartet werden muss, in welcher Versorgungssituation sich ein wie zusammengesetztes Expertenteam mit welchem Algorithmus der Medikationsprüfung als Standard etablieren wird.

5.2 Grundsätze der Pharmakotherapie bei geriatrischen Patientinnen und Patienten

Allgemeine Grundsätze der Arzneimitteltherapie bei geriatrischen Patientinnen und Patienten müssen natürlich auch in der Gefäßmedizin Berücksichtigung finden (Burckhardt 2024; Deutsche Gesellschaft für Allgemeinmedizin D 2021). Hierzu gehört unter anderem das Prinzip der zurückhaltenden Dosierung („start low – go slow“). Dies sieht vor, bei der Eindosierung von Medikamenten, insbesondere von ZNS-wirksamen Substanzen, mit niedrigeren Dosen als bei Erwachsenen üblich zu beginnen (z. B. der Hälfte der empfohlenen Erstdosis) und auch die Aufdosierung langsamer vorzunehmen (z. B. in einem doppelt so langen Zeitintervall wie empfohlen). Eine Ausnahme ist die Therapie von Infektionen, bei der zu geringe Dosen von Antibiotika zu Resistenzentwicklungen der Keime und Therapieversagen führen können. Eine weitere Ausnahme ist die Schmerztherapie, bei der sich die Dosierung der Schmerzmittel wesentlich nach dem schmerzlindernden Effekt richten soll.

Ein weiterer, bei Älteren wichtiger Punkt ist die adäquate, an die Nierenfunktion angepasste Dosierung. Dazu sind die Abschätzung der Nierenfunktion mit entsprechenden Näherungsformeln, nicht dem Serumkreatinin allein, sowie die entsprechende Berechnung adäquater Dosierungen von Wirkstoffen notwendig. Ein weiterer Aspekt ist die Berücksichtigung gängiger Arzneimittelinteraktionen (Deutsche Gesellschaft für Innere Medizin D 2023). Schließlich müssen einige Problemfelder gesondert berücksichtigt werden, vor allem die Bereiche "Mobilität“ und "sturzbegünstigende Wirkstoffe“ (s. o.), Kognition/Delir und delirogene Medikation (siehe auch Sektion V, Kapitel 21 – Behandlung des postoperativen Delirs), besondere Aspekte der Schmerztherapie im Alter (siehe Sektion V, Kapitel 24 – Schmerztherapie in Alter) und das Thema Antikoagulation und Blutungsrisiken.

Grundsätzlich gelten die Hinweise zur Arzneimitteltherapie bei allen älteren Patientinnen und Patienten. Die mit dem Alter wachsende Zahl von chronischen Erkrankungen macht oft eine Therapie mit erhöhter Anzahl von Wirkstoffen notwendig, mit einem insgesamt erhöhten Risiko, wie zuvor beschrieben. Die mit dem Alter abnehmende Nierenfunktion macht die entsprechende Anpassung der Dosierung notwendig. Ein besonderes und über Altersaspekte hinausgehendes Risiko für negative Gesundheitsfolgen ist aber zu erwarten bei Menschen, bei denen funktionelle Einschränkungen vorliegen, die also beispielsweise eingeschränkt sind in der Verrichtung alltäglicher Tätigkeiten (z. B. erkennbar an einer vorhandenen Pflegestufe) oder in der Mobilität (z. B. erkennbar an der Notwendigkeit, Gehhilfen wie einen Rollator zu nutzen). Solche Einschränkungen funktioneller Fähigkeiten sind zwar auch altersabhängig bzw. mit dem kalendarischen Alter assoziiert. Aber unabhängig von Alterseffekten prädestinieren sie Betroffene zum besonderen Risiko, zur besonderen Vulnerabilität gegenüber Stressoren, zur besonders leichten Störung des gesundheitlichen Gefüges und auch besonders zu unerwünschten Wirkungen von Arzneimitteln. Deshalb gelten alle Maßnahmen der Therapiesicherheit auch und gerade für funktionell eingeschränkte, d. h. geriatrische Patientinnen und

Patienten. Deshalb ist eine Erfassung funktioneller Einschränkungen bei Älteren, wie sie durch geriatrisches Assessment erfolgt (siehe Sektion III, Kapitel 7 – geriatrisches Assessment), so wichtig für die Arzneimitteltherapie älterer und geriatrischer Patientinnen und Patienten.

Literatur

Blum MR, Sallevelt BTGM, Spinewine A, O'Mahony D, Moutzouri E, Feller M et al (2021) Optimizing Therapy to Prevent Avoidable Hospital Admissions in Multimorbid Older Adults (OPERAM): cluster randomised controlled trial. BMJ 374:n1585

Burckhardt H (2024) Prinzipien des Medikationsmanagements. In: Bauer JM, Becker C, Denkinger M, Wirth R (Hrsg) Geriatrie, 1. Aufl. Kohlhammer, Stuttgart

Deutsche Gesellschaft für Allgemeinmedizin D (2021) S3-Leitlinie Hausärztliche Leitlinie: Multimedikation. AWMF;Registernr. 053-043.

Deutsche Gesellschaft für Innere Medizin D (2023) S2k-Leitlinie Medikation bei Multimorbidität – Living Guideline. AWMF;Registernr. 100-001.

Durán CE, Azermai M, Vander Stichele RH (2013) Systematic review of anticholinergic risk scales in older adults. Eur J Clin Pharmacol 69(7):1485–1496

Hung A, Kim YH, Pavon JM (2024) Deprescribing in older adults with polypharmacy. BMJ 385:e074892

Keller MS, Qureshi N, Mays AM, Sarkisian CA, Pevnick JM (2024) Cumulative update of a systematic overview evaluating interventions addressing polypharmacy. JAMA Netw Open 7(1):e2350963

Kiesel EK, Hopf YM, Drey M (2018) An anticholinergic burden score for German prescribers: score development. BMC Geriatr 18(1):239

Mann NK, Mathes T, Sönnichsen A, Pieper D, Klager E, Moussa M et al (2023) Potentially inadequate medications in the elderly: PRISCUS 2.0. Dtsch Arztebl Int 120(1–2):3–10

Molokhia M, Majeed A (2017) Current and future perspectives on the management of polypharmacy. BMC Fam Pract 18(1):70

O'Mahony D, Cherubini A, Guiteras AR, Denkinger M, Beuscart JB, Onder G et al (2023) STOPP/START criteria for potentially inappropriate prescribing in older people: version 3. Eur Geriatr Med 14(4):625–632

Pazan F, Weiss C, Wehling M (2022) The FORTA (Fit fOR The Aged) list 2021: fourth version of a validated clinical aid for improved pharmacotherapy in older adults. Drugs Aging 39(3):245–247

Quek HW, Page A, Lee K, Lee G, Hawthorne D, Clifford R et al (2024) The effect of deprescribing interventions on mortality and health outcomes in older people: an updated systematic review and meta-analysis. Br J Clin Pharmacol 90(10):2409–2482

Roncal-Belzunce V, Gutiérrez-Valencia M, Leache L, Saiz LC, Bell JS, Erviti J et al (2024) Systematic review and meta-analysis on the effectiveness of multidisciplinary interventions to address polypharmacy in community-dwelling older adults. Ageing Res Rev 98:102317

Rudolf H, Thiem U, Aust K, Krause D, Klaaßen-Mielke R, Greiner W et al (2021) Reduction of potentially inappropriate medication in the elderly. Dtsch Arztebl Int 118(51–52):875–882

Seppala LJ, Petrovic M, Ryg J, Bahat G, Topinkova E, Szczerbińska K et al (2021) STOPPFall (Screening Tool of Older Persons Prescriptions in older adults with high fall risk): a Delphi study by the EuGMS Task and Finish Group on Fall-Risk-Increasing Drugs. Age Ageing 50(4):1189–1199

The American Geriatrics Society (AGS) (2023) American geriatrics society 2023 updated AGS Beers Criteria® for potentially inappropriate medication use in older adults. J Am Geriatr Soc 71(7):2052–2081

Wehling M, Burkhardt H, Kuhn-Thiel A, Pazan F, Throm C, Weiss C et al (2016) VALFORTA: a randomised trial to validate the FORTA (Fit fOR The Aged) classification. Age Ageing 45(2):262–267

Juristische Fragestellungen in der vaskulären Altersmedizin

6

Kristin Memm

Inhaltsverzeichnis

6.1 Ausgangslage

Das Alter eines Menschen ist nicht nur medizinisch mit eigenen Herausforderungen und einem Anspruch an eine höchst individuelle Behandlung verbunden. Auch juristisch ergeben sich besondere Bedürfnisse, die das Arzt-Patienten-Verhältnis, den Umgang mit dem Patienten und die Therapieentscheidung prägen.

Das Aufklärungsgespräch und die gemeinsame Entscheidung über das Therapieziel erfordern häufig die vorherige Auseinandersetzung mit der Frage, ob und inwieweit der Patient in der Lage ist, die Bedeutung und Tragweite seiner Entscheidung einzuschätzen. Mitunter kann der Patient aufgrund seines körperlichen oder geistigen Zustandes nicht mehr selbst entscheiden. In Fällen, in denen kein Betreuer, Bevollmächtigter oder Angehöriger anwesend ist oder der Patientenvertreter eine abweichende Meinung vertritt, sieht sich der behandelnde Arzt mit der schwierigen Frage konfrontiert, wie er aus juristischer Perspektive korrekt zu handeln hat.

K. Memm (✉)
Erfurt, Deutschland
E-Mail: mail@kanzleikm.de

M. Steinbauer et al. (Hrsg.), *Gefäßmedizin im Alter*,
https://doi.org/10.1007/978-3-662-71191-0_6

6.2 Grundlagen

Grundlegend orientiert sich die juristische Richtigkeit der ärztlichen Entscheidung an drei Voraussetzungen:

- Indikationsstellung durch den Arzt,
- Einwilligung durch den Patienten bzw. Patientenvertreter und
- Behandlung entsprechend den Regeln der ärztlichen Kunst.

Dabei stehen die Voraussetzungen in einer Hierarchie zueinander. Zu Beginn einer jeden Behandlungsentscheidung stellt sich die Frage der Indikation.[1]

6.3 Indikationsstellung

Ob eine Behandlungsmaßnahme medizinisch angezeigt ist, dem Patienten also einen Benefit in Form einer Verlängerung seiner Lebenszeit und bzw. oder eine Verbesserung seiner Lebensqualität bringt, liegt im Ermessen des behandelnden Arztes. Die Einwilligung oder Nichteinwilligung des Patienten bzw. seines Stellvertreters spielt bei dieser rein ärztlichen Entscheidung aus juristischer Perspektive keine Rolle. Auch bei allem Wollen kann der Patient bzw. sein Stellvertreter eine Behandlung nicht erzwingen, wenn sie aus Sicht des behandelnden Arztes nicht indiziert ist.[2] Bei der Entscheidung über die Indikation gesteht das Recht dem Arzt einen weiten Spielraum zu. Häufig finden sich unter den verschiedenen Fachrichtungen unterschiedliche Meinungen zu der Indikation einer bestimmten Behandlungsmaßnahme in ein und demselben Patientenfall. Juristisch können alle richtig sein. Der Richter prüft in einem Klagefall nur, ob sich die Entscheidung des behandelnden Arztes in den Grenzen des medizinisch „schlechterdings" Vertretbaren bewegt. Im Rahmen der Frage, welche Maßnahme mit welchem Therapieziel medizinisch angezeigt (indiziert) ist, lässt sich auch in schwierigen Situationen eine vernünftige und sinnvolle, an dem Benefit des Patienten ausgerichtete, rechtlich sichere Entscheidung treffen. Ändert sich der Stand der Wissenschaft oder der gesundheitliche Zustand des Patienten, ändert sich die Basis, auf der die Entscheidung getroffen wurde. Aus diesem Grund ist es unerlässlich, die Indikation in regelmäßigen Abständen zu überprüfen. Das Unterlassen der Überprüfung einer einmal gestellten Indikation kann eine rechtliche Haftung des behandelnden Arztes zur Folge haben.[3]

---

[1] Vgl. Kap. 10 Festlegung des Therapieziels und Indikationsstellung für therapeutische Maßnahmen bei geriatrischen Gefäßpatienten.

[2] BGH, Beschluss vom 17.03.2003, Az.: XII 2/03, S. 24.

[3] LG München, Urteil vom 18.01.2017, Az. 9 O 5246/14; in weiteren Instanzen: OLG München, Urteil vom 21.12.2017, Az. 1 U 454/17 und BGH, Urteil vom 02.04.2019, Az. VI ZR 13/18; wobei in diesem Fall vom OLG München zwar ein Behandlungsfehler aufgrund der viele Jahre nicht überprüften Indikation zur PEG-Sondenernährung festgestellt wurde, der BGH in dem (leidbehafteten) Weiterleben jedoch keinen Schaden sah.

Beispiel

Nach dem Ableben seines schwer dementen Vaters erhebt der in den USA lebende Sohn gegen den Hausarzt seines Vaters Klage und verlangt Ersatz des Schadens, der durch die künstliche Ernährung seines Vaters und die dadurch verursachte Verlängerung seines krankheitsbedingten Leidens entstanden ist. Der 1929 geborene Vater war schwer dement, seit 1996 betreut und lebte in einem Pflegeheim. Seit 2003 hatte er so starke Krämpfe, dass er sich nicht mehr allein fortbewegen konnte. Ab 2006 wurde er über eine PEG-Sonde künstlich ernährt. Er litt wiederholt an Lungenentzündungen, war desorientiert und trotz PEG-Sonde mangelernährt. Seit 2008 war jede Kommunikation mit ihm unmöglich. Ab 2008 lag der Mann im Liegerollstuhl, Arme und Beine ließen sich auch passiv nicht mehr bewegen. Im Jahr 2010 hatte er Atembeschwerden und Druckgeschwüre, Abszesse und Pneumonien. Der Mann verstarb ein Jahr später im Oktober 2011. Er hatte keine Patientenverfügung und auch sein mutmaßlicher Wille ließ sich im Nachhinein nicht feststellen. Der Arzt hatte weder die Indikation der Behandlungsmaßnahmen noch den mutmaßlichen Willen des Patienten infrage gestellt und sich ohne vorherige Aufklärung stets nur die pauschale Einwilligung des Betreuers eingeholt. Der medizinische Sachverständige erklärte, dass lebenserhaltende Behandlungsmaßnahmen, insbesondere die Sondenernährung, seit Anfang 2010 nicht mehr indiziert gewesen seien.

Das Oberlandesgericht[4] entschied in zweiter Instanz, dass der Arzt seine Pflichten verletzte, und sprach dem Kläger ein Schmerzensgeld in Höhe von 40.000 € zu. Verletzt war die Pflicht des Arztes, die Indikation zu prüfen und den Patientenwillen gemeinsam mit dem Betreuer zu erörtern.[5] ◀

▶ Die Indikation orientiert sich an der Lebensqualität des Patienten. Die Entscheidung über das Vorliegen einer Indikation trifft der behandelnde Arzt auf der Basis des anerkannten Standes der Wissenschaft und des Benefits, den die Behandlung für den Patienten hat. Es können unterschiedliche Meinungen über das „Richtig oder Falsch" einer Indikationsentscheidung bestehen, die jedoch rechtlich zu keiner Haftung führen, sofern die Entscheidung in dem individuellen Patientenfall innerhalb der Grenzen des medizinisch Vertretbaren liegt. Der Patient kann keine Behandlungsmaßnahme erzwingen, die aus Sicht des behandelnden Arztes medizinisch nicht angezeigt ist. Die Indikation ist in regelmäßigen Abständen zu überprüfen.

---

[4] OLG München, Urt. vom 21.12.2017, 1 U 454/17, MedR 2018, 317.

[5] Folgend: BGH, Urt. vom 02.04.2019, VI ZR 13/18, der in dem leidbehafteten Weiterleben keinen Schaden sah und das Urteil des OLG aufhob.

6.4 Einwilligung

Wird von ärztlicher Seite die Indikation zu einer konkreten Behandlungsmaßnahme gestellt, folgt auf der zweiten Stufe die Frage nach dem Willen und der Einwilligung des Patienten. Eine ohne die wirksame Einwilligung des Patienten durchgeführte Behandlung wird rechtlich als „ungerechtfertigte Körperverletzung" eingeordnet, was eine strafrechtliche und zivilrechtliche Haftung des Arztes zur Folge hat. Der medizinische Heileingriff bleibt immer eine Körperverletzung. Entscheidet sich eine Person gegen die angebotene Behandlungsmaßnahme, darf die Behandlung grundsätzlich nicht gegen den Willen des Menschen vorgenommen werden (ausgenommen sind Zwangsmaßnahmen nach §§ 1831, 1832 BGB). Das Recht auf Selbstbestimmung umfasst das Recht, sich gegen eine heilbringende Behandlungsmaßnahme und für die Krankheit zu entscheiden. Dazu gehört auch das Recht, weiterführende diagnostische Maßnahmen abzulehnen. Es gibt nicht nur ein „Recht auf Unvernunft in der Krankheit", sondern auch ein „Recht auf Nichtwissen".

Beispiel

Lehnt der schwer an Diabetes mellitus erkrankte, einwilligungsfähige Patient trotz „schonungsloser" Aufklärung die lebensrettende Amputation seines Fußes ab, ist diese Entscheidung unter Inkaufnahme eines tödlichen Ausgangs von allen Beteiligten zu akzeptieren. Eine gute Dokumentation, unterstützt durch die Begleitung des Gesprächs durch einen Zeugen, schützt den Arzt vor späteren Haftungsansprüchen Dritter. ◀

Die (mutmaßliche) Einwilligung des Patienten lässt die Rechtswidrigkeit der Körperverletzung entfallen. Willigt der Patient in einen Eingriff ein, bleibt es ein Eingriff in seinen Körper und damit eine Körperverletzung im strafrechtlichen Sinn. Die Einwilligung hebt die grundsätzlich rechtswidrige Körperverletzung aber in den Stand der gerechtfertigten, d. h. erlaubten, Körperverletzung. Die Wertung „erlaubt" gilt jedoch nur, so lange eine (mutmaßliche) Einwilligung des Patienten bzw. seines Stellvertreters vorliegt. Entfällt die (mutmaßliche) Einwilligung, wandelt sich der Heileingriff, auch wenn er medizinisch indiziert ist, wieder in eine rechtswidrige und strafbare Körperverletzung.

Beispiel

Ein Fall aus der Praxis:

Die 58-jährige Patientin S. erlitt mehrere leichte Schlaganfälle und befasste sich mit der Frage, was geschehen solle, wenn sie nach einem Schlafanfall in einem Wachkoma läge. Sie verfügt in einer Patientenverfügung, dass ein Wachkoma für sie kein menschenwürdiges Dasein ist und in diesem Fall keine operativen Eingriffe, keine Reanimation, keine künstliche Beatmung und keine Ernährung oder Flüssigkeitszufuhr durch Sonden erfolgen sollen. Kurze Zeit später erleidet die Patientin S. einen schweren Schlaganfall und fällt in ein Wachkoma. Als der Arzt J. als Urlaubsvertreter der Hausärztin H. nach der Patientin sieht, liegt sie bereits seit über einem Jahr im Koma. Auf die vorsichtige

Frage an den Ehemann und Vorsorgebevollmächtigten, ob seine Frau diesen Zustand gewollt hätte, holt der Ehemann sofort die Patientenverfügung heraus und antwortet, dass seine Frau das ganz sicher nicht gewollt hat. Als der vertretende Arzt J. mit der Hausärztin H. spricht, sagt diese verständnislos: „Ich kenne den Willen der Patientin S. Aber da die PEG nun einmal liegt, können wir das nicht mehr abbrechen. Das wäre aktive Sterbehilfe!"

Rechtliche Wertung:

Die PEG-Sondenernährung ist als Heileingriff grundsätzlich eine Körperverletzung. Sie war kurz nach dem Schlaganfall sicher indiziert, von der Patientenverfügung (noch) nicht erfasst und durch eine mutmaßliche Einwilligung der Patientin – die jede reale Chance auf Besserung wahrnehmen wollte – gerechtfertigt („erlaubt"). Als jedoch feststand, dass S. in einem Wachkomazustand bleiben würde, änderte sich die Grundlage ihrer Entscheidung und ihre Einwilligung in die PEG als lebenserhaltende Maßnahme entfiel. Mit Wegfall der (mutmaßlichen) Einwilligung wird die bis hierher gerechtfertigte („erlaubte") PEG-Sondenernährung wieder zu einer nicht gerechtfertigten („nicht erlaubten") Körperverletzung. Sie muss beendet werden.[6] Der Abbruch einer lebenserhaltenden Behandlung ist keine aktive Sterbehilfe, da die Grunderkrankung den Tod verursacht und nicht der Behandlungsabbruch.

So ging es aus:

In Absprache mit allen Beteiligten wurde die Sondenernährung eingestellt und gegen Tee ersetzt. Die Patientin S. verstarb in einem für alle als friedlich empfundenen Zustand. ◀

Einwilligungsfähigkeit

Eine wirksame Einwilligung des Patienten setzt voraus, dass der Patient einwilligungsfähig ist, er also die Bedeutung und Tragweite seiner Entscheidung über diese konkrete, medizinisch indizierte Behandlungsmaßnahme einschätzen kann.

Um die Tragweite der Entscheidung einschätzen zu können, muss der Patient

1. grundsätzlich geistig in der Lage sein, die Umstände, den Nutzen und die Risiken der Behandlung zu überblicken (allgemeine Einwilligungsfähigkeit) und
2. durch eine laienverständliche Erklärung der medizinischen Hintergründe in die Lage versetzt werden, den Nutzen und die Risiken des Eingriffs aus medizinischer Sicht zu verstehen (medizinische Einwilligungsfähigkeit).

[6] BGH, Urt. vom 25.06.2010, 2 StR 454/09, Rn. 26 ff.

Typische altersbedingte Erkrankungen (z. B. Demenz) können die allgemeine Einwilligungsfähigkeit einschränken. Dabei ist der demente Patient nicht zwangsläufig einwilligungsunfähig. Abhängig vom Stadium der Erkrankung und der Schwere des geplanten Eingriffs kann auch ein Demenzerkrankter in der Lage sein, die Tragweite selbst einzuschätzen und allein zu entscheiden. Ebenso wenig ist der betreute Patient per se einwilligungsunfähig. Urteilt der behandelnde Arzt, dass ein betreuter Patient in Bezug auf eine konkrete Behandlungsmaßnahme in der Lage ist, die Bedeutung und Tragweite selbst einzuschätzen, entscheidet der Patient selbst. Für eine Entscheidung des Betreuers, dessen Aufgabe es ist, den Willen des Patienten durchzusetzen, ist dann kein Raum. In einem Streitfall sollte das Betreuungsgericht hinzugezogen werden.

▶ **Praxistipp** Die Einschätzung, ob der Patient einwilligungsfähig ist, liegt in der Verantwortung des behandelnden Arztes. Im Zweifel (z. B. bei Demenz in einem leicht fortgeschrittenen Stadium) sollte sich der Arzt über ein psychiatrisches oder neurologisches Konsil absichern.

Ärztliche Aufklärung

Aber auch ein allgemein einwilligungsfähiger Mensch ist grundsätzlich nicht in der Lage, die Bedeutung und Tragweite seiner Entscheidung über eine medizinische Behandlung einzusehen, wenn er nicht zuvor von einem fachverständigen Arzt über den Nutzen und die Risiken des indizierten Eingriffs sowie die Behandlungsalternativen aufgeklärt worden ist.

Der Hintergrund der ärztlichen Selbstbestimmungsaufklärung ist es, den medizinisch nicht vorgebildeten Patienten „medizinisch einwilligungsfähig" zu machen und ihm die fachlich-medizinischen Kenntnisse laienverständlich so zu vermitteln, dass er die Vor- und Nachteile eines von dem behandelnden Arzt als medizinisch sinnvoll (indiziert) eingestuften Eingriffs selbst abwägen kann. Er soll sich selbst ein Urteil bilden. Ohne diese Aufklärung ist auch der geistig nicht eingeschränkte Patient nicht einwilligungsfähig. Der Hintergrund der ärztlichen Pflicht zur Aufklärung, die auch aus dem Behandlungsvertrag folgt, ist somit die Selbstbestimmung des Patienten, ohne dessen wirksame Einwilligung der ärztliche Eingriff aus der juristischen Perspektive eine rechtswidrige Körperverletzung bleibt.

▶ Die Einwilligungsfähigkeit setzt voraus, dass der Patient die Tragweite seiner Entscheidung kennt und über die grundlegenden kognitiven Fähigkeiten verfügt, um die Zusammenhänge zu überblicken (allgemeine Einwilligungsfähigkeit). Ein betreuter oder dementer Patient ist nicht zwangsläufig nicht einwilligungsfähig. Zudem ist es unerlässlich, dass der Patient von dem behandelnden Arzt über die medizinischen Hintergründe aufgeklärt wird, um sowohl die medizinische Tragweite, die Risiken und den Nutzen der Behandlung als auch die vorgeschlagene Behandlung gegen mögliche Behandlungsalternativen abwägen zu können (medizinische Einwilligungsfähigkeit). Ohne die wirksame Einwilligung des aufgeklärten Patienten bleibt der ärztliche Eingriff aus juristischer Sicht eine Körperverletzung.

6.5 Nicht einwilligungsfähiger Patient

Hochbetagten Patienten fehlt mitunter die allgemeine Einwilligungsfähigkeit. Gerade in diesen Fällen sind Entscheidungen über das Therapieziel und die weitere Behandlung oft schwierig und nicht eindeutig. Dennoch darf in dieser Situation nicht nach allgemeingültigen Vernunftserwägungen über die Persönlichkeit des Menschen hinweg entschieden werden. Maßgeblich für die Entscheidung über die Behandlung sind die Persönlichkeit des Patienten, sein vorausverfügter Behandlungswunsch oder mutmaßlicher (wahrscheinlicher) Wille. Stets muss sich der behandelnde Arzt fragen: „Wie würde mein Patient entscheiden, wenn ich ihn aufklären und fragen könnte."

Ist der Zustand der Einwilligungsunfähigkeit nur vorübergehender Natur und kann der Eingriff aufgeschoben werden, so ist abzuwarten, bis der Patient wieder entscheidungsfähig ist.

Patientenverfügung

Die Patientenverfügung ist ein Schriftstück, mit dem ein Mensch seine eigene ärztliche Behandlung für die Zukunft vorherbestimmt, für den Fall, dass er nicht einwilligungsfähig ist. Sie ist juristisch dem ausdrücklichen Willen des einwilligungsfähigen Patienten gleichgestellt. Der in einer Patientenverfügung festgelegte Wille ist ebenso verbindlich wie die ausdrücklich erklärte Einwilligung oder Nichteinwilligung in eine indizierte Behandlungsmaßnahme.

Voraussetzung ist, dass die Patientenverfügung von dem Betroffenen selbst („Höchstpersönlichkeit") schriftlich zu Zeiten der Einwilligungsfähigkeit erstellt und handschriftlich unterschrieben wurde. Eine weitere Voraussetzung ist die Bestimmtheit der Patientenverfügung. Unter welchen Voraussetzungen eine Patientenverfügung bestimmt genug ist, hat der Bundesgerichtshof in drei grundlegenden Beschlüssen diskutiert.[7] Im Ergebnis entfaltet eine Patientenverfügung nur dann eine unmittelbare Bindungswirkung, wenn sie einerseits die konkreten Behandlungssituationen beschreibt, in denen die Verfügung gelten soll, und andererseits die ärztlichen Maßnahmen benennt, in die der Patient einwilligt oder die er untersagt („Bestimmtheit").

Ein Beispiel für eine ausreichend konkrete Verfügung wäre: „Wenn ich so schwer an Demenz erkrankt bin, dass ich meine Angehörigen nicht mehr erkenne und in diesem Zu-

[7] BGH, Beschl. vom 06.07.2016, XII ZB 61/16, NJW 2016, 3297; BGH, Beschl. vom 08.02.2017, XII ZB 604/15, NJW 2017, 1737; BGH, Beschl. vom 14.11.2018, XII ZB 107/18, NJW 2019, 600.

stand an einer Lungenentzündung erkranke, wünsche ich keine Behandlung mit einem Antibiotikum."

Dabei dürfen die Anforderungen an die Bestimmtheit nicht überspannt werden. Die erforderliche Konkretisierung einer Patientenverfügung kann sich auch durch Auslegung, insbesondere unter Bezugnahme auf ausreichend spezifizierte Krankheiten oder Behandlungssituationen, ergeben. Die schriftliche Äußerung „keine lebensverlängernden Maßnahmen" zu wünschen, genügt nicht, wenn sie alleinsteht und nicht zumindest beispielhaft ergänzt wird.

Voraussetzungen für eine verbindliche Patientenverfügung
In der Person des Verfügenden liegende Voraussetzungen

- ▢ Höchstpersönlichkeit
- ▢ Volljährigkeit
- ▢ Einwilligungsfähigkeit im Zeitpunkt der Erstellung

Formelle Voraussetzung

- ▢ schriftlich
  eigenhändige Namensunterschrift (§ 126 BGB),
  notariell beglaubigtes Handzeichen (§ 126 BGB) oder
  elektronische Form (§ 126a BGB)

Inhaltliche Voraussetzung

- ▢ Bestimmtheit
  Für konkrete Behandlungssituationen müssen hinreichend bestimmte oder bestimmbare Behandlungsmaßnahmen festgelegt sein.

Der in einer wirksamen Patientenverfügung dokumentierte Behandlungswille ist für alle verbindlich. Dies bedeutet, dass kein Betreuer, kein Vorsorgebevollmächtigter, kein Richter und kein Arzt sich darüber hinwegsetzen darf. Aus juristischer Perspektive stellt eine medizinisch indizierte Behandlung, die gegen den in einer wirksamen Patientenverfügung erklärten Willen des Patienten durchgeführt wird, eine rechtswidrige Körperverletzung sowie eine Verletzung der Pflichten aus dem Behandlungsvertrag dar. Lehnt ein einwilligungsfähiger Mensch eine medizinisch sinnvolle Maßnahme ausdrücklich oder in einer Patientenverfügung ab, egal aus welchen Gründen, muss diesem Willen entsprochen werden, auch wenn damit für den Menschen die Gefahr des Todes verbunden ist. Es sei darauf hingewiesen, dass es in einer derartigen Situation essenziell ist, dass dem Patienten die Schwere seiner Entscheidung sowie die Konsequenzen, die mit ihr einhergehen, bewusst sind bzw. zu der Zeit bekannt waren, als er seinen Willen vorherbestimmt hat.

Gemäß der geltenden Rechtsprechung erlangt eine Patientenverfügung bereits durch ihre alleinige Existenz eine verbindliche Gültigkeit.[8] In Fällen, in denen ein Patientenver-

[8] BGH, Beschl. vom 17.09.2014, XII ZB 202/13, NJW 2014, 3572, Rn. 14; vgl. insgesamt Spickhoff/*Spickhoff* § 1901a BGB Rn. 16.

treter bestellt ist, obliegt diesem die verantwortungsvolle Aufgabe, den in der Patientenverfügung dokumentierten Willen des Patienten in der festgelegten Weise zu respektieren und umzusetzen.

Mutmaßlicher Wille

Kann der Patient nicht für sich selbst entscheiden und hat er seine Behandlung nicht in einer Patientenverfügung wirksam vorherbestimmt, bleibt der individuelle und selbstbestimmte Wille des Patienten dennoch das oberste Gebot der Behandlung. In dieser Situation ist es untersagt, nach dem „allgemeinen Wohl" oder einer gesamtgesellschaftlichen Definition von „lebenswertem Leben" oder „Lebensqualität" über die Durchführung einer (lebenserhaltenden) Behandlung zu entscheiden. Der mutmaßliche Wille darf in keinem Fall ein gemutmaßter Wille sein. Es ist vielmehr der mutmaßliche („wahrscheinliche") Wille des Patienten zu bestimmen.

Zu berücksichtigen sind dabei insbesondere frühere Äußerungen, ethische oder religiöse Überzeugungen und sonstige persönliche Wertvorstellungen des Patienten (§ 1821 Absatz 4 BGB). Bei der Feststellung des mutmaßlichen Willens sollen nahen Angehörigen und sonstigen Vertrauenspersonen des Patienten Gelegenheit zur Äußerung gegeben werden. Auch eine existierende – aber nicht ausreichend bestimmte – Patientenverfügung kann Hinweise auf den mutmaßlichen Willen des Patienten geben. Die Festlegung des mutmaßlichen Willens kann – ähnlich einem Puzzle – als eine Fragestellung mit multiplen Variablen betrachtet werden, die in ihrer Gesamtheit jedoch nie vollständig beantwortet werden kann. Die gesetzliche Regelung fordert von den beteiligten Parteien nicht die vollständige Erfassung sämtlicher Informationen, sondern die Zusammenführung einer möglichst hohen Anzahl an Elementen, aus denen sich das vollständige Bild ableiten oder erahnen lässt. Auch ein unvollständiges Puzzle ergibt ein Bild, wenn genügend Teile zusammengetragen werden.

Da der nicht einwilligungsfähige Patient nicht für sich sprechen und auch nicht aufgeklärt werden kann, wird im Zusammenhang mit dem mutmaßlichen Patientenwillen stets ein Stellvertreter in die Entscheidung über die weitere Behandlung einbezogen.

Sowohl der behandelnde Arzt als auch der Stellvertreter des Patienten müssen sich dabei eine eigene Meinung zu dem mutmaßlichen Willen des Patienten bilden.

► Der nicht einwilligungsfähige Patient kann nicht wirksam einwilligen. Nichtsdestotrotz ist der geplante (medizinisch indizierte) Eingriff zu rechtfertigen, um eine rechtswidrige Körperverletzung zu vermeiden. Als Rechtfertigung („Erlaubnis") kommen die vorweggenommene Einwilligung (Patientenverfügung) und die mutmaßliche (wahrscheinliche) Einwilligung in Betracht. Erklärt der Patient in einer rechtswirksamen Patientenverfügung für konkret festgelegte Behandlungssituationen die Ablehnung bestimmter Eingriffe, ist dieser Wille für alle verbindlich. Gibt es keinen ausdrücklich erklärten oder in einer Verfügung vorherbestimmten Willen, muss der mutmaßliche Wille festgelegt und danach gehandelt werden.

Es ergibt sich die folgende Hierarchie:

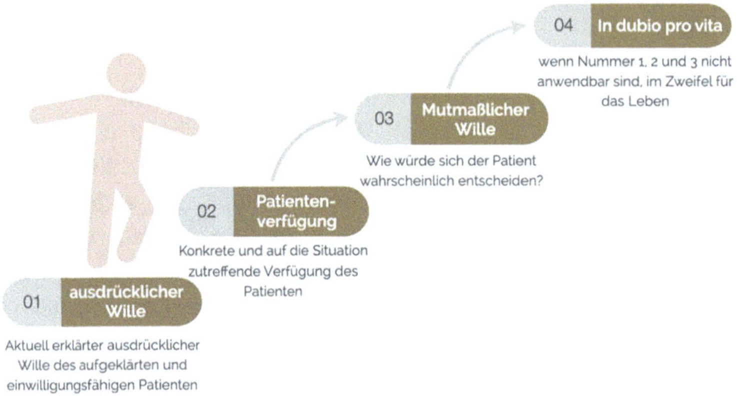

Vorsorgebevollmächtigter, Betreuer, Ehegatte

Der Stellvertreter ist nur das „Sprachrohr" des Patienten. Seine oberste Pflicht ist es, den Wünschen und dem Willen des Patienten zu entsprechen (§ 1821 BGB). Er ist an die Festlegungen einer Patientenverfügung gebunden.

Für den Fall, dass keine verbindliche Patientenverfügung vorliegt und der Stellvertreter den Willen des Patienten nicht kennt, ist er dazu verpflichtet, den mutmaßlichen Willen des Patienten anhand konkreter Anhaltspunkte zu ermitteln und diesem Geltung zu verschaffen (§ 1821 Absatz 4 BGB). Um dem Stellvertreter die Einschätzung des Nutzens und der Risiken einer medizinisch indizierten Behandlung unter Berücksichtigung des mutmaßlichen Willens des Patienten zu ermöglichen, ist eine Aufklärung durch den behandelnden Arzt erforderlich. Bei vorhandenem Bewusstsein des nicht einwilligungsfähigen Patienten ist dessen Einbeziehung in die Aufklärung empfehlenswert.

Missachtet der Stellvertreter die Patientenverfügung oder den mutmaßlichen Willen des Patienten, ist das Betreuungsgericht befugt, einen Kontrollbetreuer einzusetzen (§ 1820 Absatz 3 BGB).

Gemäß den gesetzlichen Bestimmungen können der Vorsorgebevollmächtigte, der Betreuer und der Ehegatte des Patienten die Stellung des Stellvertreters einnehmen. Alle Stellvertreter sind in ihren Rechten und Pflichten rechtlich gleichgestellt.

Legitimiert sich der Stellvertreter aus einer **Vorsorgevollmacht** und ist mit der Behandlungsentscheidung die Gefahr verbunden, dass der Patient verstirbt oder einen schweren oder länger andauernden Schaden erleidet, muss aus der Vollmacht ausdrücklich hervorgehen, dass der Stellvertreter auch in diesen schwerwiegenden Situationen entscheiden darf (§ 1820 Absatz 2 Nummer 1 BGB). Eine Vorsorgevollmacht muss schriftlich erstellt und handschriftlich unterschrieben sein. Eine notarielle Beurkundung ist nicht erforderlich.

Der Ehegatte ist aufgrund des **Ehegattennotvertretungsrechtes** nach § 1358 BGB berechtigt, den Patienten in Angelegenheiten der Gesundheitssorge für höchstens 6 Monate (bei Entscheidungen über freiheitsentziehende Maßnahmen nur bis zu 6 Wochen) zu vertreten, wenn keine Vorsorgevollmacht vorliegt, die Ehegatten nicht getrennt leben und der Patient die Vertretung durch den Ehegatten nicht ablehnt.

Risikobehaftete Eingriffe

Gemäß § 1829 BGB werden ärztliche Maßnahmen, bei denen die begründete Gefahr besteht, dass der Patient stirbt oder einen schweren und länger dauernden gesundheitlichen Schaden erleidet, als **risikobehaftete Eingriffe** klassifiziert. Um den Schutz des Patienten zu gewährleisten, der aufgrund einer vorliegenden Einwilligungsunfähigkeit nicht in die Behandlung eingebunden werden kann, wurde durch die gesetzliche Regelung ein besonderer Schutzmechanismus etabliert.

Grundsätzlich bedarf jeder Stellvertreter (Betreuer, Vorsorgebevollmächtigter und Ehegatte) für die Einwilligung, Nichteinwilligung oder den Widerruf der Einwilligung in eine risikobehaftete Maßnahme immer der Genehmigung des Betreuungsgerichts.

„§ 1829 BGB

(1) Die **Einwilligung** des Betreuers in eine Untersuchung des Gesundheitszustands, eine Heilbehandlung oder einen ärztlichen Eingriff **bedarf der Genehmigung des Betreuungsgerichts**, wenn die begründete Gefahr besteht, dass der Betreute aufgrund der Maßnahme stirbt oder einen schweren und länger dauernden gesundheitlichen Schaden erleidet. Ohne die Genehmigung darf die Maßnahme nur durchgeführt werden, wenn mit dem Aufschub Gefahr verbunden ist.

(2) Die **Nichteinwilligung oder der Widerruf der Einwilligung** des Betreuers in eine Untersuchung des Gesundheitszustands, eine Heilbehandlung oder einen ärztlichen Eingriff **bedarf der Genehmigung des Betreuungsgerichts**, *wenn die Maßnahme medizinisch angezeigt ist* und die begründete Gefahr besteht, dass der Betreute aufgrund des Unterbleibens oder des Abbruchs der Maßnahme stirbt oder einen schweren und länger dauernden gesundheitlichen Schaden erleidet.“

Das Erfordernis der betreuungsgerichtlichen Genehmigung entfällt nur dann, wenn der behandelnde Arzt und der Stellvertreter übereinstimmend davon ausgehen, dass die Vornahme des Eingriffs, das Unterlassen lebenserhaltender Maßnahmen oder der Abbruch der Therapie dem (mutmaßlichen) Willen des Patienten entspricht.

„§ 1829 BGB

(4) Eine Genehmigung nach den Absätzen 1 und 2 ist nicht erforderlich, wenn zwischen Betreuer und behandelndem Arzt **Einvernehmen** darüber besteht, dass die Erteilung, die Nichterteilung oder der Widerruf der Einwilligung dem nach § 1827 festgestellten Willen des Betreuten entspricht.
(5) Die Absätze 1 bis 4 gelten nach Maßgabe des § 1820 Absatz 2 Nummer 1 für einen Bevollmächtigten entsprechend."

Besteht hingegen zwischen dem Stellvertreter und dem behandelnden Arzt kein Konsens über den (mutmaßlichen) Willen des Patienten, darf der Stellvertreter nicht ohne vorherige Genehmigung des Betreuungsgerichts entscheiden. Zweck dieser Regelung ist es, Leben und Gesundheit des einwilligungsunfähigen Patienten vor Missbrauch durch Fehlentscheidungen seines Stellvertreters zu schützen.

▶ **Praxistipp** Hat der behandelnde Arzt **Zweifel** an dem von dem Betreuer/Bevollmächtigten erklärten (mutmaßlichen) Patientenwillen, muss er ihn auf die Pflicht der betreuungsgerichtlichen Genehmigung gemäß § 1829 Abs. 1 und 2 BGB hinweisen und auf eine betreuungsgerichtliche Genehmigung bestehen bzw. selbst das Betreuungsgericht anrufen.

In schwierigen und konfliktreichen Situationen kann ein Arzt das Betreuungsgericht auch dann einschalten, wenn er sich mit dem Betreuer/Bevollmächtigten über den Patientenwillen einig ist. Das Betreuungsgericht spricht in einem solchen Fall ein sog. **Negativtestat** aus.[9]

Sind sich **zwei oder mehrere Personen**, die zu jeweils alleinvertretungsberechtigten Betreuern/Bevollmächtigten bestellt wurden, über den Patientenwillen nicht einig, so löst ihr Dissens die Genehmigungspflicht nach § 1829 Abs. 1 und 2 BGB aus, auch wenn ein Einvernehmen zwischen einem der Betreuer/Bevollmächtigten und dem behandelnden Arzt besteht.[10]

Patient ohne Stellvertreter (Notstand)

Gibt es weder einen Vorsorgebevollmächtigten noch einen gesetzlichen Betreuer oder Ehegatten, muss bei dem zuständigen Betreuungsgericht die Einrichtung einer **Betreuung** veranlasst werden (§ 1814 BGB). Das Gericht hat gemäß § 1816 BGB den Wünschen des Patienten zu entsprechen. Hat der Patient in einer **Betreuungsvollmacht** eine Person benannt, die sein Betreuer sein bzw. nicht sein soll, ist der Richter an diesen Wunsch gebunden. In dringenden Fällen gibt es das Institut der Eilbetreuung. Seit Januar 2023 sind das

[9] BGH, Beschl. vom 17.09.2014, XII ZB 202/13, NJW 2014, 3572.
[10] BGH, Beschl. vom 08.02.2017, XII ZB 604/15, NJW 2017, 1737.

Betreuungsrecht und die Pflichten eines Betreuers neu und umfassend geregelt worden (§§ 1814–1826 BGB).

Ein **Angehöriger**, der nicht Ehegatte, nicht Vorsorgebevollmächtigter und nicht Betreuer ist, verfügt rechtlich gesehen über keine Befugnis zur Entscheidung. Gemäß § 1821 Absatz 4 BGB soll nahen Angehörigen und sonstigen Vertrauenspersonen des Patienten bei der Feststellung des Willens aber Gelegenheit zur Äußerung gegeben werden, insofern die ärztliche Schweigepflicht dem nicht entgegensteht. Ist für einen noch einwilligungsfähigen Patienten absehbar, dass er in einen Zustand fehlender Einwilligungsfähigkeit geraten kann, sollte die Schweigepflichtentbindungserklärung vorab eingeholt werden. Auch Patientenverfügungen enthalten häufig einen Passus zur Entbindung der behandelnden Ärzte von ihrer Schweigepflicht gegenüber Angehörigen.

Sofern eine Eilbetreuung aufgrund einer dringenden **Notsituation** nicht abgewartet werden kann und kein legitimierter Stellvertreter des Patienten vorhanden ist, darf die Entscheidung über die weitere Behandlung auch allein auf der Basis des mutmaßlichen Willens des Patienten getroffen werden. Gibt es keine Anhaltspunkte für den mutmaßlichen Willen des Patienten, so gilt der Grundsatz „in dubio pro vita – im Zweifel für das Leben". Eine solche Notsituation liegt gemäß § 34 StGB nur dann vor, wenn eine gegenwärtige Gefahr für das Leben oder die Gesundheit des Patienten droht und diese Gefahr nicht anders abgewendet werden kann.

▶ Auch in Bezug auf nicht einwilligungsfähige Patienten basiert die Entscheidung über die weitere Behandlung auf deren Persönlichkeit und Selbstbestimmung. Hat der Patient seinen Willen für bestimmte Behandlungssituationen nicht verbindlich vorherbestimmt (Patientenverfügung), so ist der mutmaßliche Wille des Patienten zu ermitteln. Die Bestimmung des mutmaßlichen Willens erfolgt in der Regel in gemeinsamer Abstimmung mit dem Vertreter des Patienten. Zu den stellvertretungsbefugten Personen zählen Vorsorgebevollmächtigte, Betreuer sowie Ehegatten des Patienten. Es sei explizit darauf hingewiesen, dass alle gleichgestellt sind und der Stellvertreter verpflichtet ist, entsprechend dem mutmaßlichen Willen des Patienten zu handeln. Für risikobehaftete Eingriffe ist grundsätzlich immer die Genehmigung des Betreuungsgerichts erforderlich. Dies betrifft sowohl die Einwilligung in risikobehaftete Eingriffe als auch die Ablehnung und den Abbruch lebenserhaltender Therapien. Eine Genehmigung des Betreuungsgerichts ist nicht erforderlich, wenn sich der Stellvertreter und der behandelnde Arzt über den (mutmaßlichen) Willen des Patienten einig sind. In absolut dringlichen Notsituationen findet der Grundsatz „in dubio pro vita" Anwendung.

Teil III

Definition des Therapieziels und der Therapieplanung

Geriatrisches Screening und Assessment in der Gefäßmedizin

7

Kristin Häseler-Ouart, Julia Schlotmann und Barbara Kumlehn

Inhaltsverzeichnis

K. Häseler-Ouart (✉)
Klinik für Geriatrie, Universitätsklinikum Jena, Jena, Deutschland
E-Mail: kristin.haeseler-ouart@med.uni-jena.de

J. Schlotmann
Klinikum Oldenburg, Universitätsklinik für Geriatrie, Oldenburg, Deutschland
E-Mail: schlotmann.julia@klinikum-oldenburg.de

B. Kumlehn
Geriatrisches Zentrum an der AGAPLESION Bethesda Klinik Ulm, Ulm, Deutschland

Institut für Geriatrische Forschung, Universitätsklinikum Ulm, Ulm, Deutschland
E-Mail: barbara@kumlehn.de

M. Steinbauer et al. (Hrsg.), *Gefäßmedizin im Alter*,
https://doi.org/10.1007/978-3-662-71191-0_7

7.1 Einführung

Definition

Die bis heute am häufigsten verwendete Definition wurde von Laurence Rubenstein 1991 veröffentlicht. Dabei beschreibt er das umfassende geriatrische Assessment (englisch: „Comprehensive Geriatric Assessment“, kurz CGA) als einen multidimensionalen und interdisziplinären Prozess mit dem Ziel, die medizinischen, psychosozialen und funktionellen Probleme und Ressourcen eines Patienten zu erfassen und einen umfassenden Behandlungs- und Betreuungsplan zu entwickeln (Rubenstein et al. 1991).

Das CGA stellt eine organ- und krankheitsübergreifende Untersuchung dar, die insbesondere die Funktionalität auf Grundlage des bio-psycho-sozialen Modells beurteilt und sich damit gegenüber der eher defizitorientierten Betrachtung beim Frailty-Begriff unterscheidet.

7.2 Warum CGA in der Gefäßmedizin – ein Überblick über die Evidenz

In zahlreichen Studien konnte für das CGA eine gute Wirksamkeit in verschiedenen Settings gezeigt werden (Ellis et al. 2017). Über alle Endpunkte hinweg ist in der Literatur kein Schaden für das CGA zu finden. In der Chirurgie steigt mit jedem Jahr die Zahl an Operationen bei geriatrischen Patienten. Dabei ist insbesondere diese Patientengruppe gefährdet, ungünstige Ereignisse nach chirurgischen Eingriffen zu erleiden.

Insgesamt gibt es wenig Evidenz im gefäßmedizinischen Bereich. Ein Großteil der bisherigen Studien stammt aus dem orthogeriatrischen, allgemeinchirurgischen und onkologischen Setting. Dies kann als Orientierung für die Behandlung geriatrischer Patient*innen in der Gefäßmedizin dienen.

Arbeiten aus der Allgemein- und Viszeralchirurgie zeigen, dass eine an Ergebnisse des geriatrischen Assessments adaptierte Behandlung das Risiko postoperativer Komplikationen signifikant reduzieren kann. Auch eine Reduktion der Krankenhausaufenthalte und ein geringeres Delirrisiko konnten nachgewiesen werden (Saripella et al. 2021; Miller et al. 2022). Im orthogeriatrischen Setting konnten die Funktionsfähigkeit erhalten und Institutionalisierungsraten und Mortalität reduziert werden (Shields et al. 2017; Siddiqi et al. 2016; Eamer et al. 2018).

Es gibt Hinweise darauf, dass durch die Durchführung eines CGA im chirurgischen Setting eine gute Einschätzung des Risikoprofils der Patient*innen stattfinden und eine wichtige Rolle in der Entscheidungsfindung spielen kann.

▶ MERKE **Eine CGA-adaptierte Behandlung chirurgischer Patienten kann die Wahrscheinlichkeit postoperativer Komplikationen, das Delirrisiko und die Institutionalisierungsrate reduzieren.**

7.3 Ziele des umfassenden geriatrischen Assessments

Die Durchführung des CGA verfolgt dabei unterschiedliche Ziele. Zum einen ermöglicht die strukturierte Erhebung eine passgenaue, funktionsorientierte und multiprofessionelle Therapieplanung. Zudem werden einzelne Parameter erfasst, die zur Prognoseabschätzung dienen und somit zur Indikationsstellung bzw. Beurteilung der Operabilität herangezogen werden können (Pilotto et al. 2012). Anhand von Assessmentergebnissen können die Optimierung perioperativer Maßnahmen und die Qualitätssicherung erfolgen. Durch die wiederholte Durchführung einzelner Assessmentinstrumente im Sinne einer Verlaufsbeobachtung wird der Therapieerfolg überprüft.

WICHTIG **Das geriatrische Assessment in der Gefäßmedizin dient zur:**

- **individuellen Therapie- und Versorgungsplanung,**
- **Indikationsstellung und Prognoseabschätzung,**
- **Optimierung der perioperativen Maßnahmen,**
- **Verlaufsbeobachtung,**
- **Qualitätssicherung.**

7.4 Behandlungsplan und -team

Auf Grundlage der erhobenen Befunde im geriatrischen Assessment erfolgt im geriatrischen Behandlungsteam die Therapieplanung als wichtiger Baustein im CGA-Prozess. Das Team setzt sich dabei idealerweise multiprofessionell zusammen. In der Regel sind geriatrieerfahrene Ärzt*innen (Schwerpunkt oder Zusatzweiterbildung), Gefäßmediziner, Physio- und Ergotherapeut*innen, Pflegefachpersonen und der Sozialdienst involviert. Hinzugezogen werden können außerdem folgende Berufsgruppen: Logopädie, Psychologie, Seelsorge, weitere Fachärzt*innen oder auch Assessment-Nurses. In regelmäßig stattfindenden Teamsitzungen werden durch die unterschiedlichen Berufsgruppen nicht nur Therapieziele festgelegt, sondern es erfolgt auch eine regelmäßige Verlaufsbeurteilung.

7.5 Stufen, Dimensionen und Assessmentinstrumente

Geriatrisches Assessment kann in unterschiedliche Stufen unterteilt werden. Ein Assessment der Stufe 1 dient der Identifikation geriatrischer Patienten. Hierfür können unterschiedliche Screeningtools je nach Setting angewandt werden (Tab. 7.1).

Assessmentinstrumente der Stufe 2 sollen Ressourcen und Defizite in den jeweiligen Bereichen aufdecken. Diese Stufe enthält für alle wichtigen Dimensionen die von klinisch tätigen Geriater*innen häufig eingesetzten Assessmentinstrumente und bildet die Basis der Therapieplanung und -kontrolle. Für das geriatrische Assessment der Stufe 2 liegt eine ausführliche S1-Leitlinie vor, die als Living Guideline fortlaufend aktualisiert wird (Krupp 2024) (Tab. 7.1).

Ein Assessment der Stufe 3 dient der vertiefenden Abklärung und findet üblicherweise vor allem in spezialisierten Geriatrien Anwendung. Hierzu zählen beispielsweise eine ergänzende logopädische oder psychologische Testung.

Um die wichtigsten Geriatrie-typischen Problemfelder durch ein geriatrisches Assessment zu detektieren, erfolgt die Beurteilung multidimensional. Dabei werden im klinischen Alltag je nach Ziel und Setting unterschiedliche Dimensionen beurteilt.

Entsprechend der 2024 veröffentlichten S3-Leitlinie zum umfassenden geriatrischen Assessment bei hospitalisierten Patienten (Deutsche Gesellschaft für Geriatrie e.V. (DGG) 2024) sollte ein CGA mindestens folgende Dimensionen enthalten: Selbsthilfefähigkeit, Mobilität, kognitive Funktion inklusive Delir, Affekt, Ernährung und soziale Situation. Zur Beurteilung des Interventionsbedarfs in den einzelnen Dimensionen steht eine Vielzahl unterschiedlicher Assessmentinstrumente zur Verfügung (siehe S1-Leitlinie zum Geriatrischen Assessment der Stufe 2). Die Auswahl der Instrumente sollte dabei nicht nur unter den Gesichtspunkten der Gütekriterien, der Praktikabilität und des Zeitbedarfs erfolgen, sondern auch für das jeweilige Setting bzw. die Fragestellung geeignet sein.

Anzustreben ist eine möglichst ziel- und bedarfsgerechte, an den Patienten angepasste, Assessment-Batterie. Die Autoren empfehlen, Instrumente einzusetzen, die im jeweiligen Team etabliert sind, um Fehler in der Umsetzung zu minimieren und leichter Handlungsempfehlungen daraus ableiten zu können.

▶ WICHTIG **Ein CGA sollte mindestens folgende Dimensionen beinhalten:**

- **Selbsthilfefähigkeit**
- **Mobilität**
- **Kognitive Funktion inklusive Delir**
- **Affekt**
- **Ernährung**
- **Soziale Situation**

7.6 Empfehlungen für die Gefäßmedizin

In der o. g. S3-Leitlinie wird für Patient*innen über 65 Jahre im allgemein- und viszeralchirurgischen Setting zunächst ein mehrdimensionales geriatrisches Screening gefordert. Dieses Vorgehen wird von den Autoren auch für Patient*innen in der Gefäßmedizin empfohlen.

Im Screening auffällige Patient*innen sollen anschließend ein CGA mit den oben genannten Mindestdimensionen erhalten (Abb. 7.1). Falls die Durchführung dieser Dimensionen in der gefäßmedizinischen Abteilung nicht umsetzbar ist, kann innerhalb der Stufe 2 ein „angepasstes geriatrisches Assessment" eingesetzt werden. Dabei sollten, nach Einschätzung der Autorinnen, mindestens die Dimensionen Selbsthilfefähigkeit, Mobilität, Kognition (inklusive Delir) und die soziale Situation erhoben werden (Tab. 7.1).

Das CGA ergänzt dabei die ärztliche Anamnese und Untersuchung. Die körperliche Untersuchung sollte bei geriatrischen Patient*innen immer auch eine Beurteilung der Sensorik (Hören und Sehen) beinhalten. Außerdem ist auf eine genaue Betrachtung der Multimedikation und -morbidität zu achten. Röhrig et al. haben zu diesem Thema auch eine kurz gefasste Anleitung zu Auswahl, Durchführung, Beurteilung, zum Nutzen und zu den Grenzen einzelner Assessmentinstrumente veröffentlicht (Röhrig und Kolb 2019).

Sollte auch die Umsetzung eines „angepassten geriatrischen Assessments" im gefäßmedizinischen Setting nicht möglich sein, kann der RAIc (prospektiver Risk-Analysis-Index) (Hall et al. 2017) als Mindestmaß für die präoperative Evaluation geriatrischer Patient*innen erhoben werden. Dieser kann eine ausreichende Vorhersage bezüglich des Risikos für Komplikationen und postoperative Mortalität geben. Dabei basiert er jedoch auf dem defizitorientierten Frailty-Modell. Der RAIc kann ein CGA nicht ersetzen, da die Einschätzung der Funktionalität hierbei nicht performancebasiert erfolgt und keine konkreten Handlungsempfehlungen abgeleitet werden können.

Als mögliches Vorbild für ein CGA der Stufe 2 könnte das PGA (Practical Geriatric Assessment) aus der Onkologie dienen (Dale et al. 2023). Allerdings ist dieses Instrument speziell für onkologische Patienten entwickelt und nicht spezifisch für chirurgische Patienten validiert worden.

Das PGA wird in den American Society of Clinical Oncology (ASCO) Guidelines empfohlen und hat sich aufgrund erschwerter Umsetzbarkeit eines CGA in der klinisch-onkologischen Praxis etabliert. Es besteht aus einem Fragebogen zur Selbstauskunft durch die Patienten (bzw. Angehörige) und einem Abschnitt mit performancebasierten Assessmentinstrumenten. Darin werden zusätzlich zur Komorbidität alle in der Leitlinie geforderten Dimensionen geprüft. Eine dimensionsspezifische Auswertung ist möglich und identifizierte Defizite sind mit Empfehlungen zu bestimmten Maßnahmen verknüpft (Goede und Wedding 2024).

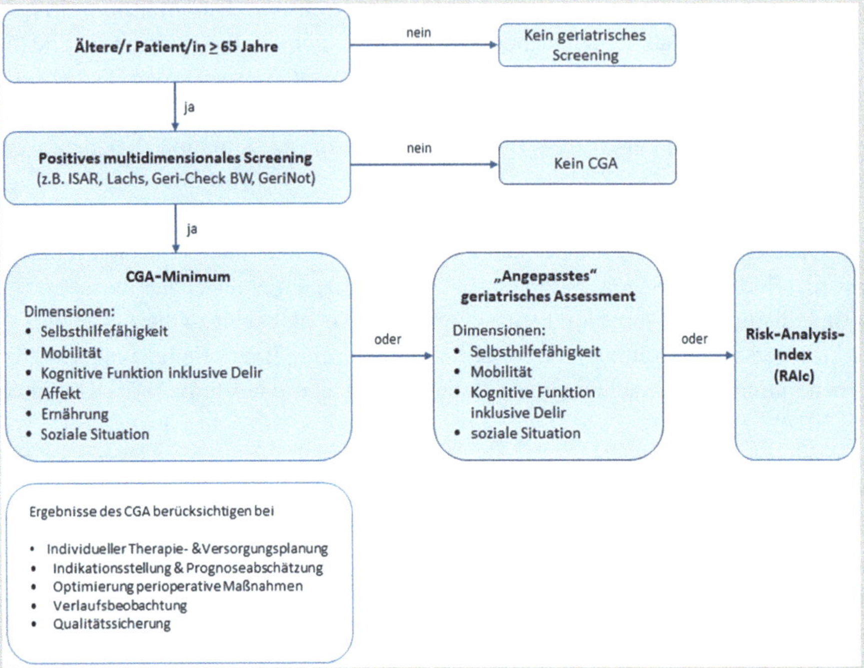

Abb. 7.1 CGA-Konzept in der Gefäßmedizin, modifiziert nach S3-LL „umfassendes geriatrisches Assessment (Comprehensive Geriatric Assessment, CGA) bei hospitalisierten Patientinnen und Patienten". (Deutsche Gesellschaft für Geriatrie e. V. (DGG) 2024)

Tab. 7.1 Beispiele für Assessmentinstrumente, modifiziert nach S1-Leitlinie „geriatrisches Assessment der Stufe 2, Living Guideline". (Krupp 2024)

Stufe 1 (Screening)
ISAR (Identification of Seniors at Risk), **GSK** (geriatrisches Screening bei Klinikaufnahme)/AFGIB, **GeriCheck BW** (Geriatrie-Check Baden-Württemberg) **Lachs** (geriatrisches Screening nach Lachs)**, CFS** (Clinical Frailty Scale) oder andere

(Fortsetzung)

Tab. 7.1 (Fortsetzung)

Stufe 2 (CGA-Minimum)		
Dimension	**Instrumente**	**Mögliche klinische Konsequenzen**
Selbsthilfefähigkeit	**Barthel-Index**	• Aktivierend therapeutische Pflege zur Anleitung der Stärkung der Selbsthilfefähigkeit • Wasch- und Anziehtraining durch Ergotherapie • Verlaufskontrolle des Therapieerfolges • Mögliche Evaluation von Reha- oder AHB-Fähigkeit • ggf. Pflegegradeinstufung und Anpassung der Häuslichen Versorgung je nach Hilfebedarf
Mobilität	**DEMMI** (De Morton Mobility Index), **TUG** (Timed up and Go) **SPPB** (Short Physical Performance Battery)	• Physio- und Ergotherapie zur Steigerung von Kraft, Ausdauer und Mobilität, Sitz- und Standtraining, Transfer- oder Treppentraining • Auswahl eines geeigneten Hilfsmittels zur Verbesserung der Mobilität und Reduktion Sturzrisiko • Verhinderung Immobilität und Pflegebedürftigkeit
Kognitive Funktion	**MMS** (Mini Mental State Examination – auch MMSE o. MMST) **MoCA** (Montreal Cognitive Assessment) **5 min-MoCA** (als Kurztest)	• Fremdanamnese bzgl. Kognition in den letzten 6 Monaten und Evaluation der Alltagseinschränkungen dadurch • Kognitive Aktivierung durch ergotherapeutisches Training • ggf. Neuropsychologische Testung bei V. a. demenzielle Entwicklung im Verlauf • Aufklärungs- und Urteilsfähigkeit prüfen • ggf. gesetzliche Betreuung einleiten • ggf. Anpassung Pflegegrad und Unterstützung durch Pflegende nach Entlassung (auch durch ambulante psychiatrische Behandlungspflege etc.)
Delir	**4-AT** (4 A's Test) **NU-DESC** (Nursing Delirium Screening Scale) **CAM** (Confusion Assessment Method) **CAM-ICU** (Confusion Assessment Method-Intensiv Care Unit, Kurzform)	• Delirprävention und -therapie inklusive nichtmedikamentöser Maßnahmen • Aufklärungs- und Urteilsfähigkeit prüfen • Vorsorgevollmacht/Patientenverfügung prüfen • ggf. gesetzliche Betreuung einleiten

(Fortsetzung)

Tab. 7.1 (Fortsetzung)

Affekt	**2 Fragen-Test nach Whooley** **GDS** (Geriatric Depression Scale) **DIA-S** (Depression im Alter-Skala)	• Depressionskriterien nach DSM V prüfen • Entlastende Gespräche, z. B. durch Psycholog*innen • Antidepressive Medikation erwägen • ggf. psychiatrische Mitbehandlung initiieren • Beratung Psychotherapie nach Entlassung
Ernährung	**MNA** (Mini Nutritional Assessment) **MNA-SF** (Mini Nutritional Assessment-Short Form) **NRS** (Nutritional Risk Screening) **MUST** (Malnutrition Universal Screening Tool)	• Kostanpassung während des Krankenhausaufenthaltes, z. B. Wunschkost • Essensbegleitung • ggf. hochkalorische Zusatznahrung oder Eiweißpulver ergänzen • Vorübergehende parenterale Ernährung prüfen • Ernährungsberatung hinzuziehen • Schluckstörungen berücksichtigen, ggf. Logopädie hinzuziehen
Soziale Situation	**Strukturiertes soziales Assessment**	• Beratung zu VSV/PV • Beantragung Pflegegrad • Organisation ambulante Pflegerische Weiterversorgung • Zusätzliche Unterstützung prüfen (Wundversorgung, Ernährungsversorgung) • Hilfsmittelberatung und -verordnung • Beratung zu möglichen Hilfsangeboten (Hausnotruf, Tagespflege, Rehabilitation etc.)

7.7 Fallbeispiel

Eine 86-jährige Patientin wird vom Hausarzt über die Notaufnahme eingewiesen. Es besteht der V. a. eine relevante pAVK mit einer nekrotisierenden Wunde an der linken Großzehe.

Die Patientin berichtet, dass sie die Wohnung seit 4 Wochen nicht mehr verlassen habe. Vorher sei sie noch auf kurzen Strecken (ca. 300 m) am Rollator mobil gewesen. Zudem belasten sie ausstrahlende Schmerzen im linken Bein. Die Wunde am Zeh sei ihr selbst bis-

her nicht aufgefallen. Zum einen brauche sie eine neue Brille, zum anderen könne sie ihre Schuhe nur noch mit Mühe selbst anziehen. Vergangene Woche sei sie gestürzt.

Die Patientin habe bisher allein gelebt, sei aber nun sehr auf die Hilfe ihrer Tochter angewiesen. Diese berichtet, dass ihre Mutter in den letzten 4 Wochen bei nahezu allen Tätigkeiten im Haushalt und in der Körperpflege Hilfe gebraucht habe. Außerdem seien der Tochter Gedächtnislücken aufgefallen. Manchmal verwechsle ihre Mutter die Wochentage. Die Tochter sei inzwischen erschöpft von der zusätzlichen täglichen Belastung.

Mit einem ISAR-Score von 3 Punkten zeigt sich in der Notaufnahme bereits ein auffälliges Screening. Es erfolgt die Aufnahme in die gefäßmedizinische Abteilung. Dort erfolgt ein CGA (Tab. 7.2). Die auf der Station erhobenen Assessmentinstrumente zeigen folgende Ergebnisse:

Tab. 7.2 Ergebnisse des CGA im Fallbeispiel

Instrument	Befund zur Aufnahme	Befund zur Entlassung
Barthel	55 v. 100 *(mittelschwere motorische Funktionseinschränkung)*	70 v. 100 *(mittlere motorische Funktionseinschränkung)*
DEMMI	Score 44 v. 100	Score 67 v. 100 *(Verbesserung der Mobilität um Δ 23 Punkte im Score)*
MMS	23 v. 30 *(leichte kognitive Defizite)*	
NU-DESC	3 v. 10 *(Delir)*	1 v. 10 *(kein Delir)*
2-Fragen-Test nach Whooley	0 v. 2 *(kein Hinweis für Depression)*	0 v. 2 *(kein Hinweis für Depression)*
MNA-SF	7 v. 14 *(Mangelernährung)*	
Soziales Assessment	Allein lebend, keine Treppenstufen, Vorsorgevollmacht zugunsten der Tochter, Patientenverfügung vorhanden, kein Pflegegrad, kein Pflegedienst, Hilfsmittel: Rollator, Hausnotruf	

7.8 Empfehlungen für therapeutische Konsequenzen und Interventionsansätze

Obwohl eine gute Evidenz für die Anwendung eines CGA bei älteren Patienten*innen besteht, gibt es bisher keine klaren Empfehlungen zu perioperativen Maßnahmen oder Konsequenzen für identifizierte Risikopatient*innen. Der folgende Abschnitt soll daher diesbezüglich praktische Vorschläge aufzeigen.

Die Ergebnisse des CGA haben **Einfluss auf die individuellen Therapieziele** und auf den **Behandlungsplan**.

Fallbeispiel: Für die Patientin ist es wichtig, dass sie sich wieder auf kurzen Strecken schmerzfrei bewegen kann, um z. B. selbstständig zur Toilette gehen zu können. Sie möchte sich weitestgehend selbst waschen und anziehen können, sodass sie in ihre gewohnte Umgebung zurückkehren kann. Um dieses Ziel zu erreichen, ist in ihrem Fall eine gefäßmedizinische invasive Intervention notwendig.

Die Ergebnisse des CGA stellen die **Grundlage für die medizinische Indikationsstellung** des (gefäß-)chirurgischen operativen Eingriffs und für das weitere medizinische Therapiekonzept dar. Sie können somit großen Einfluss auf wichtige Therapieentscheidungen haben.

Fallbeispiel: Aufgrund der auffälligen Kognition mit hohem Delirrisiko und Verschlechterung der Mobilität der Patientin wird eine minimalinvasive Methode mittels Angiografie/Stenting gewählt. Eine operative Versorgung, bspw. mittels Bypass, hätte ein höheres Delirrisiko und eine längere Immobilisierung mit sicherlich zusätzlichem Funktionsverlust bedeutet.

Ein CGA erlaubt eine diagnoseunabhängige **Einschätzung der Prognose**. Insbesondere die Ergebnisse für die Dimensionen Mobilität, Selbsthilfefähigkeit und Kognition haben eine prognostische Bedeutung in Bezug auf den Verlust der Selbstständigkeit, den Eintritt von Pflegebedürftigkeit und die Mortalität (Braun et al. 2022).

Fallbeispiel: Aufgrund des hohen Risikos für Pflegebedürftigkeit wird eine Rehabilitationsbehandlung angeschlossen.

Bei einem insgesamt hohen Mortalitätsrisiko wird für die Patientin eine Therapiebegrenzung festgelegt, sodass im Notfall auf eine kardiopulmonale Reanimation verzichtet werden soll. Außerdem werden der Patientin und ihren Angehörigen das Erstellen einer Patientenverfügung und einer Vorsorgevollmacht empfohlen.

Die **Optimierung der perioperativen Maßnahmen** beinhaltet unter anderem eine Einschätzung zur Kognition und zum Delirrisiko. Außerdem können anhand der CGA-Ergebnisse bei Bedarf **präventive und unterstützende Maßnahmen** eingeleitet werden (Mende et al. 2019).

Fallbeispiel: Da die Patientin kognitive Einschränkungen und ein hohes Delirrisiko hat, wird ein „Rooming-in" organisiert. Sie wird als Erste im Tagesprogramm versorgt. Es wird darauf geachtet, dass sie periinterventionell Brille und Hörgeräte trägt. Nicht-medikamentöse delirprophylaktische Maßnahmen werden umgesetzt.

Bereits am ersten postoperativen Tag erfolgt die Mitbehandlung durch die Physiotherapie, damit die Patientin möglichst schnell wieder selbstständig am Rollator mobil ist. Für die Patientin werden bei auffälligem Ernährungsassessment eiweißreiche Supplemente verordnet. Zudem wird prä- und postinterventionell auf die Sicherstellung der Ernährung geachtet und eine Ernährungsberatung organisiert.

Eine wiederholte Durchführung des CGA (oder Teilen davon) ermöglicht eine **Verlaufsbeobachtung**, die der Objektivierung des Therapieerfolges dient. Zudem werden weiterbestehende funktionelle Einschränkungen erfasst, die in der zukünftigen Versorgungsplanung berücksichtigt werden müssen.

Fallbeispiel: Die Patientin konnte ihre Gehstrecke auf 50 m am Rollator erweitern. Sie kann nun den Oberkörper selbst waschen und anziehen. Durch die erreichten Verbesserungen wird eine geriatrische Rehabilitation im Anschluss geplant. Da sie immer noch Einschränkungen in der Selbsthilfefähigkeit hat und eine weitere Wundversorgung notwendig ist, werden ein Pflegegrad beantragt und zunächst ein Pflegedienst organisiert.

Ein geriatrisches Assessment dient als **Qualitätssicherungsmaßnahme** für die Behandlung älterer Patienten in der (Gefäß-)Medizin. So lässt sich eine Standardisierung in den Behandlungspfaden mittels Standard Operating Procedures (SOPs) erreichen.

*Fallbeispiel: Die zuständige QM-beauftragte Kolleg*in wird mit der Erstellung einer SOP zum geriatrischen Assessment bei älteren Patient*innen in der Gefäßmedizin beauftragt. Diese wird regelmäßig im Team reevaluiert und bedarfsgerecht angepasst.*

7.9 Herausforderungen und Perspektiven

Obwohl dem geriatrischen Assessment eine große Bedeutung und Wirksamkeit zugeschrieben wird, ist die Anwendung in der chirurgischen Praxis noch nicht weit verbreitet.

Aktuell gibt es weder klare Empfehlungen zur Auswahl der Assessmentinstrumente noch eindeutige Therapieempfehlungen bei auffälligen Ergebnissen. Hier ist zukünftig weitere Forschungsarbeit zu leisten, insbesondere dahingehend, welche Auswahl von Dimensionen und Instrumenten für ein präoperatives geriatrisches Assessment besonders geeignet ist, um Therapieformen und Behandlungen so zu modifizieren, dass patientenrelevante Endpunkte verbessert werden.

Der Zeitaufwand, der Mangel an Fachpersonal und fehlende Strukturen und Abrechenbarkeit stellen Hürden in der Implementierung dar. Aktuell gibt es im deutschen Gesundheitssystem in der DRG (Diagnosis-related Group)-Vergütung keine Möglichkeit einer Abbildung der geriatrischen Expertise im Bereich der Gefäßmedizin. Man sucht vergeblich nach einem DRG-Code, der eine geriatrische frührehabilitative Komplexbehandlung eines Patienten mit einer gefäßmedizinischen Hauptdiagnose abbildet. Bei der aktuellen Umstrukturierung des Gesundheitssystems wäre eine Berücksichtigung dieser Problematik wünschenswert. Trotz initialer Kostenerhöhung durch die Implementierung, zeigt ein CGA ein positives Kosten-Nutzen-Verhältnis (Eamer et al. 2017). Langfristig können durch Vermeidung von Komplikationen, wie beispielsweise Stürzen, Mortalität, Delir oder Krankenhausaufenthalten, Kosten eingespart werden. Die Alterstraumatologie und deren Konzept sind als Vorbild für ein geriatrisch-chirurgisches Co-Management zu nennen (Ärzteblatt DÄG Redaktion Deutsches 2020).

Für eine ressourcenorientierte und effektive Anwendung sollte die Durchführung eines CGA multiprofessionell erfolgen. Nach Schulung können Teile an unterschiedliche Professionen aus verschiedenen Bereichen (Pflegefachperson, MFA, Physiotherapie, Ergotherapeuten, Sozialdienst) delegiert werden. Auch ein direkter Einbezug von Patient*innen und deren Angehörigen kann die Umsetzung erleichtern. Mittlerweile stehen eine Vielzahl von Assessmentinstrumenten auch als Fragebogen/Self-Assessment oder als digitale Anwendung zur Verfügung (z. B. SPPB, TUG als App, PGA). Zukünftig werden Anwendungen mit künstlicher Intelligenz die Arbeit unterstützen, z. B. zur Einschätzung eines Delirrisikos oder zur Datenselektion aus der elektronischen Patientenakte.

Klinikinterne Behandlungspfade (z. B. SOPs) führen zur Vereinheitlichung und Vereinfachung der Durchführung eines CGA. Dadurch wird die Akzeptanz der Maßnahmen erhöht und die Qualität gesichert.

► MERKE **Aktuell gibt es weiterhin Hürden, was den Inhalt und die Ausführung eines CGA in der Gefäßmedizin anbelangt. Die Stärkung der Ressourcen und die Schaffung klarer Strukturen können die Implementierung erleichtern**

Literatur

Ärzteblatt DÄG Redaktion Deutsches (2020) Assoziation von orthogeriatrischem Co-Management und Sterblichkeit nach Hüftfraktur. Dtsch Ärztebl; Im Internet. https://www.aerzteblatt.de/archiv/212049/Assoziation-von-orthogeriatrischem-Co-Management-und-Sterblichkeit-nach-Hueftfraktur. Zugegriffen am 07.11.2024

Braun T, Thiel C, Peter RS et al (2022) Association of clinical outcome assessments of mobility capacity and incident disability in community-dwelling older adults – a systematic review and meta-analysis. Ageing Res Rev 81:101704. https://doi.org/10.1016/j.arr.2022.101704

Dale W, Klepin HD, Williams GR et al (2023) Practical assessment and management of vulnerabilities in older patients receiving systemic cancer therapy: ASCO guideline update. J Clin Oncol 41:4293–4312. https://doi.org/10.1200/JCO.23.00933

Deutsche Gesellschaft für Geriatrie e.V. (DGG) (2024) S3-Leitlinie „Umfassendes Geriatrisches Assessment (Comprehensive Geriatric Assessment, CGA) bei hospitalisierten Patientinnen und Patienten“. Langversion 1.1, 2024. AWMF-Registernummer: 084-003. https://register.awmf.org/de/leitlinien/detail/084-003. Zugegriffen am 25.10.2024

Eamer G, Saravana-Bawan B, van der Westhuizen B et al (2017) Economic evaluations of comprehensive geriatric assessment in surgical patients: a systematic review. J Surg Res 218:9–17. https://doi.org/10.1016/j.jss.2017.03.041

Eamer G, Taheri A, Chen SS et al (2018) Comprehensive geriatric assessment for older people admitted to a surgical service. Cochrane Database Syst Rev 1:CD012485. https://doi.org/10.1002/14651858.CD012485.pub2

Ellis G, Gardner M, Tsiachristas A et al (2017) Comprehensive geriatric assessment for older adults admitted to hospital. Cochrane Database Syst Rev 9:CD006211. https://doi.org/10.1002/14651858.CD006211.pub3

Goede V, Wedding U (2024) Frailty in der Onkologie: Neue Handlungsempfehlungen für die klinische Praxis. DMW – Dtsch. Med Wochenschr 149:1009–1014. https://doi.org/10.1055/a-2115-0583

Hall DE, Arya S, Schmid KK et al (2017) Development and initial validation of the risk analysis index for measuring frailty in surgical populations. JAMA Surg 152:175–182. https://doi.org/10.1001/jamasurg.2016.4202

Krupp S (2024) Für die AG Assessment der Deutschen Gesellschaft für Geriatrie e. V. S1-Leitlinie Geriatrisches Assessment der Stufe 2, Living Guideline, Version 11.01.2024, AWMF-Register-Nr. 084-002LG

Mende A, Riegel A-K, Plümer L et al (2019) Determinants of perioperative outcome in frail older patients. Dtsch Ärzteblatt Int 116:73–82. https://doi.org/10.3238/arztebl.2019.0073

Miller RL, Barnes JD, Mouton R et al (2022) Comprehensive geriatric assessment (CGA) in perioperative care: a systematic review of a complex intervention. BMJ Open 12:e062729. https://doi.org/10.1136/bmjopen-2022-062729

Pilotto A, Rengo F, Marchionni N et al (2012) Comparing the prognostic accuracy for all-cause mortality of frailty instruments: a multicentre 1-year follow-up in hospitalized older patients. PloS One 7:e29090. https://doi.org/10.1371/journal.pone.0029090

Röhrig G, Kolb G (2019) Wie lassen sich Ressourcen und Defizite bei älteren Tumorpatienten einschätzen? InFo Hämatologie+. Onkologie 22(12):59–68

Rubenstein LZ, Stuck AE, Siu AL et al (1991) Impacts of geriatric evaluation and management programs on defined outcomes: overview of the evidence. J Am Geriatr Soc 39:8S–16S; discussion 17S–18S. https://doi.org/10.1111/j.1532-5415.1991.tb05927.x

Saripella A, Wasef S, Nagappa M et al (2021) Effects of comprehensive geriatric care models on postoperative outcomes in geriatric surgical patients: a systematic review and meta-analysis. BMC Anesthesiol 21:127. https://doi.org/10.1186/s12871-021-01337-2

Shields L, Henderson V, Caslake R (2017) Comprehensive geriatric assessment for prevention of delirium after hip fracture: a systematic review of randomized controlled trials. J Am Geriatr Soc 65:1559–1565. https://doi.org/10.1111/jgs.14846

Siddiqi N, Harrison JK, Clegg A et al (2016) Interventions for preventing delirium in hospitalised non-ICU patients. Cochrane Database Syst Rev 3:CD005563. https://doi.org/10.1002/14651858.CD005563.pub3

Anästhesiologische Herausforderungen in der prä- und perioperativen Betreuung geriatrischer GefäßpatientInnen

8

Thore Henze

Inhaltsverzeichnis

8.1 Präoperative Vorbereitung gefäßchirurgischer PatientInnen bei elektiven und ungeplanten Operationen

Um die PatientInnen optimal perioperativ betreuen zu können, sollte mit jeder anästhesiologischen Mitbehandlung eine ausführliche Anamnese, Untersuchung und Befundsichtung erfolgen. Dies ist insbesondere bei geriatrischen gefäßchirurgischen PatientInnen aufgrund der Vielzahl bestehender Vorerkrankungen und funktioneller Einbußen von Bedeutung. Im Idealfall finden diese bereits mehrere Tage vor dem geplanten Operationstermin, spätestens jedoch 24 h vor der Operation statt, um gegebenenfalls noch weitere diagnostische Untersuchungen durchführen zu können. Am Ende der präoperativen Vorbereitung wird eine Risikoeinschätzung durchgeführt, aus der ein Vorschlag für die sinnvollste Narkoseform für die PatientInnen und das Behandlungsteam gemacht wird.

T. Henze (✉)
Klinik für Anästhesiologie und operative Intensivmedizin,
KH Barmherzige Brüder Regensburg, Regensburg, Deutschland
E-Mail: thore.henze@barmherzige-regensburg.de

M. Steinbauer et al. (Hrsg.), *Gefäßmedizin im Alter*,
https://doi.org/10.1007/978-3-662-71191-0_8

Im Falle einer Notfalloperation fehlt meist die Zeit, eine ausführliche Diagnostik und Risikoevaluation durchzuführen. Diese ist jedoch umso wichtiger für eine gute perioperative Versorgung. Ähnlich wie bei der elektiven präoperativen Vorbereitung lässt sich jedoch eine gute Risikostratifizierung mithilfe der ASA-Klassifikation und des RCRI (Revised-Cardiac-Risk-Index, siehe Abschn. „Revised cardiac risk index" (RCRI)") erreichen. Bei dringlichen Eingriffen bzw. Operationen, z. B. einer kritischen Ischämie einer Extremität, Aortendissektionen oder auch Karotisstenosen mit begleitender neurologischer Symptomatik, ist die Kenntnis der chirurgischen Vorgehensweise sehr wichtig. Auch hier muss eine enge und zügige interprofessionelle Absprache über die Indikation und die geplante Therapie erfolgen.

Risikoeinschätzung

Die Risikoeinschätzung kann mithilfe verschiedener gängiger Scores durchgeführt werden und berücksichtigt allgemein die Vorerkrankungen, insbesondere das kardiale Risiko aufgrund der bestehenden Vorerkrankungen eines Patienten (RCRI) sowie die Risikoeinschätzung in Abhängigkeit vom OP-Ausmaß. Ebenfalls sollte, bei begründetem Verdacht oder positiver Anamnese, das Risiko für eine postoperative kognitive Dysfunktion quantifiziert sowie die bestehende körperliche Leistungsfähigkeit festgehalten werden (MET, Metabolic Equivalent of Task).

Perioperatives Letalitätsrisiko nach ASA-Klassifikation

Anhand der Vorerkrankungen und des Ergebnisses von Anamnese und Untersuchungen der PatientInnen erfolgt nach den Kriterien der American Society of Anesthesiologists (ASA) die Eingruppierung in eine der ASA-Klassen I–V bzw. VI (American Society of Anesthesiologists 2020). Diese Klassifizierung dient der Abschätzung des perioperativen Risikos und der Letalität aufgrund des aktuellen Allgemeinzustandes der PatientInnen (siehe Tab. 8.1). So steigt die Komplikationsrate bei höherer ASA-Eingruppierung an (Hackett et al. 2015).

Tab. 8.1 ASA-Klassifikation. (American Society of Anaesthesiologists 2020; Böhmer et al. 2021)

ASA-Klasse	Definition	Perioperative Letalität
I	Gesunde PatientInnen	0,06 %
II	PatientInnen mit milder systemischer Erkrankung	0,47 %
III	PatientInnen mit schwerer systemischer Erkrankung	4,39 %
IV	PatientInnen mit schwerer systemischer Erkrankung, die eine konstante Bedrohung für das Leben darstellt	23,48 %
V	Moribunde PatientInnen, die voraussichtlich ohne operativen/interventionellen Eingriff nicht überleben werden	50,77 %
VI	Hirntote PatientInnen, deren Organe zur Spende entnommen werden	

Tab. 8.2 Risikoabschätzung für das perioperative Risiko für schwerwiegende kardiale Komplikationen nach Duceppe (2017)

Punktzahl	0	1	2	≥ 3
Risikoabschätzung in %	3,9	6,0	10,1	15,0

Risikoeinschätzung in Abhängigkeit vom OP-Ausmaß

Generell birgt bereits der operative Eingriff an sich in Abhängigkeit vom OP-Ausmaß ein kardiales Risiko mit einer möglichen Letalität von > 5 % (Aortenchirurgie, Majoramputationen). So führen eine Gewebstraumatisierung, mögliche Gewebeischämien und Inflammationsreaktionen zu einer erhöhten perioperativen Letalität, beispielsweise aufgrund eines perioperativen Myokardinfarkts (Kristensen et al. 2014).

Revised Cardiac-Risk-Index (RCRI)

Das perioperative kardiale Risiko kann mithilfe des Revised-Cardiac-Risk-Index (RCRI nach Lee et al. 1999) beurteilt werden. Dieser Index beinhaltet sechs unabhängige Risikofaktoren für kardiale Komplikationen. Je mehr Risikofaktoren vorliegen, desto höher ist das Risiko perioperativer Komplikationen (Tab. 8.2). Diese Risikofaktoren lauten:

- KHK (koronare Herzerkrankung),
- Herzinsuffizienz,
- zerebrovaskuläre Erkrankungen,
- insulinpflichtiger Diabetes mellitus,
- deutlich eingeschränkte Nierenfunktion,
- Hochrisikopatient.

So haben PatientInnen mit einem bekannten insulinpflichtigen Diabetes und einer bekannten KHK bereits ein um 10 % erhöhtes Risiko für eine perioperative kardiale Komplikation.

> Das Risiko perioperativer kardialer Komplikationen ist umso höher, je mehr Risikofaktoren vorliegen.

Postoperative Cognitive Dysfunction (POCD) und Delir

Gerade ältere, hochbetagte PatientInnen können postoperativ Störungen der kognitiven Leistungsfähigkeit (POCD) oder ein Delir aufweisen (Moser 2001; Schellhaaß et al. 2008). Dabei scheinen PatientInnen mit bereits bestehenden kognitiven Einschränkungen ein erhöhtes Risiko zu haben. In besonderem Maße betrifft dies geriatrische PatientInnen. Dabei muss im Sinne eines Mild Cognitive Impairment (MCI) diese Beeinträchtigung im Vorfeld gar nicht auffällig sein. Delirante Zustände fallen bereits in der frühen postoperativen Phase auf, sind fluktuierend und können sich durch Störungen im Denkprozess, der Aufmerksamkeit und Emotionalität zeigen. Hiervon abzugrenzen ist die POCD, bei der es sich um eine neu aufgetretene kognitive Dysfunktion nach einem operativen Eingriff handelt. Die Einschränkungen können oft Wochen oder Monate bestehen bleiben und sind häufig schwer zu diagnostizieren, da die PatientInnen nicht durch unruhige Phasen wie z. B. bei einem hyperaktiven Delir auffallen. Pathophysiologische Ursachen für ein POCD können sein (Zoremba 2017):

- Acetylcholinmangel im Bereich der zerebralen Synapsen
- Operativer Stress im Sinne einer generalisierten Entzündungsreaktion, z. B. ausgelöst durch eine Operation, mit Bildung proinflammatorischer Zytokinen
- Allgemeine Stresssituationen, die den zirkadianen Rhythmus stören

Weiterführende Informationen sind in den Kap. 4 und 21 zu finden.

Zur perioperativen Delirvermeidung gibt es bereits in der Alterstraumatologie gute Ansätze und strukturierte Abläufe. Auch wenn dies nicht immer vermeidbar ist, so konnte gezeigt werden, dass eine zeitnahe Operation, eine frühzeitige postoperative Mobilisation, eine ausreichende Analgesie und ein ausgeglichener Flüssigkeitshaushalt mit engmaschiger Kontrolle des Elektrolythaushaltes einen deutlichen Inzidenzrückgang des postoperativen Delirs mit sich zogen. Des Weiteren sollten delirogene Medikamente wie Neuroleptika (z. B. Levomepromazin, Promethazin o. Ä.) und anticholinerg wirkende Medikamente (z. B. Atropin) perioperativ vermieden werden (Becker 2014). Eine Sonderstellung nimmt das Alkoholentzugsdelir ein. Auch wenn keine detaillierten Studien zu einer erhöhten Prävalenz des Alkoholabusus bei gefäßchirurgischen PatientInnen vorliegen, so erscheint dies doch im Klinik- und Praxisalltag der Fall zu sein. Die medikamentöse Behandlung des Alkoholentzugsdelirs unterscheidet sich jedoch, aufgrund der unterschiedlichen Pathophysiologie, von den bereits genannten Delirien. So kommen Benzodiazepine oder Clomethiazol, ggf. in Kombination mit einem niedrigpotenten Neuroleptikum, infrage. Bei ausgeprägten Alkoholentzugsdelirien ist mitunter eine intravenöse Therapie mit Clonidin oder Dexmedetomidin bzw. Haloperidol notwendig. Diese intravenöse Therapie ist jedoch obligatorisch unter Monitorüberwachung auf einer Intensivstation oder Intermediate-Care-Station durchzuführen.

Unklarheiten gibt es mitunter mit einer bestehenden Parkinsonmedikation, da diese aufgrund ihrer gewünschten Wirkweise in den Neurotransmitterstoffwechsel eingreift. Die Therapie sollte perioperativ unbedingt fortgesetzt werden. Bei längeren Operationen werden die Medikamente unter Umständen intraoperativ verabreicht, um den Wirkspiegel zu halten. Sollten diesbezüglich präoperativ noch Unklarheiten bestehen, sollte Rücksprache unter den zuständigen KollegInnen der Gefäßchirurgie, Anästhesie und Neurologie gehalten werden.

Demenzrisiko nach einer Narkose

In den Aufklärungsgesprächen werden die AnästhesistInnen sehr häufig mit der Frage nach einem perioperativen Demenzrisiko konfrontiert. Dies lässt sich anhand der derzeitigen Studienlage nicht ausreichend beleuchten. Eine neuere Studie aus Südkorea konnte einen Zusammenhang zwischen Allgemeinanästhesie und der Entwicklung von Demenz bei Patienten mittleren Alters und älteren Patienten (≥ 55 Jahre) herausfinden (Sohn et al. 2021). Andere Studien wiederum (z. B. Aiello Bowles et al. 2016) zeigen keinen direkten Zusammenhang zwischen einer Allgemein- oder Regionalanästhesie und der Entwicklung einer Demenz, jedoch sieht man die Kombination aus Operation und Narkose als Risikofaktor für die Entwicklung einer Demenz (Kwon et al. 2022). Derzeit laufen weitere Studien und Untersuchungen, um den genauen Zusammenhang zwischen der postoperativen Entwicklung einer Demenz und verschiedenen Narkosemedikamenten zu beleuchten. Gegebenenfalls lassen sich in den nächsten Jahren hier genauere Empfehlungen ableiten. Das postoperative Delir ist bereits als Risikofaktor für die Entwicklung einer Demenz identifiziert worden. Daher gilt es, dies möglichst präventiv zu verhindern und bei Auftreten vollumfänglich zu therapieren (Mohanty et al. 2022).

Körperliche Belastbarkeit (Metabolic Equivalent of Task, MET)

Hierbei handelt es sich um die Einschätzung der körperlichen Belastbarkeit der PatientInnen, welche ebenfalls in der Anamnese erfragt werden sollte. Die Spanne reicht von 1 MET bis 10 MET (ausgezeichnete körperliche Belastbarkeit z. B. aktiver Ausdauersport). 1 MET entspricht dem basalen Sauerstoffverbrauch (ca. 250 ml/min) eines normalgewichtigen Erwachsenen. Um dies im klinischen Alltag rasch abschätzen zu können, kann in der Anamneseerhebung nach täglichen Ereignissen wie z. B. Treppensteigen gefragt werden. PatientInnen, die zwei Stockwerke ohne Pause und Dyspnoe bewältigen können, werden mit einem MET ≥ 4 klassifiziert. Alternativ kann auch nach der Bewältigung der alltäglichen Hausarbeit ohne Hilfe gefragt werden. Gegebenenfalls kann durch das gemeinsame Treppensteigen mit den PatientInnen der Sachverhalt evaluiert werden. Dies stellt die Grenze der körperlichen Belastbarkeit dar. Perioperative kardiale Komplikationen treten bei PatientInnen mit einer MET ≤ 4 häufiger auf (ACC/AHA Guidelines 2007 et al. 2007; ESC/ESA 2014 et al. 2014).

Weitere präoperative Diagnostik

Je nachdem, welche Befunde bei der präoperativen Anamnese und Untersuchung bereits vorliegen, kann es notwendig sein, eine weitere Diagnostik durchführen zu lassen. Erfahrungsgemäß erfolgen häufig Konsilanforderungen an die Kardiologie mit der Fragestellung nach einer Einschränkung der Pumpfunktion und Möglichkeiten der präoperativen Verbesserung. Da diese mitunter zeitintensiv und teilweise schlecht in den Klinikalltag eingliederbar sind, sollte auch hier nach Möglichkeit schon beim ersten Patientenkontakt der ChirurgInnen nach einem Vorbefund und der körperlichen Belastbarkeit gefragt werden. Häufig ist es somit möglich, doppelte Untersuchungen zu vermeiden, oder rechtzeitig eine Befunderhebung zu initiieren.

Herausforderungen bei der präoperativen Vorbereitung

Die Herausforderung einer guten und aussagekräftigen Voruntersuchung liegt gerade bei geriatrischen PatientInnen darin, die altersassoziierten physiologischen und pharmakokinetischen Einschränkungen (längere Herz-Kreislauf-Zeit, langsamerer enzymatischer Abbau der eingesetzten Medikamente, siehe hierzu auch weitere Informationen in Kap. 2) der PatientInnen zu kennen und auf besondere Aspekte wie Malnutrition oder auch Sarkopenie bei der Durchführung des Narkoseverfahrens zu achten. Ebenso hat die Delirprophylaxe einen hohen Stellenwert, da ein perioperatives Auftreten eines Delirs mit einer erhöhten Mortalität verbunden ist (Jin et al. 2020).

8.2 Anästhesieformen bei elektiven gefäßchirurgischen Eingriffen

Die häufigste Anästhesieform in der Gefäßchirurgie stellt die Allgemeinanästhesie in Form einer balancierten oder totalen intravenösen Anästhesie (TIVA) dar. Beide Anästhesievarianten bringen Vor- und Nachteile mit sich. So wird der balancierten Anästhesie mittels Inhalationsanästhetika eine bessere kardiale Stabilität, der TIVA jedoch eine zügigere Aufwachreaktion sowie postoperative Wachheit zugeschrieben. Regionalanästhesien stellen in der Gefäßchirurgie bei ausgewählten Operationen ebenfalls gute Optionen dar. Die Inzidenz einer POCD ließ sich jedoch nicht mit der Anästhesieform beeinflussen (Rundshagen 2014)

Allgemeinanästhesie

Die Allgemeinanästhesie besteht entweder aus einer balancierten Anästhesie mit Inhalationsanästhetika und einem Opiat oder aus einer reinen intravenösen Anästhesie (TIVA, Total Intravenous Anaesthesia) meist mit Propofol und einem Opiat. Auch wenn den Inhalationsanästhetika eine kardioprotektive Eigenschaft sowie eine stabilere Kreislaufsituation intraoperativ zugeschrieben wird, kann eine definitive Empfehlung für ein Anästhesieverfahren nicht gegeben werden. Das perioperative Aufrechterhalten der Homöostase (ausgeglichener Flüssigkeitshaushalt, Normoglykämie, stabile Herzkreislaufverhältnisse) ist bei geriatrischen Patienten das oberste Ziel. Hierzu sollte ein konsequentes intraoperatives Monitoring der Kreislaufsituation sowie der intraoperativen Narkosetiefe erfolgen (siehe Abschn. 8.3). Die Induktion der Allgemeinanästhesie sollte aufgrund der meist verlängerten Herz-Kreislauf-Zeit und der weiteren alterstypischen Veränderungen (weiterführende Informationen hierzu in Kap. 2), wie z. B. Veränderungen am respiratorischen System sowie die Abnahme der renalen Clearance, behutsam und in reduzierter Dosis nach Wirkung titriert werden. Auf diese Weise lassen sich unbedingt zu vermeidende hypotone Phasen weitestgehend verhindern. Zudem bietet es sich an, den Kreislauf bereits bei Narkoseeinleitung mit einer niedrigdosierten Katecholamintherapie mittels Noradrenalin zu unterstützen.

Regional- und Stand-by-Anästhesieverfahren

Gerade in der Gefäßchirurgie können viele Eingriffe an den Extremitäten in Regionalanästhesie durchgeführt werden. Hierbei gilt es jedoch, die zeitlichen Abstände zwischen Eingriff bzw. Anästhesiebeginn und letzter Gabe einer Thromboseprophylaxe bzw. Antikoagulation zu kennen. Es gelten strenge Regeln für das anästhesiologische Management bei rückenmarknahen Regionalanästhesien, welche nach den Empfehlungen der DGAI eingehalten werden müssen (DGAI 2021a). In manchen Fällen äußern die PatientInnen bereits den Wunsch nach einem Regionalanästhesieverfahren, vielleicht, weil sie bei vorherigen Operationen diese Narkoseform bereits hatten und gute Erfahrungen damit gemacht haben. Diesem Wunsch sollte, wenn medizinisch sinnvoll umsetzbar, natürlich entsprochen werden. Falls eine Umsetzung medizinisch und operationsbedingt nicht möglich ist, ist eine entsprechende Aufklärung unbedingt empfehlenswert. Andererseits äußern jedoch auch viele PatientInnen den Wunsch nach einer Allgemeinanästhesie, obwohl eine Regionalanästhesie ebenfalls möglich ist. Auch hier sollten natürlich die Ängste und Bedenken der PatientInnen bezüglich eines erwarteten intraoperativen Schmerzempfindens ernst genommen und besprochen werden. Häufig lassen sich durch eine empathische und gute Aufklärung über den Ablauf der Operation die Ängste der PatientInnen reduzieren oder gar beseitigen.

Obere Extremitäten und Halsbereich

Für Operationen von Ellbogen bis zur Hand, z. B. Anlage eines Cimino-Shunts oder Revisionseingriffe an diesen, eignet sich eine axilläre Plexusblockade. Bei guter sonografischer Darstellbarkeit und dadurch präziser Injektion des Lokalanästhetikums werden Einleitungszeiten zwischen 15 und 30 min erreicht. Daher eignet sich dieses Verfahren sowohl für die elektive Versorgung als auch für eine ungeplante Revision, z. B. im Rahmen eines Shuntverschlusses.

Eine Karotis-TEA kann ebenfalls sehr gut in Regional- bzw. Lokalanästhesie operiert werden. Durch eine Blockade des Plexus cervicalis in Höhe des Erb-Punktes ist eine ausreichend gute Betäubung des Operationsgebietes gewährleistet. Vorteil dieses Verfahrens ist die intraoperativ gut durchführbare neurologische Kontrolle. So können sowohl ChirurgInnen als auch AnästhesistInnen intraoperativ durch gezieltes Befragen die Vigilanz und Motorik der PatientInnen beurteilen. Dieses Narkoseverfahren erfordert jedoch eine hohe Akzeptanz sowie einen guten kognitiven Zustand der PatientInnen und auch eine positive Akzeptanz des Operateurs und sollte daher im Vorfeld mit den chirurgischen KollegInnen besprochen werden.

Untere Extremitäten

Eingriffe an den unteren Extremitäten sind in der Gefäßchirurgie sehr häufig und können durchaus sehr unterschiedliche Ausmaße annehmen. Eine Zehenamputation kann meist problemlos in reiner Regionalanästhesie z. B. mittels sog. Fußblock, aber auch in Spinalanästhesie durchgeführt werden. Des Weiteren eignen sich die Blockade des distalen Anteils des N. ischiadicus bzw. des N. saphenus für Eingriffe am oberen und unteren Sprunggelenk.

Bei Majoramputationen der unteren Extremitäten sollte eine ausreichend frühe (3 Tage vor Operation) Anlage einer Periduralanalgesie oder eine Blockade des N. femoralis diskutiert werden, um die Inzidenz des Phantomschmerzes zu minimieren (DGAI, S3-Leitlinie, Behandlung akuter perioperativer und posttraumatischer Schmerzen 2021b). Alternativ kann auch durch das intraoperative Einlegen eines Katheters durch die chirurgischen KollegInnen eine Schmerztherapie begonnen und diese postoperativ fortgeführt werden. Dies bietet sich besonders bei PatientInnen mit eingeschränkter Gerinnung, unter therapeutischer Antikoagulation oder bei Notfalloperationen an (Uhl et al. 2015).

Neuroaxiale Verfahren

Auch neuroaxiale Verfahren wie beispielsweise eine Periduralanalgesie mittels Periduralkatheter sind gerade in der offenen Aortenchirurgie von großer Bedeutung. Hiermit kann eine deutliche Reduktion der systemisch intra- und postoperativ verabreichten Opiate erreicht werden. Dies wiederum bringt den Vorteil einer schnelleren Mobilisation sowie eines zügigeren Kostaufbaus mit sich. Auch die Rate postoperativer Pneumonien durch Schonatmung der PatientInnen wird mittels suffizienter Analgesie deutlich verringert. Problematisch ist jedoch häufig die notwendige prä- oder postoperative Antikoagulation. In enger interdisziplinärer Absprache lässt sich häufig eine gut umsetzbare Lösung finden.

8.3 Intraoperatives Monitoring

Gerade aufgrund ihrer Vorerkrankungen sind ältere gefäßchirurgische Patienten besonders gefährdet, perioperativ kardiale Komplikationen wie beispielsweise Myokardischämien und Herzrhythmusstörungen zu erleiden. Ein besonderes Augenmerk sollte daher auf die perioperative Aufrechterhaltung der Hämostase gelegt werden (Boersma et al. 2001), um besonders bei diesem Patientenklientel frühzeitig und effektiv eine entsprechende Therapie zu beginnen. Daher sollte zu jeder Allgemeinanästhesie ein intraoperatives Monitoring, vorzugsweise mittels 5-Kanal-EKG, einer Pulsoxymetrie sowie einer Blutdruckmessung, erfolgen. Die Indikation zu einer invasiven Blutdruckmessung darf hier großzügig, jedoch nicht leichtfertig gestellt werden. Entscheidet man sich aufgrund des kardialen Risikoprofils für eine invasive Blutdruckmessung, ist die Anlage vor Einleitung der Anästhesie in Lokalanästhesie durchzuführen, da schon kurze Zeiträume hypotensiver Phasen zu einer erhöhten kardialen und renalen Morbidität führen. Des Weiteren ist auch hier eine Absprache mit den operierenden KollegInnen sinnvoll, sollte es sich um einen endovaskulären Eingriff mit Schleuse handeln. Die Option der invasiven Blutdrucküberwachung über die intraoperativ eingelegte Interventionsschleuse sollte gerade bei Notfalloperationen in Betracht gezogen werden und spart allgemein Zeit bei schwierigen peripheren Punktionsverhältnissen. Eine separate invasive Blutdruckmessung sollte im Verlauf der Operation allerdings unbedingt angelegt werden, um keine verfälschten Werte durch die intermittierend eingebrachten Katheter zu erhalten.

Wie bereits erwähnt, kann es bei älteren gefäßchirurgischen Patienten häufiger zu kardialen Komplikationen kommen. Daher bietet sich eine perioperative Überwachung mittels 5-Kanal-EKG und ST-Segment-Analyse an, um frühzeitig Myokardischämien erkennen zu können. Diese sollte auch postoperativ im Aufwachraum bzw. auf der Intensivstation fortgeführt werden.

Um die Oxygenierung und die optimale Ventilation intraoperativ zu überwachen, werden standardmäßig bei jeder Allgemeinanästhesie die Kapnografie und Pulsoxymetrie verwendet. Die Pulsoxymetrie bietet eine Aussage über die Oxygenierung und erlaubt die Verlängerung der Intervalle zwischen den Blutgasanalysen, solange es sich um eine reine Oxygenierungsproblematik handelt. Über das endexspiratorische CO_2 ($etCO_2$) und die dazugehörige Kapnografie lassen sich rasch Ventilationsstörungen wie z. B. die Lungenobstruktion im Rahmen einer COPD erkennen und durch Anpassung der Beatmungsparameter verbessern.

Sowohl bei Regional- als auch bei Allgemeinanästhesien kommt es durch die verwendeten Anästhetika schnell zu einer Wärmeumverteilung und einem Wärmeverlust. Dies kann wiederum zu perioperativen Komplikationen wie dem postoperativen Kältezittern (Shivering) mit deutlich gesteigertem Sauerstoffverbrauch führen (Frank 1997) und ein erhöhtes Blutungsrisiko und Wundheilungsstörungen mit sich bringen. Hier gilt es, die bestehende S3-Leitlinie zur Vermeidung der perioperativen Hypothermie zu beachten. Aktive wärmende Maßnahmen sind fester Bestandteil und sollten bereits vor Beginn der Anästhesie, direkt nach Eintreffen des Patienten, initiiert werden.

Zur weiteren Überwachung der Narkosetiefe bietet sich die Verwendung eines prozessierten Elektroenzephalogramms (EEG) an; hiermit können kurze, aber auch gerade länger andauernde Phasen einer zu tiefen Narkose, sog. „Burst-suppression-Muster", verhindert werden.

▶ Ein wichtiger Baustein für ein gutes postoperatives Outcome der PatientInnen ist eine stabile perioperative Hämostase.

8.4 Postoperative Versorgung

Je nach Ausmaß der Operation und der damit verbundenen postoperativen Überwachung erfolgt die Versorgung der PatientInnen im Aufwachraum oder auf einer Intensivstation. Die Entscheidung diesbezüglich sollte ebenfalls in enger Absprache zwischen ChirurgInnen und AnästhesistInnen erfolgen. Hierbei gilt es, immer zu bedenken, dass es älteren PatientInnen häufig schwerfällt, sich in ungewohnter Umgebung zurechtzufinden, gerade, wenn z. B. die alltäglichen Begleiter wie Brille, Hörgeräte und auch Zahnprothesen fehlen. Es gibt bereits gut erprobte Standards, bei denen die persönlichen Hilfsmittel der PatientInnen sicher am Bett mitgeführt werden können und somit direkt postoperativ zur Verfügung stehen. Dies hat einen unmittelbaren Einfluss auf das Auftreten eines Delirs und wirkt diesem effektiv entgegen. Des Weiteren bietet es sich an, je nach klinischem Zustand der PatientInnen, Angehörige direkt postoperativ mit einzubeziehen. Neben der Überwachung der Vigilanz und der Vitalfunktionen ist eine adäquate und suffiziente Schmerztherapie von entscheidender Rolle für die PatientInnen. Um Überschneidungen zu vermeiden, sei zur postoperativen Schmerztherapie hier auf das Kap. 24 verwiesen. Generell gilt, dass die Dosierung der Analgetika nach dem Stufenkonzept der WHO und unter Beachtung der relevanten Kontraindikationen erfolgen sollte. Bereits intraoperativ durchgeführte periphere oder rückenmarknahe Regionalanästhesieverfahren sollten fortgeführt werden und können somit den systemisch verabreichten Analgetikabedarf deutlich reduzieren (Rundshagen 2015).

Literatur

ACC/AHA Guidelines 2007, Fleisher LA, Beckman JA, Brown KA et al (2007) ACC/AHA 2007 guidelines on perioperative cardiovascular evaluation and care for noncardiac surgery: a report of the American College of Cardiology/American Heart Association task force on practice guidelines. Circulation 166(17):1971–1996

Aiello Bowles EJ, Larson EB, Pong RP, Walker RL, Anderson ML, Yu O, Gray SL, Crane PK, Dublin S (2016) Anesthesia exposure and risk of dementia and Alzheimer's disease: a prospective study. J Am Geriatr Soc 64(3):602–607. https://doi.org/10.1111/jgs.14024. Epub 2016 Feb 11. PMID: 26865152; PMCID: PMC4803643

American Society of Anesthesiologists (2020) ASA Physical Status Classification System, Approved by the ASA House of Delegates on October 15, 2014, and last amended on October 15, 2025

Becker B (2014) Delir in der Alterstraumatologie. OP-Journal 30(1):40–45. https://doi.org/10.1055/s-0034-1368264

Boersma E, Poldermans D, Bax JJ, Steyerberg EW, Thomson IR, Banga JD, van De Ven LL, van Urk H, Roelandt JR (2001) Predictors of cardiac events after major vascular surgery: role of clinical characteristics, dobutamine echocardiography, and beta-blocker therapy. JAMA 285:1865–1873. https://doi.org/10.1001/jama.285.14.1865

Böhmer A, Defosse J, Geldner G, Rossaint R, Zacharowski K, Zwißler B et al (2021) Die aktualisierte Version der ASA-Klassifikation. Anästh Intensivmed 62:223–228

Deutsche Gesellschaft für Anästhesiologie und Intensivmedizin (2021a) Rückenmarksnahe Regionalanästhesien und Thrombembolieprophylaxe/antithrombotische Medikation, S1-Leitlinie Rückenmarknahe Regionalanästhesien und Thromboembolieprophylaxe / antithrombotische Medikation (2021)

Deutsche Gesellschaft für Anästhesiologie und Intensivmedizin (2021b) S3-Leitlinie Behandlung akuter perioperativer und posttraumatischer Schmerzen, AWMF Register Nr. 001-025, Version 4.1, Gültigkeit vom 01.09.2021

Duceppe et al (2017) Canadian cardiovascular society guidelines on perioperative cardiac risk assessment and management for patients who undergo noncardiac surgery. Can J Cardiol *33*(1):17–32

ESC/ESA 2014, Kristensen SD, Knuuti H, Saraste A et al (2014) 2014 ESC/ESA guidelines on non-cardiac surgery: cardiovascular assessment and management: the joint task force on non-cardiac sugery: cardiovascular assessment and management of the European Society of Cardiology (ESC) and the European Society of Anaesthesiology (ESA). Eur J Anaesthesiol 31:517–573

Frank SM (1997) Perioperative maintenance of normothermia reduces the incidence of morbid cardiac events. JAMA 277:1127. https://doi.org/10.1001/jama.1997.03540380041029

Hackett NJ, Oliveira GS d, Jain UK, Kim JYS (2015) ASA class is a reliable independent predictor of medical complications and mortality following surgery. Int J Surg 18:184–190. https://doi.org/10.1016/j.ijsu.2015.04.079

Jin Z, Hu J, Ma D (2020) Postoperative delirium: perioperative assessment, risk reduction, and management. Br J Anaesth 125(4):492–504. https://doi.org/10.1016/j.bja.2020.06.063

Kristensen SD, Knuuti J, Saraste A, Anker S, Bøtker HE, Hert S de, Ford I, Gonzalez-Juanatey JR, Gorenek B, Heyndrickx GR, Hoeft A, Huber K, Iung B, Kjeldsen KP, Longrois D, Lüscher TF, Pierard L, Pocock S, Price S, Roffi M, Sirnes PA, Sousa-Uva M, Voudris V, Funck-Brentano C (2014) 2014 ESC/ESA guidelines on non-cardiac surgery: cardiovascular assessment and management: the joint task force on non-cardiac surgery: cardiovascular assessment and management of the European Society of Cardiology (ESC) and the European Society of Anaesthesiology (ESA). Eur Heart J 35:2383–2431. https://doi.org/10.1093/eurheartj/ehu282

Kwon YS, Lee SH, Kim C, Yu H, Sohn JH, Lee JJ, Kim DK (2022) Risk of dementia according to surgery type: a Nationwide cohort study. J Pers Med 12(3):468. https://doi.org/10.3390/jpm12030468. PMID: 35330467; PMCID: PMC8955036.

Lee TH, Marcantonio ER, Mangione CM, Thomas EJ, Polanczyk CA, Cook EF, Sugarbaker DJ, Donaldson MC, Poss R, Ho KK, Ludwig LE, Pedan A, Goldman L (1999) Derivation and prospective validation of a simple index for prediction of cardiac risk of major noncardiac surgery. Circulation 100:1043–1049. https://doi.org/10.1161/01.cir.100.10.1043

Mohanty S, Gillio A, Lindroth H, Ortiz D, Holler E, Azar J, Boustani M, Zarzaur B (2022) Major surgery and long term cognitive outcomes: the effect of postoperative delirium on dementia in the year following discharge. J Surg Res 270:327–334. https://doi.org/10.1016/j.jss.2021.08.043. Epub 2021 Oct 29. PMID: 34731730; PMCID: PMC10206505.

Moser RL (2001) Postoperative kognitive Dysfunktion des geriatrischen Patienten. Anästhesiol Intensivmed Notfallmed Schmerzther 36:174–176

Rundshagen I (2014) Postoperative kognitive Dysfunktion. Dtsch Ärzteblatt 111:119–125

Rundshagen I (2015) Anästhesiologische Strategien bei Hochbetagten. Anästh Intensivmed 56:534–545

Schellhaaß A, Boldt J (2008) Postoperative kognitive Dysfunktion. Was ist bei der Auswertung und Konzeption von wissenschaftlichen Untersuchungen zu beachten? 49:510–516

Sohn J-H, Lee JJ, Lee S-H, Kim C, Yu H, Kwon Y-S, Kim D-K (2021) Longitudinal study of the association between general anesthesia and increased risk of developing dementia. J Pers Med 11:1215. https://doi.org/10.3390/jpm11111215

Uhl C, Betz T, Rupp A, Steinbauer M, Töpel I (2015) The influence of continuous local wound infusion on postoperative pain in patients undergoing transfemoral amputation. Vasa 44(5):381–386. https://doi.org/10.1024/0301-1526/a000457. PMID: 26317258

Zoremba N (2017) Delirmanagement in der Intensivmedizin: Nichtmedikamentöse Therapieoptionen [Management of delirium in the intensive care unit: Non-pharmacological therapy options]. Med Klin Intensivmed Notfmed 112(4):320–325. https://doi.org/10.1007/s00063-015-0123-y

Gefäßdiagnostik bei geriatrischen Patienten

9

Christoph Ploenes

Inhaltsverzeichnis

9.1 Einführung

Ein Charakteristikum geriatrischer Patienten ist eine in variablem Ausmaß reduzierte Fähigkeit, somatische oder psychische Stressoren zu bewältigen. Eine häufige gleichzeitig vorliegende Multimorbidität trägt dazu bei. Dies äußert sich zum einen in der Abnahme bis hin zum Verlust der Unabhängigkeit in Grundfunktionen des täglichen Lebens, zum anderen in einer erhöhten Wahrscheinlichkeit von Krankheit sowie Komplikationen einer medizinischen Behandlung. Unter diesem Aspekt sind konsequenterweise bereits diagnostische Maßnahmen zu bewerten.

Die Gefäßdiagnostik muss, unabhängig vom Lebensalter, grundsätzlich die Antwort auf die folgenden Fragen ermöglichen:

- **Sind Beschwerden bzw. Befunde wesentlich durch ein vaskuläres Problem erklärt?**

C. Ploenes (✉)
Fachzentrum für Angiologie, Schön Klinik Düsseldorf, Düsseldorf, Deutschland
E-Mail: CPloenes@schoen-klinik.de

M. Steinbauer et al. (Hrsg.), *Gefäßmedizin im Alter*,
https://doi.org/10.1007/978-3-662-71191-0_9

- Welche therapeutischen Maßnahmen kommen infrage, dieses Problem verlässlich und mit maximaler Patientensicherheit zu lösen?
- Hat eine invasive Gefäßdiagnostik therapeutische Konsequenzen?

▶ Schlüsselfrage: Sind die Beschwerden oder die Lokalbefunde wesentlich durch ein vaskuläres Problem erklärt?

Die bei weitem häufigsten Gefäßerkrankungen, die im Alter eine Diagnostik auslösen, sind die pAVK und die venöse Thromboembolie (Beinvenenthrombose und Lungenarterienembolie), gefolgt von arteriellen Aneurysmen, insbesondere der Bauchaorta.

▶ Die bei weitem häufigsten Gefäßerkrankungen im Alter sind die pAVK und die venöse Thromboembolie.

Während in der Diagnostik der Venenthrombosen und in der Erstdiagnostik des Bauchaortenaneurysmas die nicht belastende Ultraschallmethode das First-Line-Untersuchungsverfahren der Wahl ist, kann die Diagnostik einer klinisch relevanten pAVK bei geriatrischen Patienten eine Herausforderung sein, insbesondere unter Berücksichtigung der drei oben gestellten Fragen.

9.2 Diagnostik der pAVK

Bei geriatrischen Patienten verlangt die erste der drei Fragen besondere Sorgfalt in der Erhebung der Anamnese und der differenzialdiagnostischen Zuordnung der führenden Beschwerden. Denn die Überlagerung von multiplen Beschwerden kann die diagnostische Zuordnung erschweren. Diese Feststellung ist nicht trivial. Denn bei Patienten jenseits des 80. Lebensjahres ist in über 20 % mit einer pAVK zu rechnen.

Sowohl die möglichst genaue Zuordnung der Symptome als auch die Ausdehnung und der Schweregrad der Durchblutungsstörung sind also wesentliche Bestandteile der diagnostischen Einschätzung. Entscheidend für die Einstufung des Schweregrads ist ausschließlich die hämodynamische Relevanz morphologischer Gefäßwandveränderungen, nicht unbedingt die Wandmorphologie selbst.

Arterielle Schnittbilduntersuchungen durch CT oder MRT sind deshalb bei pAVK als potenziell weiterführende Untersuchungen zur Therapieplanung anzusehen, nicht jedoch als First-Line-Diagnostik. Die Auswahl der diagnostischen Mittel hat bei geriatrischen Patienten unter besonderer Berücksichtigung von Untersuchungsbelastung und -konsequenz, Aussagekraft hinsichtlich der Hämodynamik von Gefäßalterationen, Praktikabilität im klinischen Alltag zu erfolgen.

Des Weiteren ist bei geriatrischen Patienten bereits in der Phase der Diagnostik das therapeutische Ziel im Auge zu behalten. Denn von der Definition dieses Ziels hängen die infrage kommenden therapeutischen Maßnahmen ab. Aus andernorts detailliert genannten

Gründen kommt in Stadien der CLTI (Chronic Limb Threatening Ischemia) nicht selten ein modifiziertes Therapieziel zum Tragen: Die Schmerzkontrolle hat gegenüber der Wundabheilung Priorität.

► CT- oder MRT-Angiografien sind kein Bestandteil der Primärdiagnostik.

Auch bei Symptomfreiheit sollte bei geriatrischen Patienten routinemäßig der Pulsstatus erhoben werden, um eine durch Übersehen induzierte Folgemorbidität zu vermeiden, v. a. durch Erhöhung des Risikos von Druckulzera der Fersen oder durch Wundheilungsstörungen nach Operationen im Fußbereich (S3-Leitlinie pAVK) (AWMF 2024). Bei Fehlen der Fußpulse sollte eine ergänzende nichtinvasive Diagnostik in der oben skizzierten Weise erfolgen, um sich Klarheit darüber zu verschaffen, ob eine obstruktiv relevante pAVK vorliegt oder nicht.

► Der arterielle Pulsstatus sollte bei geriatrischen Patienten routinemäßig auch bei Symptomfreiheit erhoben werden.

Anamnese

Die Claudicatio intermittens ist das initiale Symptom einer klinisch manifesten pAVK. In hohem Alter und bei geriatrischen Patienten muss dieses Kardinalsymptom aufgrund eines aus anderen Gründen eingeschränkten Aktionsradius gar nicht vorhanden sein. Oft geht es auch in anderen, parallel bestehenden Beschwerden unter. Schließlich besteht gerade in diesem Kontext die Möglichkeit einer fälschlichen („falsch-positiven" wie auch „falsch-negativen") klinischen Zuschreibung. Daher ist die Definition der Claudicatio intermittens genau zu beachten: Der typische Claudicatioschmerz ist ein **reproduzierbarer belastungsabhängiger Muskelschmerz**, der sich **in Ruhe nach wenigen Minuten rasch bessert**. In Abhängigkeit von der Lokalisation der Gefäßläsion kann er in der Glutealregion, der Oberschenkel-, Waden- und Fußmuskulatur auftreten.

Eine Claudicatio liegt **nicht** vor bei persistierenden Beschwerden im Stehen bei Gehpausen, bei identischem Beinschmerz auch im Liegen, bei symmetrischen Beinschmerzen beidseits in Abhängigkeit von der Körperhaltung.

Allein die genaue Beachtung dieser Definition erlaubt meistens bereits den klinischen Ausschluss einer pAVK als Beschwerdeursache.

Wichtige Differenzialdiagnosen sind:

Spinalkanalstenose in der Lendenwirbelsäule: Auch hier kann der Schmerz während des Gehens auftreten. Im Unterschied zur Claudicatio treten oft Schwäche oder Sensibilitätsstörungen hinzu, und die Symptomatik bildet sich meist erst nach Einnahme einer gebückten Schonhaltung zurück, nicht allein durch eine Gehpause in stehender Position. Auch sind häufiger beide Beine nahezu seitengleich betroffen.

Nervenkompressionssyndrome: Die Schmerzen treten oft bereits in Ruhe auf und sind meist an betroffene Dermatome gebunden (oft an der Außenseite von Ober- und Unterschenkel).

„Venöse Claudicatio" nach ausgedehnter Becken-/Beinvenenthrombose: Meist lässt sich eine stattgehabte Becken-/Beinvenenthrombose anamnestisch erfragen. Es besteht eine im Laufe des Tages rasch zunehmende Ödemneigung, verbunden mit Spannungsbeschwerden des gesamten Beins.

Arthropathie: Meist kommt es rasch zu Schmerzen bei Gelenkbewegung oder bei Auftreten, verbunden mit Bewegungseinschränkung des betroffenen Gelenks in der körperlichen Untersuchung.

► Arthropathie und Nervenkompressionssyndrome sind häufige Differenzialdiagnosen der pAVK und treten nicht selten parallel auf. Die genaue Erhebung der Beschwerdeanamnese erlaubt in aller Regel bereits die wegweisende diagnostische Zuordnung.

Vor allem bei Befunden, die differenzialdiagnostisch eine pAVK-Beteiligung nahelegen (v. a. Wunden im Fuß- und Unterschenkelbereich), sollte nach einer Claudicatiosymptomatik in der Vorgeschichte gefragt werden.

Aus den gleichen Gründen ist die Erfragung des kardiovaskulären Risikoprofils (Nikotinabusus in der Vergangenheit, Diabetes mellitus, arterielle Hypertonie und Hypercholesterinämie) sowie der kardiovaskulären Komorbidität (Anamnese einer koronaren Herzkrankheit und einer zerebrovaskulären Erkrankung) erforderlich.

Sollte der Patient nicht in der Lage sein, Auskunft zu geben, so sind möglichst die hauptbetreuenden Personen zu befragen.

Körperliche Untersuchung:

Nach wie vor die entscheidende Basisdiagnostik der pAVK ist das Tasten der Fußpulse. Sind diese sicher palpabel, lässt sich eine klinisch relevante vorgeschaltete arterielle Durchblutungsstörung ausschließen. Dies gilt in aller Regel auch dann, wenn lediglich einer der Fußpulse tastbar ist. Während jedoch der Fußrückenpuls (A. dorsalis pedis als Endast der A. tibialis anterior) auch ohne zugrunde liegendes pathologisches Korrelat fehlen kann, ist das Fehlen des Pulses im Innenknöchelbereich (A. tibialis posterior) stets als pathologisch anzusehen. Nicht tastbare Fußpulse sind allerdings nicht immer gleichbedeutend mit dem Vorliegen einer pAVK. Die Pulspalpation kann erschwert oder unmöglich sein, z. B. bei Ödemen, Hautinduration oder Wunden im Palpationsbereich des Fußes. Es empfiehlt sich zunächst, den Pulstastbefund auf Fußebene (Pulse von Innenknöchel und Fußrücken) durch vergleichende Palpation der Popliteal- und Leistenpulse zu ergänzen. Denn allein diese Maßnahme erlaubt im Fall eines pathologischen Befundes im Fußbereich bereits eine gewisse Verifizierung und erste lokale Eingrenzung einer arteriellen

Obstruktion. Die arterielle Gefäßauskultation im Verlauf des Unterbauchs, der Leisten, der Oberschenkelinnenseiten und der Fossae popliteae kann zur Verdachtsdiagnose einer pAVK ergänzend zum Pulstastbefund beitragen. In jedem Fall aber verlangt ein pathologischer oder fraglich pathologischer Pulstastbefund nach Klärung dessen klinischer Relevanz durch weiterführende nichtinvasive Untersuchungen.

▶ Tastbare Fußpulse schließen eine fortgeschrittene pAVK im Stadium der kritischen, extremitätenbedrohenden Ischämie aus. Ein pathologischer oder unklarer Pulstastbefund verlangt nach einer weiterführenden, zunächst nichtinvasiven Abklärung.

Nichtinvasive Untersuchungsmethoden

Der nächste Schritt (auch zur Dokumentation) ist die **Bestimmung des Knöchel-Arm-Indexes (Ankle-brachial-index, ABI)** durch eine Knöcheldruckmessung in Dopplertechnik. Aufgrund einer Mediasklerose (Kalzifikation der Gefäßmuskelschicht ohne Verengung des Gefäßlumens) oder einer zirkulären Wandkalzifikation (gehäuft bei Dialysepatienten) versagt die Dopplerdruckmessung jedoch in bis zu 30 % der Fälle, v. a. bei Diabetes mellitus und fortgeschrittener Niereninsuffizienz (Suominen et al. 2010; Potier et al. 2009).

Das automatisiert durchführbare **Stufenoszillogramm nach Gesenius und Keller („segmentale Oszillografie“)** (Gesenius 1935) erlaubt in den meisten Fällen auch bei Versagen der ABI-Messung eine seitenvergleichende, qualitative Einschätzung der arteriellen Durchblutung, vor allem aber auch gleichzeitig eine Höhenlokalisation der führenden Obstruktion (Übersicht in Rieger und Kleuren 1998). Das Prinzip dieser Untersuchung ist die Ableitung der pulssynchronen Schwankungen des Gewebevolumens als Funktion der arteriellen Perfusion auf definierter Höhe von Vorfuß bis Oberschenkel. Sie ist eine in Relation zu ihrer hohen Aussagefähigkeit oft unterschätzte und wenig verbreitete Methode (Abb. 9.1 und 9.2).

Die **farbcodierte Duplexsonografie (FKDS)** ist als fester, unverzichtbarer Bestandteil der pAVK-Diagnostik weithin etabliert. Die Aussagekraft ist untersucherabhängig. Sie gibt Auskunft sowohl über die Morphologie als auch die Flussdynamik. Die in der Stenose gemessene systolische und ggf. diastolische Flussbeschleunigung erlaubt die Einschätzung des Stenosegrads. Entscheidend für die Diagnostik einer vorgeschalteten arteriellen Obstruktion ist die veränderte PW (Pulse-Wave)-Flusskurve hinter der Obstruktion (Abb. 9.3 und 9.4): Eine monophasische, geschwindigkeitsreduzierte Flusscharakteristik mit verzögerter Akzeleration ist beweisend für ein vorgeschaltetes Strombahnhindernis in Widerstandsarterien und erlaubt auch bei massiver Wandkalzifikation in erfahrener Hand eine verwertbare Aussage. Dies ist von entscheidender Bedeutung, auch und vor allem für eine valide Beurteilung der effektiven Unterschenkelarterienperfusion. Die FKDS erlaubt gleichzeitig oft die Planung des Zugangswegs bei einer Katheterintervention. Mit diesen

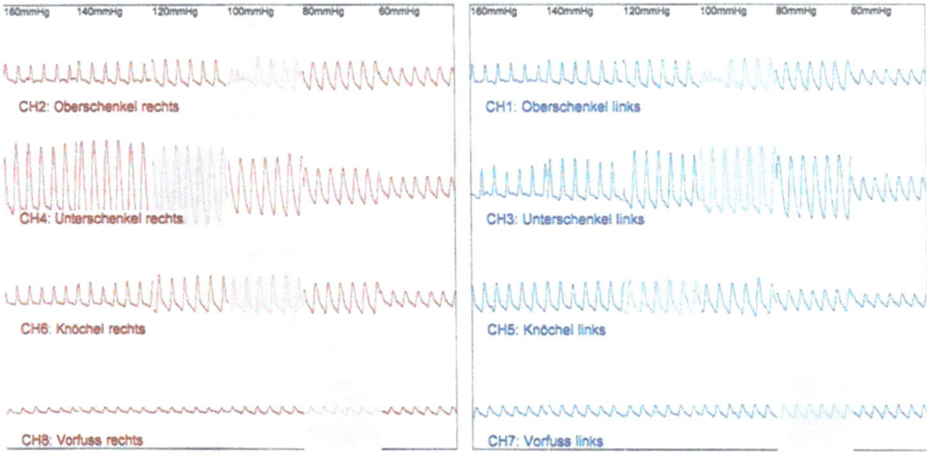

Abb. 9.1 Sequenzoszillogramm der Beine. Normalbefund. Die jeweiligen Ableitungen geben die arterielle Durchblutung in Höhe und oberhalb der Ableitung wider

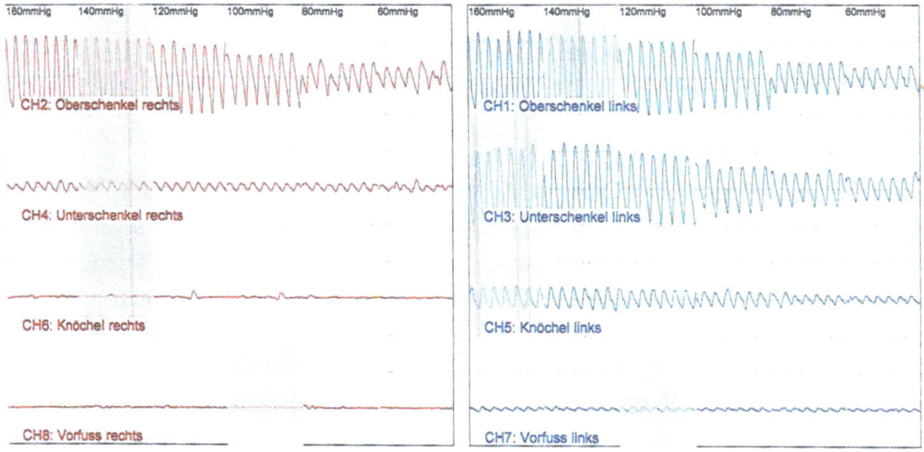

Abb. 9.2 Hinweis auf schwergradige arterielle Perfusionsstörung des rechten Beins unterhalb der Manschettenposition in Höhe des proximalen Oberschenkels bei frei durchgängigen Beckenarterien

nicht belastenden Untersuchungsmethoden gelingt es nahezu ausnahmslos, sich ein Bild der Durchblutungssituation zu machen.

Erst nach dieser Untersuchungssequenz ist zu fragen, ob Methoden der Schnittbildgebung (MRT- oder CT-Angiografie) zur weiterführenden Diagnostik oder zur Therapieentscheidung erforderlich sind.

► Die Bestimmung des Knöchel-Arm-Index (ABI) und die farbcodierte Duplexsonografie sind die wichtigsten nichtinvasiven apparativen Untersuchungsmethoden in der pAVK-Diagnostik.

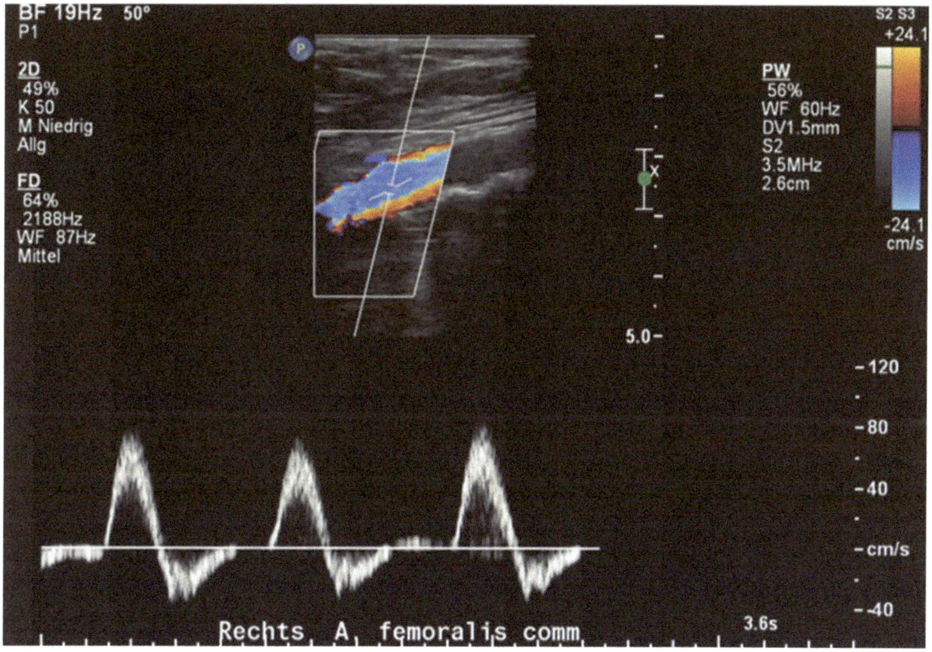

Abb. 9.3 Normales triphasisches PW-Flusssignal als Hinweis auf frei durchgängige arterielle Strombahn kranial des Schallkopfs. (Widerstandsarterien Becken/Bein)

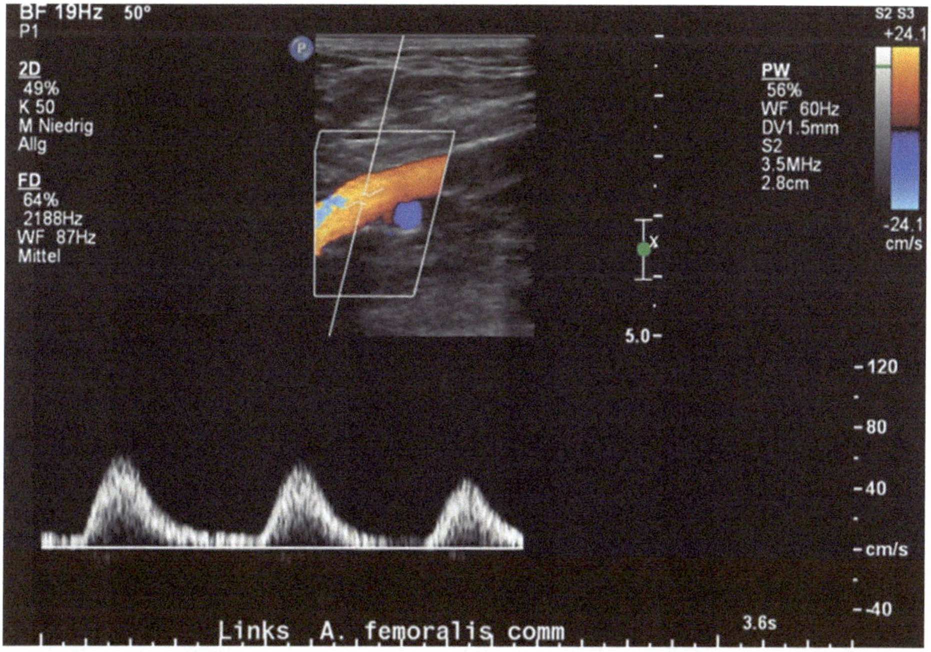

Abb. 9.4 Pathologisch monophasisches PW-Flusssignal als Hinweis auf eine hämodynamisch relevante arterielle Obstruktion kranial des Schallkopfs

CT-/MRT-Angiografie

Man sollte nicht vergessen, dass CT- oder MR-angiografische Befunde Behandlungsbedürftigkeit suggerieren können, obwohl messtechnisch (FKDS, Stufenoszillogramm) die hämodynamische Relevanz der abgebildeten morphologischen Pathologie fehlt. Allein schon deshalb empfiehlt es sich dringend, diese Untersuchungsmethoden nicht an den Anfang der Diagnostik zu stellen. Des Weiteren gibt es weiter unten im Detail beschriebene Einschränkungen der Aussagekraft, die im Vorfeld verlässlich durch die o. g. nichtinvasiven Untersuchungen identifiziert werden können. Ob allein das Lebensalter mit einem erhöhten Risiko für eine kontrastmittelinduzierte Nephropathie einhergeht, ist fraglich und wird kontrovers diskutiert. Es besteht aber kein Zweifel, dass die häufige kardiovaskuläre und renale Komorbidität bei alten Patienten mit einer kritischen, extremitätsbedrohenden Ischämie (CTLI) dazu führt (Übersicht in Detrenis et al. 2007).

Die CT-Angiografie hat den Vorteil eines kurzen Untersuchungsablaufs von rund 5 min. Die Strahlenbelastung fällt bei geriatrischen Patienten weniger ins Gewicht als die Exposition mit jodhaltigen Röntgenkontrastmitteln. Besondere Vorsicht ist geboten bei einer Autonomie der Schilddrüse (Übersicht in Hellrung et al. 2014), bei Niereninsuffizienz mit einer GFR < 45 ml/min und bei Herzinsuffizienz. Hier sind die gültigen Empfehlungen prophylaktischer Maßnahmen und bestehender Kontraindikationen zu beachten (ESUR-Leitlinien für Kontrastmittel 10.0 2018). Zudem ist mit einer erschwerten bis unmöglichen Beurteilung bei starker Gefäßwandkalzifikation insbesondere krural zu rechnen.

Die MRT-Angiografie hat den Nachteil eines längeren Untersuchungsablaufs von derzeit rund 20 min, oft mit der Notwendigkeit, auf engem, oft geschlossenem Raum bewegungslos zu liegen. Dies wird geriatrischen Patienten aus diversen Gründen meist nicht möglich sein und eine valide Befunderhebung erschweren. Es gelten darüber hinaus die altersunabhängigen MRT-methodenassoziierten Einschränkungen (magnetisch wirksame Fremdmaterialien wie Schrittmacheraggregate, Risikominimierung einer nephrogenen systemischen Fibrose) (Übersicht in ESUR-Guidelines).

▶ Die CT- und MRT-Angiografie sind weiterführende Untersuchungsmethoden zur Evaluation der Therapieoptionen. Sie ersetzen nicht die nichtinvasive Diagnostik, sondern ergänzen sie, falls therapeutische Konsequenzen daraus resultieren.

Intraarterielle digitale Subtraktionsangiografie (DSA)

Die intraarterielle DSA ist ein invasives Verfahren, das diagnostisch nur dann durchgeführt werden sollte, wenn die Aussagekraft der CT- oder MRT-Angiografie unzureichend ist und Konsequenzen aus der Untersuchung resultieren. Ein wesentlicher Vorteil ist, dass die i. a. DSA mit einer interventionellen Therapie kombiniert werden kann. Die FKDS ermöglicht die Planung des Gefäßzugangs. Bei diesem Vorgehen kann vor allem dann auf eine vorgeschaltete CT- oder MRT-Angiografie verzichtet werden, wenn im Vorfeld mit einer eingeschränkten Beurteilbarkeit dieser Untersuchungsmethoden gerechnet werden muss, v. a. bei sonografisch nachweisbarer massiver Wandkalzifikation der Unterschenkelarterien. Die Gesamtmenge von jodhaltigem Kontrastmittel kann durch Verdünnung und durch selektive Darstellung vermindert werden. Sie liegt meist deutlich unter der bei CT-Schnittbildgebung erforderlichen Kontrastmittelmenge. Bei schwergradiger Niereninsuffizienz kann CO_2 als Kontrastmittel verwendet werden, was die erforderliche Menge eines jodhaltigen Kontrastmittels nochmals reduziert oder überflüssig macht. Es ist allerdings damit zu rechnen, dass die arterielle CO_2-Gabe aufgrund von lokalen Beschwerden eingeschränkt toleriert wird.

Algorithmus der Diagnostik bei pAVK

Grundsätzlich soll bei geriatrischen Patienten routinemäßig auch bei fehlenden Symptomen einer pAVK, die Palpation der Fußpulse erfolgen; diese Untersuchung bildet immer den Ausgangspunkt für das weitere Vorgehen (S3-LL). Sind die Fußpulse tastbar, erübrigt sich in aller Regel eine weitere apparative Diagnostik. Sind die Pulse nicht oder unsicher tastbar, muss durch nichtinvasive apparative Untersuchungen verifiziert werden, ob tatsächlich eine arterielle Perfusionsstörung besteht. Bei symptomfreien geriatrischen Patienten mit nachgewiesener obstruktiv relevanter pAVK sollte der Befund dazu führen, expositionsprophylaktische Maßnahmen zur Verhütung von Fersen- oder Zehenläsionen zu ergreifen, soweit dies sinnvoll ist (v. a. bei der Lagerung bettlägeriger Patienten). Des Weiteren ist das Untersuchungsergebnis vor elektiv geplanten Operationen im Fußbereich zu berücksichtigen. Bei symptomatischen Patienten sollte eine Schnittbildgebung durch MRT oder CT nur dann erfolgen, wenn aus der Untersuchung eine Behandlungskonsequenz resultiert (Abb. 9.5). Dies impliziert ein individualisiertes Therapiekonzept bereits im Vorfeld.

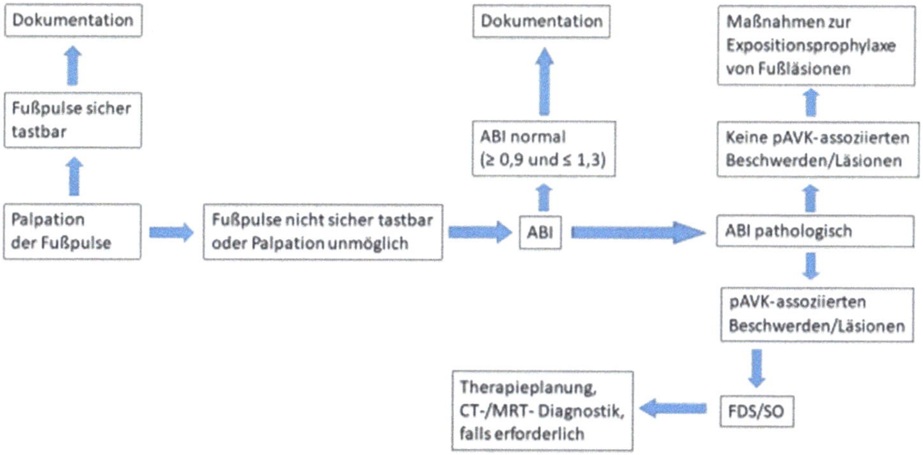

Abb. 9.5 Algorithmus der pAVK-Diagnostik in der Geriatrie. Auch bei fehlenden klinischen Zeichen einer pAVK sollte obligat die Palpation der Fußpulse erfolgen. Abkürzungen: ABI: Ankle-Brachial-Index (Dopplerdruckmessung). FKDS: farbcodierte Duplexsonografie. SO: Segmentoszillografie. CT: Computertomografie. MRT: Magnetresonanztomogramm

9.3 Diagnostik des Bauchaortenaneurysmas

Initiale Screeninguntersuchungsmethode der Wahl ist die FKDS. Wenn nicht aufgrund einer Risikokonstellation schon ein Screening erfolgt ist, handelt es sich bei der Erstdiagnose meist um einen Zufallsbefund im Rahmen einer aus anderen Gründen veranlassten Ultraschalluntersuchung. Der zweite diagnostische Schritt ist die Durchführung einer CT-Angiografie, die nur dann erfolgen sollte, wenn eine invasive Behandlung infrage kommt. Es sei hinsichtlich der Entscheidungskriterien auf das Kap. 17 dieses Buches verwiesen.

9.4 Diagnostik der venösen Thromboembolie

Wesentlich für die diagnostische Sequenz ist die Bildung einer Prätestwahrscheinlichkeit durch validierte Scores, die aus Anamnese und körperlicher Untersuchung gebildet werden, ergänzt durch die Bestimmung der D-Dimere im Serum. Auch hier sind, wenn möglich, fremdanamnestische Informationen zu berücksichtigen. Am häufigsten kommen die Wells-Scores für die Beinvenenthrombose (VT) und die Lungenarterienembolie (LE) in Deutschland zur Anwendung (AWMF-S2k-Leitlinie 2023). Fallen diese Scores negativ aus und sind gleichzeitig die D-Dimer-Werte normal, kann man auf eine weitere Diagnostik durch Ultraschall oder CT-Bildgebung verzichten. Dabei ist zu berücksichtigen, dass der D-Dimer-Normwert sich mit dem Lebensalter erhöht. Akzeptiert ist ein Cutoffwert nach der Formel „Alter in Jahren x 10 (Mikrogramm pro Liter)" (Henrike et al. 2013) Ist dies nicht der Fall, hat bei Verdacht auf eine VT eine Kompressionssonografie zu erfolgen, einschließlich einer farbduplexsonografisch durchgeführten Flussanalyse der V. femoralis in Leistenhöhe zur indirekten Beurteilung der Beckenvenenperfusion. Bei LE-Verdacht ist der nächste Schritt die CT-Angiografie der Lungenarterien. Die in den einschlägigen Leitlinien empfohlenen validierten Algorithmen zur Diagnostik der VTE gelten uneingeschränkt auch für geriatrische Patienten (S2k-LL Deutschland, AWMF-S2k-Leitlinie 2023).

▶ Jeder begründete Verdacht auf Vorliegen einer Venenthrombose der Extremität muss durch eine Kompressionssonografie abgeklärt werden.

Steht die Abklärung einer nicht vital bedrohlichen LE durch CT-Angiografie bei schwerer Niereninsuffizienz und kardialer Komorbidität im Raum, sollte zuvor – wenn möglich – neben der echokardiografischen Diagnostik mit der Frage nach Zeichen der Rechtsherzbelastung eine beidseitige sonografische Diagnostik auf Vorliegen einer VT auch bei wenig suggestivem klinischen Befund erfolgen, denn die Antikoagulationsbehandlung ist bei nachgewiesener VT dieselbe wie bei LE. Es sei in diesem Kontext auch auf das Kap. 18 verwiesen.

Literatur

AWMF-S3-Leitlinie: Diagnostik, Therapie und Nachsorge der peripheren arteriellen Verschlusskrankheit; Registernummer 065 – 003, Version 4-3 (2024)

AWMF-S2k-Leitlinie (2023) Diagnostik und Therapie der Venenthrombose und Lungenembolie. AWMF-Register Nr. 065/002, Stand 14.02.2023

Detrenis S, Meschi M, Bertolini L, Savazzi G (2007) Contrast medium administration in the elderly patient: is advancing age an independent risk factor for contrast nephropathy after angiographic procedures? J Vasc Interv Radiol 18:177–185

ESUR Leitlinien für Kontrastmittel 10.0 (2018) European Society of Urogenital Radiology

Gesenius H (1935) Oszillographie und Arteriographie. Dtsch Med Wochenschr 7:1–14

Hellrung A, Bertsch T, Sieber C, Bollheimer L, Girlich C (2014) Schilddrüsenfunktionsstörungen im Alter. Dtsch Med Wochenschr 139:2498–2500

Henrike J, Schouten HJ, Geersing GJ, Koek HL, Zuithoff NPA, Janssen KJM, Douma RA, Johannes van Delden JM, KGM M, Reitsma JB (2013) Diagnostic accuracy of conventional or age adjusted D-dimer cut-off values in older patients with suspected venous thromboembolism: systematic review and meta-analysis. BMJ 3(346):f2492. https://doi.org/10.1136/bmj.f2492

Potier L, Halbron M, Bouilloud F, Dadon M, Le Doeuff J, Ha Van G, Grimaldi A, Hartemann-Heurtier A (2009) Ankle-to-brachial ratio index underestimates the prevalence of peripheral occlusive disease in diabetic patients at high risk for arterial disease. Diabetes Care 32(4):e44

Rieger H, Kleuren B (1998) Pulsregistrierende Verfahren. In: Rieger H, Schoop W (Hrsg) Klinische Angiologie. Springer, Berlin/Heidelberg/New York, S 84–104

Suominen V, Uurto I, Saarinen J, Venermo M, Salenius J (2010) PAD as a risk factor for mortality among patients with elevated ABI – a clinical study. Eur J Vasc Endovasc Surg 39(3):316–322

Festlegung des Therapieziels und Indikationsstellung für therapeutische Maßnahmen bei geriatrischen Gefäßpatienten 10

Hartmut Görtz, Markus Steinbauer, Christoph Ploenes und Gerald Kolb

Inhaltsverzeichnis

10.1 Ausgangslage

Die Gruppe der hochbetagten Patienten macht im gefäßmedizinischen Krankengut einen erheblichen Anteil aus. In Anbetracht der bekannten demografischen Entwicklung in Deutschland wird dieser Anteil noch steigen. Diese Patienten haben aufgrund der im Alter zunehmenden Komorbiditäten sowie der altersphysiologischen Veränderungen erhebliche Einschränkungen in Bezug auf die Lebenserwartung und -qualität. Die Literatur gibt hier

H. Görtz (✉) · Prof. Dr. med. Dr. rer. physiol. G. Kolb
Lingen, Deutschland
E-Mail: hartmut@goertz-lingen.de

M. Steinbauer
Klinik für Gefäßchirurgie, Krankenhaus Barmherzige Brüder Regensburg, Regensburg, Deutschland
E-Mail: markus.steinbauer@barmherzige-regensburg.de

C. Ploenes
Fachzentrum für Angiologie, Schön Klinik Düsseldorf, Düsseldorf, Deutschland
E-Mail: CPloenes@schoen-klinik.de

M. Steinbauer et al. (Hrsg.), *Gefäßmedizin im Alter*,
https://doi.org/10.1007/978-3-662-71191-0_10

bereits eindeutige Hinweise auf die schlechte Prognose der Behandlung, z. B. von Patienten mit einer kritischen, extremitätenbedrohenden Ischämie (CLTI).

So konnten Raats et al. (2015) Patienten mit CLTI als die Gruppe mit dem höchsten Grad an Gebrechlichkeit (Frailty) im gefäßchirurgischen Patientengut identifizieren. Es ist ferner bekannt, dass bereits Frailty allein das Risiko einer Entlassung in ein Pflegeheim unabhängig von postoperativen Komplikationen steigert (Donald et al. 2018, Czobor et al. 2019). Die 30-Tage-Mortalität nach CLTI-Eingriffen steigt mit dem Frailtygrad auf bis zu 8,9 % (Rothenberg et al. 2020). Die 1-Jahres-Mortalitätsrate von Patienten ≥ 80 Lebensjahren mit CLTI bewegt sich in der Studiensynopse zwischen 34 und 60 % (Sibona et al. 2022; Klaphake et al. 2017). Dabei hat die Art der CLTI-Therapie keinerlei Einfluss auf die Mortalität, auf das amputationsfreie Überleben (Klaphake et al. 2018) und auf die postoperative Lebensqualität, gemessen an den Aktivitäten des täglichen Lebens (ADL) (Vogel et al. 2014). Signifikante unabhängige Risikofaktoren für die Mortalität sind Immobilität, Muskelschwäche, hohes Alter und Unterbringung im Pflegeheim bereits vor dem Krankenhausaufenthalt (Yannoutsos et al. 2021; Roijers et al. 2020). Trotz 80 %-Erfolgsrate der Revaskularisation (limb-salvage) sind nur 25 % der Patienten nach 3 Jahren mit dem Indexbein gehfähig (Duggan et al. 1994).

▶ Je höher der Frailtygrad ist, desto höher ist auch die postoperative Komplikationsrate, unabhängig vom Schweregrad der Eingriffe (Shah et al. 2018).

Um eine Verbesserung dieser ernüchternden Ergebnisse erzielen zu können, muss ein differenzierterer Umgang mit dieser vulnerablen Patientengruppe etabliert werden.

In besonderem Maße ist daher eine **Individualisierung** des diagnostischen und therapeutischen Vorgehens erforderlich, denn diese Patientengruppe stellt keine homogene Gruppe dar und kann keinesfalls nur allein aufgrund ihres kalendarischen Alters beurteilt werden. So gibt es diejenigen alten Menschen, die keine oder unwesentliche Funktionseinbußen haben („go-go"), genauso wie ältere Menschen mit leichten funktionellen Einbußen („slow-go"), die Hilfe in geringem Umfang benötigen, sowie diejenigen mit erheblichen funktionellen Defiziten, die wesentlich oder vollständig auf Hilfestellung im Alltag angewiesen sind („no-go") (Wernecke und Friedl 2016). Das Maß der funktionellen Einbußen, das für die Vulnerabilität dieser Patienten steht, wird durch geriatrische Assessmentverfahren erfasst. Die Ergebnisse dieser Assessments sind somit auch ein wesentlicher Pfeiler für die Definition eines differenzierten, **personalisierten Therapieziels.**

10.2 Festlegung des Therapieziels

Während der systematischen Bestimmung des individuellen Therapieziels bereits seit Längerem von Psychotherapeuten, aber auch von Intensivmedizinern in Grenzsituationen eine wichtige Rolle beigemessen wird, spielt diese in der Gefäßmedizin ähnlich wie in vielen anderen Fachgebieten eher noch eine untergeordnete Rolle, obwohl der Anteil geriatrischer Patienten gerade in der Gefäßmedizin erheblich ist. Der behandelnde Angiologe oder Gefäßchirurg steht oft im Spannungsfeld zwischen dem „technisch Machbaren" und dem „prognostisch Sinnvollen" (Debus et al. 2023). Denn anders als beim jungen, noch im Arbeitsprozess stehenden Patienten steht nicht die Heilung (Restitutio ad integrum), sondern vielmehr der Erhalt der Lebensqualität und der Selbstständigkeit bei gleichzeitiger Schmerzfreiheit (Restitutio ad optimum) im Vordergrund. Ziel muss es daher sein, bei limitierter Lebenserwartung des alten Menschen ein Optimum an Lebensqualität zu erzielen. Auf die Festlegung eines personalisierten Therapieziels zu verzichten, führt erfahrungsgemäß oft zu einer Überbehandlung zum Nachteil der Patienten, zumal das noch gültige Abrechnungssystem Anreize hierfür bietet und der ökonomische Druck auf die Leistungserbringer erheblich ist, das Maximum an Therapie umzusetzen.

Der Festlegung des Therapieziels kommt daher eine Schlüsselrolle in der Behandlung geriatrischer Patienten zu und sie erfolgt durch das Behandlungsteam **gemeinsam** mit dem Patienten und ggf. auch dessen Angehörigen. Hierbei kommt neben der Lebenserwartung der Beurteilung der Lebensqualität eine wichtige Rolle zu. Diese kann durch den Patienten aber gänzlich anders bewertet werden als durch die Medizin. Denn die Medizin bemisst beispielsweise Erfolg anhand von Sterblichkeitsraten, Durchgängigkeitsraten von Gefäßrekonstruktionen und Beinerhaltungsraten.

▶ Ältere Patienten aber bewerten ihre Lebensqualität anders als Jüngere, auch als die sie betreuenden, in der Regel deutlich jüngeren Ärzte.

Dies gilt umso mehr für Menschen, die ihrem Lebensende bereits nahe sind. In der geriatrischen Betrachtungsweise gelten daher als Ziele der Erhalt der größtmöglichen körperlichen und geistigen Leistungsfähigkeit sowie der Erhalt der Selbstständigkeit und der sozialen Bindungen. Im Vordergrund steht bei den Betroffenen umgekehrt die Angst, im Alter allein zu sein, die Angst vor Demenz und die Angst vor der Pflegebedürftigkeit (Wernecke und Friedl 2016).

Somit kommen als **mögliche Therapieziele,** je nach Krankheitsbild, infrage:

1. Minderung von Komplikationsrisiken einer Erkrankung durch Prophylaxe unter Erhalt der vorhandenen Körperfunktionen

   Beispielhaft sind hier der Umgang mit höhergradigen Stenosen der Carotiden oder mit Aneurysmen zu nennen.
2. Positive Beeinflussung des funktionellen Status
   - Verbesserung des funktionellen Status
   - Erhalt des funktionellen Status
   - Verlangsamung fortschreitenden Funktionsverlustes
   - Schmerzfreiheit

   Als Beispiel gilt hier die Behandlung der peripheren arteriellen Verschlusskrankheit (pAVK) oder der chronisch venösen Insuffizienz (CVI).

Diese Therapieziele müssen im Laufe der Behandlung ggf. kontinuierlich an ein realistisches Maß angepasst werden, wobei der Wechsel zu einem palliativen Behandlungsziel besonders schwierig ist (Wappler 2021).

10.3 Indikationsstellung für therapeutische Maßnahmen

Dreistufenkonzept

Zur **Indikationsstellung** der gefäßmedizinischen therapeutischen Maßnahmen, die zur Erreichung des zuvor definierten Therapieziels erforderlich sind, schlagen die Autoren ein Dreistufenkonzept vor:

Stufe 1

Überprüfung z. B. anhand der gültigen Leitlinien, welche diagnostischen und therapeutischen Maßnahmen erforderlich sind, um das gefäßmedizinische Krankheitsbild nach gängiger Lehrmeinung **generell technisch** optimal und mit durchschnittlichem Risiko für mögliche Komplikationen erfolgreich zu behandeln.

Stufe 2

Überprüfung, inwieweit **individuell** bedingt durch **Begleiterkrankungen** wie beispielsweise eine koronare Herzerkrankung oder eine chronische Niereninsuffizienz und Risikokonstellationen wie vorausgegangene Eingriffe das technische Ziel zwar erreicht werden kann, gleichzeitig aber eben dieses Erreichen mit einem erhöhten Risiko für Komplikationen einhergeht. Hierzu stehen für einige Krankheitsbilder Scores zur Verfügung, die bei der Entscheidung eine Hilfestellung leisten können, so z. B. der **Score des Deutschen Instituts für Gefäßmedizinische Gesundheitsforschung (DIGG)** (Steffen et al. 2019) für die Behandlung des Bauchaortenaneurysmas. Zur Beurteilung der Lebenserwartung unabhängig von der zu behandelnden Erkrankung bieten sich weitere Scores wie z. B. die Cumulative Illness Rating Scale (CIRS) (Linn et al. 1968; Salvi et al. 2008) oder der Charlson Komorbiditätsindex (Charlson et al. 1987, 1994) an.

Stufe 3

Überprüfung, inwieweit nach Beurteilung in Stufe 1 und 2 die vorgesehene Behandlung **individuell** mit einer Verbesserung, zumindest aber mit keiner Verschlechterung des **funktionellen Status** und somit der **Lebensqualität** erreicht werden kann. Vorrangiges Ziel ist es, dass der Patient insbesondere nach einem Eingriff aller Voraussicht nach in einem überschaubaren Zeitraum die Funktionalität vor der akuten Erkrankung wieder erreicht oder gar übertrifft. Umgekehrt gilt aber auch, dass Maßnahmen, die unverhältnismäßig lange Rekonvaleszenzzeiten bei im Senium ja ohnehin bereits eingeschränkter Lebenserwartung erfordern oder auch mit einem sehr wahrscheinlichen Funktionsverlust einhergehen, kritisch zu hinterfragen sind. In solchen Fällen sollten vorrangig alternative, weniger invasive oder gar konservative Behandlungsmethoden bis hin zu palliativen Maßnahmen vorgezogen werden. Der funktionelle Status und damit verbunden die Lebensqualität des älteren Patienten werden mithilfe von validierten Assessmentverfahren bestimmt. Somit sind die Kenntnis dieser einfach zu verwendenden Verfahren, deren Berücksichtigung und die Interpretation ihrer Befunde entscheidend für die Festlegung des Therapieziels und damit auch für die Wahl der therapeutischen Mittel auf dem Weg zu diesem Ziel.

▶ **Wichtig** Schließlich soll an eine – in diesem Zusammenhang keineswegs banale – Grundleistung erinnert werden: Jede im Rahmen von geriatrischen Assessments durchgeführte Bewertung von Funktionalität und Komorbidität muss in den Kontext einer gründlichen, auch internistisch ausgelegten körperlichen Untersuchung im Sinne eines Gesamtstatus und einer über den rein gefäßmedizinisch-symptomorientierten Fokus hinausgehenden erhobenen Anamnese eingebunden werden. Erst dann wird die durch einen differenzierten gefäßmedizinischen Befund unter Einbeziehung aller angemessenen diagnostischen Verfahren (s. dazu Kap. 9) und ergänzt durch ein geriatrisches Assessment erzielte „Personalisierung" der Therapie zu einer „Therapieentscheidung mit Ansehen der Person".

Damit stellt sich zwangsläufig die grundlegende Frage nach der Umsetzung dieses Anspruchs im klinischen Alltag, den man nur über eine Bündelung von gefäßmedizinischer und geriatrisch-internistischer Expertise wird erfüllen können – beginnend mit der Befunderhebung, der risikoadaptierten Therapieentscheidung bis hin zu einer gemeinsamen peri- und postoperativen Behandlung des Patienten (s. dazu Kap. 25).

i-SWOT-Schema

Eine ähnliche Herangehensweise mit dem gleichen Ziel, ein personalisiertes Therapieziel zu definieren, stellt das i-SWOT-Schema dar (Debus et al. 2023). Hierbei wird die aus der Wirtschaft stammende Entscheidungsmatrix – Strength, Weakness, Opportunities, Threats – zu einer individualisierten Entscheidungsfindung in der Medizin herangezogen. Als wesentliche Komponenten des Therapieerfolges gelten hierbei:

- **Konformität** mit evidenzbasierten Leitlinien, Gesetzen und ethischen Wertvorstellungen
- **Effektivität** der Therapie unter Berücksichtigung der individuellen Wertvorstellungen des Patienten
- Orientierung an den **Bedürfnissen des Patienten**

10.4 Stellenwert der personalisierten Therapieplanung

Untersuchungen von Donald et al. (2018) zeigen, dass Patienten mit Frailty nach gefäßchirurgischen Eingriffen einen signifikant höheren Bedarf an Mobilitätshilfestellungen haben, signifikant häufiger in Pflegeeinrichtungen entlassen werden oder gar versterben. Demgegenüber konnte gezeigt werden, dass von der Mehrheit älterer Patienten mit einer kritischen Erkrankung eine medizinische Intervention abgelehnt werden würde, wenn diese potenziell zu einer signifikanten Abnahme des funktionellen Status oder zu geistiger Beeinträchtigung führen würde (Fried et al. 2002). Darüber hinaus ist nach erfolgter Risikoadjustierung ein Verlust an Unabhängigkeit im stationären Verlauf der bedeutendste Faktor, der mit einem frühen postoperativen Tod innerhalb von 6 Monaten assoziiert ist (Berian et al. 2016).

Eine weitere Studie von Steunenberg (Steunenberg et al. 2020) zeigt, dass auch eine konservative Behandlung von selektionierten Patienten mit Frailty, die für eine Revaskularisation nicht geeignet waren, zu für die Betroffenen zufriedenstellenden Ergebnissen führen konnte. Der Autor schließt daraus, dass bei älteren Patienten mit CLTI die Behandlung der Wahl auf mehreren Faktoren basiert, wie insbesondere der Lebensqualität.

▶ Die Quintessenz dieser Studienlage ist im Grundprinzip ärztlichen Handelns „Primum nihil nocere" bereits angelegt. An der personalisierten Therapieplanung führt daher kein Weg vorbei, wenn es das Ziel sein soll, dem alten Menschen ein möglichst selbstbestimmtes Leben mit Beschwerdefreiheit unter Erhalt der körperlichen und geistigen Funktionen zu ermöglichen.

10.5 Festlegung des Zeitpunktes der Therapie

Nach Festlegung des Therapiezieles und patientenindividualisierter Indikationsstellung sollte entsprechend den klinischen Symptomen und dem Gesamtzustand der Patienten eine Entscheidung zum Zeitpunkt der Durchführung der Intervention/Operation festgelegt werden.

Liegt eine zeitkritische Notfallindikation vor, bei der ein Verzug der Versorgung zu einer Verschlechterung des klinischen Zustandes oder irreversiblen Folgeschäden führt (z. B. akute kritische Extremitätenischämie, Blutung), sollte eine sofortige Versorgung angestrebt werden. Die zeitnahe/zeitkritische Versorgung der Schenkelhalsfrakturen bei geriatrischen Patienten belegt die Bedeutung der frühzeitigen Versorgung für das positive Outcome der Patienten (Dadwal et al. 2022).

Ist keine zeitkritische Indikation gegeben, sollte evaluiert werden, ob bestimmte Risikofaktoren oder Einschränkungen vorliegen (siehe Abb. 10.1), die durch eine internistisch/geriatrische Vorbehandlung mit dem therapeutischen Team behandelt und verbessert wer-

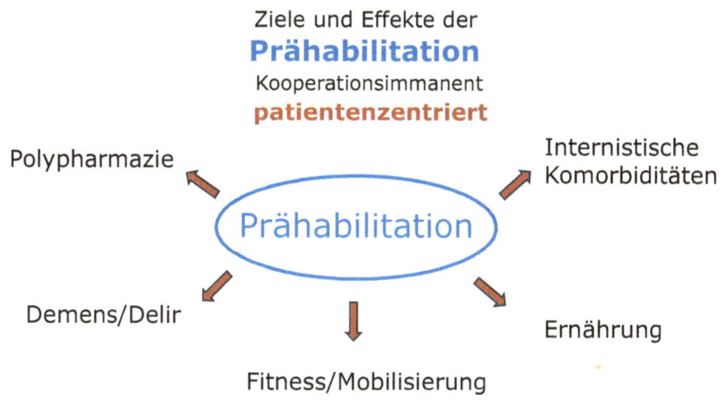

Abb. 10.1 Ziele und Effekte der **Prähabilitation:** patientenzentriert, kooperationsimmanent und gesundheitsökonomisch sinnvoll

den können. Dann sind eine Verschiebung und eine risikoadaptierte Terminierung der Durchführung der Intervention/Operation sinnvoll.

Selbst kurzfristige Verschiebungen durch Vorbehandlungen können positive Effekte auf das Outcome der Interventionen/Operationen haben. Dies betrifft vor allem die in Kap. 2, 5 und 8 beschriebenen Themenfelder internistische Komorbiditäten, Polypharmazie und anästhesiologische/schmerztherapeutische Betreuung der geriatrischen Patienten.

Umso mehr ist eine interdisziplinäre, interprofessionelle und damit kooperationsimmanente Organisationsform für die Patienten sinnvoll, die bei Erfüllung von Strukturvorgaben einer „geriatrischen Komplexpauschale", aber auch gesundheitsökonomisch interessant sein kann.

Gerade bei einer nicht zeitkritischen, aber absehbar längerfristigen Behandlung (z. B. chronische Wunden, CLTI und diabetischer Fuß) ist eine Prähabilitation in dieser Organisationsform mit einem Fokus auf die Verbesserung des Ernährungsstatus und den Erhalt oder die Verbesserung der Funktionalität und Mobilität zu empfehlen und anzustreben.

Bei nicht zeitkritischen Behandlungen (z. B. präventive Eingriffe bei Aneurysma- oder Karotiserkrankungen) ist ggf. eine transsektorale, ambulante Organisationsform wie eine „ambulante geriatrische **Prä**habilitation" ähnlich einer „ambulanten geriatrische **Re**habilitation" zu überlegen, um neben einer Verbesserung des Ernährungs- und funktionellen Status vor allem den Erhalt der Selbstständigkeit und der Lebensqualität nach der Behandlung zu erreichen. Auch können hier Elemente der Vorbehandlung im Sinne des Patient-Blood-Managements implementiert werden.

Neben der Festlegung des Therapiezieles mit dem Patienten, das unter Einbeziehung der Angehörigen im Sinne einer „Gemeinsamen Entscheidungsfindung" („Shared Decision Making") erreicht werden kann, sollten die Möglichkeiten einer Vorbehandlung im Sinne einer Prähabilitation genutzt werden. Eine wissenschaftliche Evaluation dieses Behandlungskonzeptes in der vaskulären Altersmedizin wie z. B. in der Herzchirurgie

(Steinmetz et al. 2023) ist sinnvoll und notwendig. Interdisziplinäre, interprofessionelle und damit kooperationsimmanente Organisationsformen – möglicherweise auch transsektoral – sollten genutzt oder neu etabliert werden.

Literatur

Berian JR, Mohanty S, Ko CY, Rosenthal RA, Robinson TN (2016) Association of loss of independence with readmission and death after discharge in older patients after surgical procedures. JAMA Surg 151:e161689

Charlson M, Szatrowski TP, Peterson J, Gold J (1994) Validation of a combined comorbidity index. J Clin Epidemiol 47(11):1245–1251

Charlson ME, Pompei P, Ales KL, MacKenzie CR et al (1987) A new method of classifying prognostic comorbidity in longitudinal studies: developement and validation. J Chronic Dis 40(5):373–383

Czobor NR, Lehot JJ, Holndonner-Kirst E, Tully PJ, Gal J, Szekely A (2019) Frailty in patients undergoing vascular surgery: a narrative review of current evidence. Ther Clin Risk Manag 2019(15):1217–1232

Dadwal G, Schulte-Huxel T, Kolb G (2022) Geriatric traumatology (e. g. „Alterstraumatologie") is more than orthogeriatrics-experiences of a physician in advanced training. Z Gerontol Geriatr 55(6):513–518. English. https://doi.org/10.1007/s00391-021-01935-2. Epub 2021 Jul 16

Debus ES, von Kodolitsch Y, Behrendt CA, Kölbel T, Sachweh A, Preuß M (2023) Gefäßchirurgie beim alten Menschen. Chirurgie 94:10–16. https://doi.org/10.1007/s00104-022-01770-0

Donald GW, Ghaffarian AA, Isaac F, Kraiss LW, Griffin CL, Smith BK, Sarfati MR, Beckstrom JL, Brooke BS (2018) Preoperative frailty assessment predicts loss of independence after vascular surgery. J Vasc Surg 68(5):1382–1389. https://doi.org/10.1016/j.jvs.2018.02.044

Duggan MM, Woodson J, Scott TE, Ortega AN, Menzoian JO (1994) Functional outcomes in limb salvage vascular surgery. Am J Surg 168(2):188–191. https://doi.org/10.1016/s0002-9610(94)80065-0

Fried TR, Bradley EH, Towle VR, Allore H (2002) Understanding the treatment preferences of seriously ill patients. N Engl J Med 346:1061–1066

Klaphake S, de Leur K, Mulder PGH et al (2017) Mortality after major amputation in elderly patients with critical limb ischemia. Clin Interv Aging 12:1985–1992

Klaphake S, de Leur K, Mulder PGH et al (2018) Life expectancy and outcome of different treatment strategies for critical limb ischemia in the elderly patients. Ann Vasc Surg 46:241–248

Linn BS, Linn MW, Gurel L (1968) Cumulative illness rating scale. J Am Geriatr Soc 16:622–626. https://doi.org/10.1111/j.1532-5415.1968.tb02103.x

Raats JW et al (2015) Current factors of fragility and delirium in vascular surgery. Ann Vasc Surg 29:968–976. https://doi.org/10.1016/j.avsg.2015.01.005

Roijers JP, Rakké YS, Hopmans CJ et al (2020) A mortality prediction model for elderly patients with critical limb ischemia. J Vasc Surg 71:2065–2072.e2

Rothenberg KA, George EL, Trickey AW, Barreto NB, Johnson TM II, Hall DE, Johanning JM, Arya S (2020) Assessment of risk analysis index for prediction of mortality, major complications and length of stay in vascular surgery patients. Ann Vasc Surg 66:442–453. https://doi.org/10.1016/j.avsg.2020.01.015

Salvi F, Miller MD, Grilli A, Giorgi R, Towers AL, Morichi V, Spazzafumo L, Mancinelli L, Espinosa E, Rappelli A et al (2008) A manual of guidelines to score the modified cumulative illness rating scale and its validation in acute hospitalized elderly patients. J Am Geriatr Soc 56:1926–1931. https://doi.org/10.1111/j.1532-5415.2008.01935.x

Shah R, Attwood K, Arya S, Hall DE, Johanning JM, Gabriel E, Visioni A, Nurkin S, Kukar M, Hochwald S, Massarweh NN (2018) Association of frailty with Failure to rescue after low-risk and high-risk inpatient surgery. JAMA Surg 153(5):e180214. https://doi.org/10.1001/jamasurg.2018.0214. Epub 2018 May 16

Sibona A, Bianchi C, Leong B, Caputo B, Kohne C, Murga A, Patel ST, Abou-Zamzam AM Jr (2022) Teruya T A single center's 15-year experience with palliative limb care for chronic limb threatening ischemia in frail patients. J Vasc Surg 75(3):1014–1020.e1. https://doi.org/10.1016/j.jvs.2021.09.032. Epub 2021 Oct 8

Steffen M, Schmitz-Rixen T, Jung G, Böckler D, Grundmann RT (2019) Der DIGG Risikoscore. Chirurg 2019(90):913–920. https://doi.org/10.1007/s00104-019-0968-3

Steinmetz C, Bjarnason-Wehrens B, Walther T, Schaffland TF, Walther C (2023) Efficacy of prehabilitation before cardiac surgery: a systematic review and meta-analysis. Am J Phys Med Rehabil 102(4):323–330. https://doi.org/10.1097/PHM.0000000000002097. Epub 2022 Sep 23. PMID: 36149383; PMCID: PMC10010695

Steunenberg S et al (2020) Quality of life and traditional outcome results at 1 year in elderly patients having critical limb ischemia and the role of conservative treatment. Vasc Endovasc Surg 54(2):126–134

Vogel TR, Petroski GF, Kruse RL (2014) Functional status of elderly adults before and after interventions for critical limb ischemia. J Vasc Surg 59:350–358

Wappler M (2021) Behandlung im Alter – wann sind Therapiewechsel sinnvoll? MMW Fortschr Med 163(6):53–55

Wernecke J, Friedl A (2016) Therapieziele beim geriatrischen Patienten. Diabetologe 2016:551–559. https://doi.org/10.1007/s11428-010-0592-9

Yannoutsos A, Lin F, Gaisset R, Jaillette C, Lazareth I, Emmerich J (2021) Priollet P Characteristics and outcomes of octogenarians with revascularized critical limb ischemia: impact of altered cardiac function for early mortality. J Med Vasc 46(5–6):224–231. https://doi.org/10.1016/j.jdmv.2021.10.003. Epub 2021 Nov 5

Teil IV

Therapiekonzepte spezifischer Gefäßerkrankungen beim geriatrischen Gefäßpatienten

11 Chronische kritische Extremitätenischämie (CLTI) bei geriatrischen Patienten

Ulrich Rother und Peter Klein-Weigel

Inhaltsverzeichnis

11.1 Hintergrund

Geriatrische Patienten mit peripherer arterieller Verschlusskrankheit (pAVK) weisen in der Regel multiple Komorbiditäten wie Bluthochdruck, Diabetes mellitus, koronare Herzkrankheit, Herzinsuffizienz, Niereninsuffizienz, zerebrovaskuläre Erkrankungen, Anämie, Demenz, Sarkopenie oder Hypoproteinämie auf (Hylton et al. 2014; Weis-Müller et al. 2011; Yannoutsos et al. 2021). Darüber hinaus sind ältere Menschen infolge ihres geringeren Bewegungsradius auch bei ausgeprägten Gefäßbefunden nicht selten klinisch a- oder oligosymptomatisch, oder die Symptome der pAVK werden durch im Vordergrund stehende Symptome der Komorbiditäten überspielt (Diehm et al. 2009). Dies kann zu

U. Rother (✉)
Gefäßchirurgische Abteilung Uniklinikum Erlangen, Friedrich-Alexander-Universität Erlangen-Nürnberg, Erlangen, Deutschland
E-Mail: ulrich.rother@uk-erlangen.de

P. Klein-Weigel
Helios Klinkum Berlin Buch, Berlin, Deutschland
E-Mail: peter.klein-weigel@helios-gesundheit.de

M. Steinbauer et al. (Hrsg.), *Gefäßmedizin im Alter*,
https://doi.org/10.1007/978-3-662-71191-0_11

Fehleinschätzungen des tatsächlichen Grades der Perfusionsstörung und zu fatalen therapeutischen Fehlschlüssen führen, vor denen nur eine solide durchgeführte apparative und ggf. auch mikrozirkulatorische angiologische Basisdiagnostik schützt.

11.2 Konservativer Therapieansatz

Viele Gefäßmediziner sprechen bei geriatrischen Patienten von einer besonders kritischen Indikationsstellung für invasive Revaskularisationsmaßnahmen und bevorzugen primär konservative Behandlungsansätze (Lawall et al. 2015; van Reijen et al. 2021).

> ▶ Ein alleiniger konservativer Therapieansatz ist bei Vorliegen einer kritischen Extremitätenischämie (CLTI) allerdings wenig erfolgversprechend, da die Beinverlustrate dieser Patienten sehr hoch ist und sich konservative Therapiemaßnahmen, wie z. B. Infusionsbehandlungen mit Prostanoiden, nicht als wirksam im Sinne einer Verbesserung der Beinerhaltungsrate erwiesen haben (Lawall et al. 2017). Gerade bei vorbestehenden kardialen Grunderkrankungen wie einer Herzinsuffizienz oder einer koronaren Mehrgefäßerkrankung können diese nicht selten erst gar nicht zum Einsatz kommen.

Hinzu kommt, dass zur Behandlung ihrer Multimorbiditäten viele geriatrische Patienten bereits eine aus pharmakologischer Sicht problematische Polypharmakotherapie erhalten (Wehling und Peiter 2003), die konsequente Behandlung kardiovaskulärer Risikofaktoren aber zu noch mehr Medikamenten führen würde. Daher wird im Vorfeld eine kritische und strukturierte Medikamentenbewertung und -reduktion vorgeschlagen, bei der aktualisierte Positiv- und Negativlisten eine wichtige Hilfestellung bieten können (Pazan und Wehling 2024; Mann et al. 2023).

11.3 Revaskularisationsstrategien

Endovaskuläre Revaskularisation

> ▶ Periphere arterielle Interventionen (PAI) bieten bei vulnerablen Patienten grundsätzlich Vorteile gegenüber der chirurgischen Revaskularisierung, da sie weniger invasiv sind und häufig ohne Narkose durchgeführt werden können.

PAI führen so grundsätzlich zu einer geringeren kardiovaskulären Belastung, selteneren Deliren, schnelleren Genesungszeiten sowie niedrigeren Infektionsraten (Faglia et al. 2005; Atar et al. 2005). Allerdings kann bei Vorliegen kognitiver Einschränkungen und Demenzen eine Patientenführung in ausschließlicher Lokalanästhesie schwierig bis unmöglich sein, sodass eine zusätzliche Analgosedierung oder Allgemeinnarkose auch zur

Durchführung einer PAI erforderlich sein kann, die mit erhöhten Komplikationsraten einhergehen kann und eine kritische Indikationsstellung auch für die Durchführung einer PAI bei diesem Patientengut unterstreicht.

Trotz der Tatsache, dass bei Patienten ≥ 80 Jahren i. d. R. mehr Eingriffe unterhalb des Knies oder in mehreren arteriellen Etagen erforderlich sind, deuten Analysen prospektiver Register von älteren Patienten, die sich einer PAI unterziehen, auf eine insgesamt geringe periprozedurale Komplikationsrate. Im Blue Cross Blue Shield of Michigan Cardiovascular Consortium Peripheral Vascular Intervention-Registry erwies sich in einer multivarianten Analyse ein Alter ≥ 80 Jahre lediglich als Prädiktor für Komplikationen beim Gefäßzugang (Odds Ratio [OR]: 2,2, 95 % CI: 1,2 bis 3,9), während sich keine Korrelationen mit postinterventionellen Transfusionen (OR: 1,08, 95 % CI: 0,8 bis 1,4, p = 0,5), kontrastmittelinduzierter Nephropathie (OR: 0,9, 95 % CI: 0,6 bis 1,4, p = 0,9), schweren kardiovaskulären Ereignissen (MACE) (OR: 1,3, 95 % CI: 0,7 bis 2,3, p = 0,4) oder Amputationen (OR: 0,7, 95 % CI: 0,4 bis 1,2, p = 0,2) zeigten (Plaisance et al. 2011).

Im deutschen, multizentrischen, prospektiven CRITISCH-Register wiesen 80-Jährige mit interventioneller Behandlung wegen einer CLTI nach einem Jahr vergleichbare frühe und amputationsfreie Überlebensraten auf wie ihre jüngeren Altersgenossen. Ein Gliedmaßenverlust und andere beinbezogene Folgekomplikationen (MALE) wurden bei den 80-Jährigen sogar seltener registriert (Uhl et al. 2017).

Im OLIVE-Register, einem prospektiven multizentrischen Register von Patienten mit infrapoplitealer Erkrankung und kritischer Extremitätenischämie, darunter 50 % Hämodialysepatienten, war das amputationsfreie Überleben nach einem Jahr signifikant beeinflusst durch einen BMI ≤ 18,5 (HR: 2,22, 95 % KI: 1,23 bis 4,01, p = 0,0078), eine Herzinsuffizienz in der Anamnese (HR: 1,73, 95 % KI: 1,02 bis 2,91, p = 0,041) und dem Auftreten von Wundinfektionen (HR: 1,89, 95 % KI: 1,07 bis 3,32, p = 0,0283), während es erst nach 3 Jahren mit dem Alter (HR: 1,43, 95 % KI: 1,15 bis 1,78, p = 0,001) und einer Rutherford-Klassifikation 6 (HR: 1,64, 95 % KI: 1,01 bis 2,65, p = 0,047) korrelierte (Iida et al. 2015). Somit schienen sich die Prognosefaktoren für klinische Endpunkte im Laufe der Zeit zu ändern, wobei das Alter in dieser Untersuchung im ersten Jahr nach der endovaskulären Therapie keinen prognostischen Einfluss auf MACE und MALE hatte (Iida et al. 2015).

Bei der den zitierten Ergebnissen der Registerstudien ist zu bedenken, dass hier ein Selektionsbias zu Verzerrungen der Ergebnisse geführt haben könnte, da keine Randomisierung erfolgte.

Eine Kosteneffektivitätsanalyse aus den Niederlanden zeigte, dass die endovaskuläre Behandlung im Vergleich zur konservativen Behandlung bei Patienten mit kritischer Extremitätenischämie über 70 Jahre und über 80 Jahre kosteneffektiver als die konservative Behandlung ist (Peters et al. 2019). Die Unterschiede waren allerdings gering, weshalb die Autoren es für außerordentlich wichtig erachten, bei klinischen Entscheidungen explizit alle individuellen Umstände zu berücksichtigen, die das Behandlungsergebnis positiv oder negativ beeinflussen könnten (Peters et al. 2019). Insbesondere trifft dies auf den Grad der Gebrechlichkeit der Patienten zu (s. Absatz 11.4).

Offen-chirurgische Revaskularisation

▶ Eine offen-chirurgische Behandlung im Stadium der CLTI kann auch bei fortgeschrittenem Alter erwogen werden. Die Vorteile hierfür liegen gerade bei ausgeprägter Mehr-Etagen-AVK in der höheren Wahrscheinlichkeit der Abheilung einer peripheren Läsion im Bereich des Fußes sowie in der geringeren Wahrscheinlichkeit der Notwendigkeit einer erneuten Intervention (Farber et al. 2022).

Gerade für operative Eingriffe bei älteren Menschen ist aber ein kritischer Selektionsprozess zur Indikationsstellung entscheidend. Außerdem sollten möglichst komplikationsarme Primäreingriffe bevorzugt und eine längerfristige Immobilisation des Patienten verhindert werden. Für die Wahl des Verfahrens ist dabei das individuelle Therapieziel entscheidend. Dies kann von palliativer Schmerzfreiheit bis zur Wundabheilung reichen (vgl. Abschnitt 11.4. personalisierte Indikationsstellung).

Klaphake et al. verglichen in einer Gruppe von insgesamt 651 Patienten mit CLI verschiedene Therapiestrategien auf den primären Endpunkt des Überlebens (Klaphake et al. 2018). Dabei wurden 181 Patienten in die konservative, 259 Patienten in die endovaskuläre, 169 Patienten in die offen-chirurgische und 42 Patienten in die primäre Majoamputationsgruppe eingeschlossen. Verglichen wurde die Mortalität nach einem Jahr in der Gruppe der > 80-Jährigen mit dem Überleben der 70- bis 80-Jährigen in Abhängigkeit vom jeweiligen Therapieverfahren. Hierbei zeigte sich ein deutlicher Einfluss des Alters (pro Lebensjahr stieg die Mortalitätsrate um 4 %) und eine signifikant höhere Mortalität nach einem Jahr in der Gruppe der über 80-Jährigen in der endovaskulär wie auch in der offen-chirurgisch behandelten Gruppe. Die Gesamtmortalität nach Majoramputation betrug 44 %, 66 % und 85 % nach 1, 3 bzw. 5 Jahren. Allerdings war auch die Gesamtmortalität der an CLI erkrankten Patienten verglichen mit der altersgleichen niederländischen Gesamtbevölkerung stark erhöht (RR 3,72).

In einer weiteren Studie von Vogel et al. wurde verglichen, wie sich eine endovaskuläre vs. offen-chirurgische Therapie in einer älteren Patientenkohorte auf die Funktionsbeeinträchtigung 6 Monate nach Entlassung aus dem Krankenhaus auswirkte (Vogel et al. 2014). In beiden Patientengruppen wurden ca. 350 Patienten eingeschlossen, wobei es sich um Patienten mit ausgeprägter Ruheschmerzsymptomatik (n = 84) oder Ulzera an den Füßen (n = 618) handelte. Die Funktionsbeeinträchtigung wurde durch einen Score erfasst, der Parameter wie die benötigte Hilfe zur Körperpflege, beim Gehen sowie bei jeglicher Art der Mobilität einschloss. Zunächst konnte in der Studie gezeigt werden, dass es unabhängig von der gewählten Revaskularisationsmethode zunächst zu einer Abnahme des Funktionsstatus in beiden Gruppen kam. Allerdings erholten sich die Patienten, die eine offen-chirurgische Revaskularisation bekamen, schneller und erzielten 6 Monate nach Entlassung aus dem Krankenhaus signifikant bessere Scores verglichen mit der endovaskulären Gruppe. Die Autoren schlossen daher, dass es trotz geringerer Invasivität beim endovaskulären Vorgehen nach einer solchen Maßnahme nicht zu einer langfristig besseren Funktionalität im Alltag im geriatrischen Patientengut kommt, wobei die vergleichsweise hohe Rate an Restenosen nach PAI an den Unterschenkelarterien verantwortlich sein könnte.

Morisaki et al. untersuchten in einer Propensity-Score gemachten, multizentrischen Analyse nach 2 Jahren das Überleben, das amputationsfreie Überleben und den Beinerhalt in einer Kohorte < 80 Jahren und einer > 80 Jahren (Morisaki et al. 2024). Revaskularisiert wurde entweder offen chirurgisch oder endovaskulär. Generell war das Überleben in der jüngeren Gruppe erwartungsgemäß besser. Bzgl. der unterschiedlichen Revaskularisationsverfahren zeigte sich aber in beiden Gruppen (> 80- und < 80-Jährige) kein Unterschied hinsichtlich des Endpunktes Beinerhalt. Eine weitere Analyse der Risikofaktoren in den Gruppen zeigte zudem, dass bei Patienten, die zusätzlich zum Alter nur 1–2 weitere Risikofaktoren aufwiesen, das Überleben vergleichbar zur jüngeren Gruppe war. Daher schlossen die Autoren, dass auch ältere Patienten, die ein niedriges Risikofaktorenprofil aufwiesen, durchaus von der Revaskularisation (offen-chirurgisch oder endovaskulär) profitieren können. Die Untersuchung unterstreicht erneut die Wichtigkeit einer individuellen Indikationsstellung für revaskularisierende Maßnahmen unter Berücksichtigung aller Risikofaktoren, inklusive der kognitiven Funktionen und der Gebrechlichkeit der Patienten.

Revaskularisationen mit reduzierter Invasivität zur „Einstromverbesserung"

Zur Vermeidung langwieriger endovaskulärer Prozeduren oder Operationen werden insbesondere bei geriatrischen Patienten immer wieder Versuche unternommen, eine alleinige Einstromverbesserung zum Beinerhalt bei CLI durchzuführen. Zwar sind die genauen Bedingungen einer Heilungsreaktion nach einer Revaskularisation nicht vollständig geklärt, in aller Regel führen derartige Versuche aber nicht zu dem gewünschten Ziel der Beseitigung der kritischen Ischämie im abhängigen Versorgungsgebiet und nicht zu einer Wundheilung oder Beseitigung des Ruheschmerzes, sondern setzen die Patienten lediglich einem zusätzlichen Eingriffsrisiko aus.

► Deshalb unterscheiden sich die Behandlungsprinzipien und die Behandlungsstrategie bei geriatrischen Patienten mit CLI nicht von der jüngerer Patienten und haben immer das Ziel einer vollständigen Beseitigung der kritischen Extremitätenischämie. Unterschiedlich ist jedoch die kritische Indikationsstellung unter Abwägung aller individueller Risikofaktoren.

Primäre Amputation als Therapieansatz

In einer weiteren Studie von Klaphake et al. wurde der Einfluss einer Majoramputation auf das Überleben in einer Patientenkohorte im Alter von > 70 Jahren mit CLI untersucht

(Klaphake et al. 2017). Eine separate Analyse wurde dabei für die Patientengruppe > 80 Jahre mit deutlich erhöhter Frailty durchgeführt. Insgesamt zeigte sich dabei eine enorme Mortalität bereits in der Gesamtkohorte von 44 % nach einem Jahr, 66 % nach 3 Jahren und 85 % nach 5 Jahren. Noch deutlich erhöht war allerdings die Sterblichkeit in der Kohorte der > 80-Jährigen. Hier waren nach 6 Monaten bereits 59 % und nach einem Jahr 63 % der Patienten tot. Einen weiteren Einfluss scheint zudem die Frage zu haben, ob vor der Majoramputation ein frustraner Revaskularisationsversuch erfolgte oder nicht. Verglich man die Gruppen mit und ohne vorherigem Revaskularisationsversuch, unterschied sich die Mortalität bereits um 10 % nach 3 Monaten.

► Dies lässt die Schlussfolgerung zu, dass in einer speziellen Gruppe von Patienten ohne sinnvolle Revaskularisationsmöglichkeit oder mit sehr hohem Risiko für eine Revaskularisationsmaßnahme auch eine primäre Majoramputation von Vorteil sein kann, allerdings mit hoher perioperativer Mortalität und hoher Mortalität im weiteren Verlauf.

Palliatives Vorgehen

Neben dem seitens eines Gefäßmediziners natürlicherweise bevorzugten Versuch der Revaskularisation, sollte aber auch der Gedanke einer palliativen Versorgung als Option in Betracht gezogen werden. In einer von Sibona et al. untersuchten Kohorte des „Prevention-of-Amputation-in-Veterans-Everywhere“ (PAVE)-Programms wurden insgesamt 145 Patienten in den palliativen Arm der Studie eingeschlossen (Sibona et al. 2022). Die Gesamtmortalität dieser Kohorte lag bei 88,2 %, wobei die Mortalität der ersten 3 Monate bereits bei 50 % lag. Dabei wurden 73,1 % der Patienten als gebrechlich („frail“) bzw. sogar 35 % der Patienten als so schwer erkrankt eingeschätzt, dass sie sich im Endstadium der Erkrankungen befanden. Gerade die Sterblichkeit von fast 50 % innerhalb der ersten 3 Monate nach Studieneinschluss zeigt, dass die Patientenselektion auch im Stadium der CLTI, die für eine Revaskularisation infrage kommen, entscheidend ist. Für einen Teil der Patienten ist die Anbindung an ein palliatives Versorgungskonzept von entscheidender Bedeutung, da hierdurch Schmerzfreiheit sowie eine adäquate Versorgung eher gewährleistet werden können.

11.4 Relevanz der personalisierten Indikationsstellung

Der wesentliche Faktor, der den klinischen Ausgang sowohl bei chirurgischen Eingriffen als auch bei der endovaskulären Therapie bei geriatrischen Patienten mit CLI beeinflusst, ist Gebrechlichkeit (Frailty), die als altersbedingter Zustand einer verminderten Körperkraft, reduzierten Ganggeschwindigkeit und allgemeinen Aktivität empfundene Erschöpfung sowie unbeabsichtigte Gewichtsreduktion definiert werden kann (Fried et al. 2001) und eine verminderte Resilienz gegenüber Stressoren impliziert. Die Prävalenz der Gebrechlichkeit bei Personen im Alter von 65 Jahren oder älter variiert zwischen 11 % und 23 % und steigt bei 80-Jährigen auf über 40 % (Song et al. 2010; Collard et al. 2012; Clegg et al. 2013).

In einer von van Aalst et al. an Patienten mit pAVK durchgeführten Metaanalyse war das Vorliegen von „Gebrechlichkeit" ein Prädiktor für die Eingruppierung in eine höhere Pflegestufe, abhängige Mobilität und Abhängigkeit von Hilfestellungen bei Aktivitäten des täglichen Lebens (ADL) nach offenen und endovaskulären Verfahren, während Gonzalez et al. „Gebrechlichkeit" gar als unabhängigen Prädiktor für Majoramputationen (aHR 2,16; 1,06–4,39), Sterblichkeit (aHR 2,62; 95 % KI: 1,17–5,88) und einen kombinierten Endpunkt (aHR 1,97; 95 % KI: 1,06–3,68), bestehend aus erneuter Intervention/Operation, Amputation und Sterblichkeit identifizierten (van Aalst et al. 2020; Gonzalez et al. 2019). Eine andere Metaanalyse zur Bewertung der Auswirkungen von Gebrechlichkeit auf das Behandlungsergebnis von Gefäßoperationen und Amputationen mit 1.886.611 Teilnehmern konnte zeigen, dass die Sterblichkeit während des Klinikaufenthaltes und nach der Entlassung signifikant mit dem Merkmal „Gebrechlichkeit" korreliert war (Karim et al. 2022). Es zeigte sich auch, dass Gebrechlichkeit signifikant mit einer längeren Krankenhausaufenthaltsdauer, häufigeren Wiedereinweisungen und einer höheren Wahrscheinlichkeit für Entlassungen außerhalb der häuslichen Umgebung (z. B. in Pflegeeinrichtungen) verbunden war (Karim et al. 2022).

▶ Vor dem Hintergrund des Frailtykonzeptes ist es wichtig, nicht das numerische Alter als den prognostisch entscheidenden Risikofaktor für interventionelle oder gefäßchirurgische Behandlungsindikationen anzusehen, sondern den Grad der Gebrechlichkeit des individuellen Patienten, der sich im klinischen Alltag mithilfe von validierten Skalen (z. B. der Clinical-Frailty-Scale) beurteilen lässt (Martin und O'Halloran 2020; Benzinger et al. 2021). Patienten mit einem sehr hohen Grad an Gebrechlichkeit (Clinical-Frailty-Scale > 7) sollten primär von Revaskularisationsmaßnahmen ausgeschlossen werden, da ihre Möglichkeiten, auf Stressoren jeglicher Art zu reagieren, extrem eingeschränkt und ihre Lebenserwartung hochgradig reduziert sind.

Literatur

van Aalst FM, Verwijmeren L, van Dongen EPA, de Vries JPM, de Groot E, Noordzij PG (2020) Frailty and functional outcomes after open and endovascular procedures for patients with peripheral arterial disease: a systematic review. J Vasc Surg. 71:297–306

Atar E, Siegel Y, Avrahami R, Bartal G, Bachar GN, Belenky A (2005) Balloon angioplasty of popliteal and crural arteries in elderly with critical chronic limb ischemia. Eur J Radiol 53:287–292

Benzinger P, Eidam A, Bauer JM (2021) Gerontol Geriat 54:285–296. https://doi.org/10.1007/s00391-021-01873-z

Clegg A, Young J, Iliffe S, Rikkert MO, Rockwood K (2013) Frailty in elderly people. Lancet 381(9868):752–762. https://doi.org/10.1016/S0140-6736(12)62167-9. Epub 2013 Feb 8. Erratum in: Lancet. 2013 Oct 19;382(9901):1328

Collard RM, Boter H, Schoevers RA, Oude Voshaar RC (2012) Prevalence of frailty in community-dwelling older persons: a systematic review. J Am Geriatr Soc 60:1487–1492

Diehm C, Allenberg JR, Pittrow D, Mahn M, Tepohl G, Haberl RL, Darius H, Burghaus I, Trampisch HJ (2009) German epidemiological trial on Ankle Brachial Index Study Group. Mortality and vascular morbidity in older adults with asymptomatic versus symptomatic peripheral artery disease. Circulation. 120:2053–2061

Faglia E, Dalla Paola L, Clerici G et al (2005) Peripheral angioplasty as the first-choice revascularization procedure in diabetic patients with critical limb ischemia: prospective study of 993 consecutive patients hospitalized and followed between 1999 and 2003. Eur J Vasc Endovasc Surg 29:620–627

Farber A et al (2022) Surgery or endovascular therapy for chronic limb-threatening ischemia. N Engl J Med 387(25):2305–2316

Fried LP, Tangen CM, Walston J, Newman AB, Hirsch C, Gottdiener J, Seeman T, Tracy R, Kop WJ, Burke G, McBurnie MA (2001) Cardiovascular Health Study Collaborative Research Group. Frailty in older adults: evidence for a phenotype. J Gerontol A Biol Sci Med Sci. 56:M146–M156

Gonzalez L, Kassem M, Owora AH, Seligson MT, Richards CY, Monita MM, Cardounell SZ, Brangman SA, Gahtan V (2019) Frailty and biomarkers of frailty predict outcome in veterans after open and endovascular revascularization. J Surg Res. 243:539–552. https://doi.org/10.1016/j.jss.2019.06.040

Hylton JR, Smith CA, Li CS, Pevec WC (2014) Octogenarians develop infrapopliteal arterial occlusive disease in the absence of traditional risk factors. Ann Vasc Surg. 28(7):1712–1718. https://doi.org/10.1016/j.avsg.2014.04.005

Iida O, Nakamura M, Yamauchi Y, Fukunaga M, Yokoi Y, Yokoi H, Soga Y, Zen K, Suematsu N, Inoue N, Suzuki K, Hirano K, Shintani Y, Miyashita Y, Urasawa K, Kitano I, Tsuchiya T, Kawamoto K, Yamaoka T, Uesugi M, Shinke T, Oba Y, Ohura N, Uematsu M, Takahara M, Hamasaki T, Nanto S, OLIVE Investigators (2015) 3-year outcomes of the OLIVE registry, a prospective multicenter study of patients with critical limb ischemia: a prospective, multi-center, three-year follow-up study on endovascular treatment for infra-inguinal vessel in patients with critical limb ischemia. JACC Cardiovasc Interv 8:1493–1502

Karim AM, Li J, Panhwar MS, Arshad S, Shalabi S, Mena-Hurtado C, Aronow HD, Secemsky EA, Shishehbor MH (2022) Impact of malnutrition and frailty on mortality and major amputation in patients with CLTI. Catheter Cardiovasc Interv. 99:1300–1309

Klaphake S, de Leur K, Mulder PGH et al (2017) Mortality after major amputation in elderly patients with critical limb ischemia. Clin Interv Aging. 12:1985–1992

Klaphake S, de Leur K, Mulder PGH et al (2018) Life expectancy and outcome of different treatment strategies for critical limb ischemia in the elderly patients. Ann Vasc Surg. 46:241–248

Lawall H, Diehm C, Hoffmann U, Reinecke H (2015) Periphere arterielle Verschlusskrankheit: Epidemiologie, Komorbidität und Prognose. Dtsch Med Wochenschr. 140:1798–1802

Lawall H, Pokrovsky A, Checinski P, Ratushnyuk A, Hamm G, Randerath O, Grieger F, Bentz JWG (2017) Efficacy and safety of alprostadil in patients with peripheral arterial occlusive disease fontaine stage IV: results of a placebo controlled randomised multicentre trial (ESPECIAL). Eur J Vasc Endovasc Surg. 53:559–566

Mann NK, Mathes T, Sönnichsen A, Pieper D, Klager E, Moussa M, Thürmann PA (2023) Potentially inadequate medications in the elderly: PRISCUS 2.0—first update of the PRISCUS list. Dtsch Arztebl Int 120:3–10

Martin FC, O'Halloran AM (2020) Tools for assessing frailty in older people: general concepts. Adv Exp Med Biol. 1216:9–19

Morisaki K, Matsuda D, Guntani A, Aoyagi T, Kinoshita G, Yoshino S, Inoue K, Honma K, Yamaoka T, Mii S, Yoshizumi T (2024) Treatment outcomes in octogenarians with chronic limb-threatening ischemia after infrainguinal bypass surgery or endovascular therapy. Ann Vasc Surg. 106:312–320

Pazan F, Wehling M (2024) Die FORTA (Fit fOR The Aged) Liste. Inn Med (Heidelb). 65(1):3–8

Peters CML, de Vries J, Redeker S, Timman R, Eijck GV, Steunenberg SL, Verbogt N, Ho GH, van Busschbach JJ, van der Laan L (2019) Cost-effectiveness of the treatments for critical limb ischemia in the elderly population. J Vasc Surg. 70:530–538

Plaisance BR, Munir K, Share DA, Mansour MA, Fox JM, Bove PG, Riba AL, Chetcuti SJ, Gurm HS, Grossman PM, BMC2 PVI (Blue Cross Blue Shield of Michigan Cardiovascular Consortium Peripheral Vascular Intervention) (2011) Safety of contemporary percutaneous peripheral arterial interventions in the elderly insights from the BMC2 PVI (Blue Cross Blue Shield of Michigan Cardiovascular Consortium Peripheral Vascular Intervention) registry. JACC Cardiovasc Interv. 4:694–701

van Reijen NS, Hensing T, Santema TKB, Ubbink DT, Koelemay MJW (2021) Outcomes of Conservative Treatment in Patients with Chronic Limb Threatening Ischaemia: A Systematic Review and Meta-Analysis. Eur J Vasc Endovasc Surg. 62(2):214–224. https://doi.org/10.1016/j.ejvs.2021.01.005

Sibona A, Bianchi C, Leong B, Caputo B, Kohne C, Murga A, Patel ST, Abou-Zamzam AM Jr (2022) Teruya T (2022) A single center's 15-year experience with palliative limb care for chronic limb threatening ischemia in frail patients. J Vasc Surg. 75:1014–1020

Song X, Mitnitski A, Rockwood K (2010) Prevalence and 10-year outcomes of frailty in older adults in relation to deficit accumulation. J Am Geriatr Soc 58:681–687

Uhl C, Steinbauer M, Torsello G, Bisdas T (2017) The CRITISCH collaborators. Outcomes after endovascular revascularization in octogenarians and non-octogenarians with critical limb ischemia. J Endovasc Ther. 24:471–477

Vogel TR, Petroski GF, Kruse RL (2014) Functional status of elderly adults before and after interventions for critical limb ischemia. J Vasc Surg. 59:350–358

Wehling M, Peiter A (2003) Arzneimitteltherapie im Alter aus der Sicht des klinischen Pharmakologen [Drug therapy of elderly patients from the viewpoint of the clinical pharmacologist]. Internist. 44:1003–1009

Weis-Müller BT, Römmler V, Lippelt I, Porath M, Godehardt E, Balzer K, Sandmann W (2011) Critical chronic peripheral arterial disease: does outcome justify crural or pedal bypass surgery in patients with advanced age or with comorbidities? Ann Vasc Surg. 25:783–795

Yannoutsos A, Lin F, Gaisset R, Jaillette C, Lazareth I, Emmerich J, Priollet P (2021) Characteristics and outcomes of octogenarians with revascularized critical limb ischemia: impact of altered cardiac function for early mortality. J Med Vasc. 46:224–231

Diabetisches Fußsyndrom (DFS) bei geriatrischen Patienten

12

D. Hochlenert und G. Engels

Inhaltsverzeichnis

12.1 DFS bei geriatrischen Patienten

Die Betreuung fragiler Menschen mit einem diabetischen Fuß bedeutet, den Schutz des Fußes zu erreichen, ohne die Betroffenen durch Mobilitätseinschränkungen weiter zu schwächen. Dafür muss das schützende Hilfsmittel die verbliebenen Möglichkeiten des Fußes optimal nutzen und die vulnerablen Stellen von Belastungen aussparen. Operative, bestenfalls minimalinvasive Verfahren machen den Fuß resilienter. So können Füße Belastungen auch mit weniger Schutz durch Hilfsmittel widerstehen. Das ist vorteilhaft, weil

D. Hochlenert (✉)
Ambulantes Zentrum für Diabetologie, Endoskopie und Wundheilung, Köln, Deutschland

G. Engels
Sektion Diabetes-Fußchirurgie, Cellitinnen-Krankenhaus St. Vinzenz, Köln-Nippes, Deutschland
E-Mail: gerald.engels@cid-direct.de

M. Steinbauer et al. (Hrsg.), *Gefäßmedizin im Alter*,
https://doi.org/10.1007/978-3-662-71191-0_12

Schuhe dann weniger auffällig sein können, weniger stark individualisiert und damit teuer zu sein brauchen und bei Unachtsamkeiten nicht sofort neue Ulzera entstehen.

12.2 Konservativer Schutz in drei Stufen

Der konservative Schutz benötigt immer ein Interface, das geschickt die Last zwischen Fuß und Boden vermittelt: die Bettung (Bus et al. 2024). Die Bettung kann ihre Wirkung besser erreichen, wenn ein zweites Wirkprinzip hinzutritt: die Ruhigstellung der Zehengrundgelenkreihe. Das gelingt mit einer stark gewölbten Sohle (Ballenrolle), die ihren Scheitelpunkt proximal der zu schützenden Struktur hat. Sie kann zusätzlich versteifende Einbauteile beinhalten. Noch intensiveren Schutz ermöglicht eine Ruhigstellung der Sprunggelenke mit einer Arthrodesenkappe, einem TCC (Total Contact Cast) oder einem Walker. Der Schutz eskaliert also in drei Stufen: von der Bettung (nur Entlastung) bis zu einem über den Knöchel hohen Maßschuh (sämtliche Gelenkreihen werden immobilisiert). Mit dem verbesserten Schutz sind zahlreiche Nachteile verbunden. In einem abgestuften Vorgehen werden versteifende Elemente deshalb nur verwendet, wenn sie notwendig sind.

Ist das DFS aktiv, so muss der Schutz vollständiger und lückenloser sein, als in der Prophylaxe. Hilfsmittel müssen in diesem Fall sofort verfügbar und Anpassungen bei Veränderungen unkompliziert möglich sein. Daher hat es sich etabliert, beim aktiven DFS Walker, Orthesen, TCCs, Therapieschuhe und Point-of-Care-hergestellte Sohlenzurichtungen aus Filz einzusetzen und Diabetesschutz- oder Maßschuhe erst nach Wundverschluss zu verordnen. Die biomechanischen Grundlagen für die Schutzkonzepte unterscheiden sich zwischen aktivem und inaktivem DFS aber nicht.

12.3 Mensch mit Polyneuropathie (PNP)

Die Betroffenen wirken oft merkwürdig unbeteiligt am Schicksal ihrer Füße. Der Philosoph und Diabetologe Alexander Risse hat diese Entfremdung der Füße zum Umgebungsbestandteil mit dem Konzept des „Leibesinselschwunds" erklärt (Risse 2006) (Abb. 12.1). Das Phänomen ist Teil des Krankheitsbildes und muss in die Therapiekonzepte eingearbeitet sein.

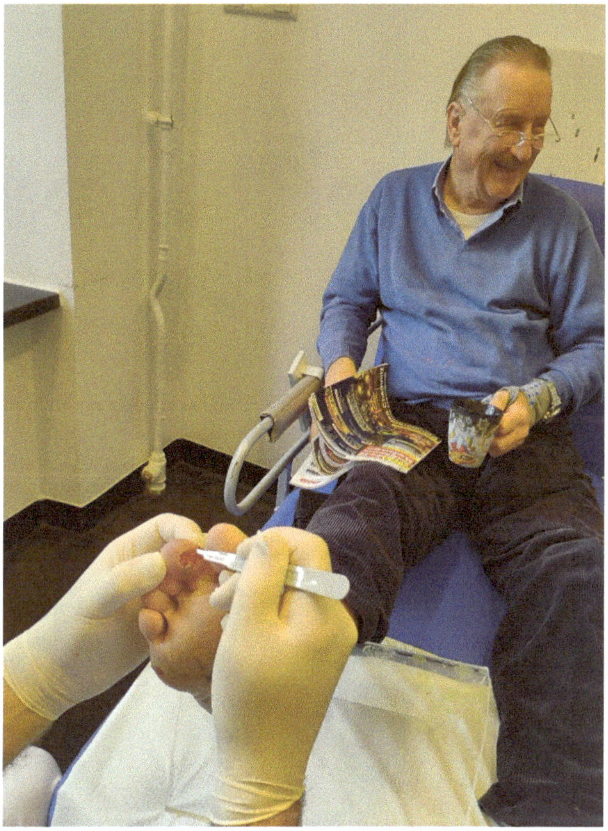

Abb. 12.1 Patient mit Anästhesie und Leibesinselschwund

12.4 Voraussetzungen, Anlässe, Entitätenkonzept und Plantarisierung

Alle Menschen mit DFS haben zumindest einen teilweisen Verlust des schützenden Schmerzes erlitten. Mit einer reinen pAVK, die zum Absterben von Körperteilen führt, hätten sich die Betroffenen frühzeitig mit Schmerzen an helfende Einrichtungen gewandt und es wäre selten oder gar nicht zum Gewebeuntergang gekommen. Entscheidend ist, die Diagnose und die Notwendigkeit des Schutzes nicht an Untersuchungen, sondern am klinischen Gesamtbild festzumachen. Der Verlust des schützenden Schmerzempfindens (Loss of Protective Sensation = LOPS oder Loss of Protective Pain = LOPP) ermöglicht den Betroffenen, beschwerdefrei auf Wunden herumzulaufen, wobei es nicht selten vor-

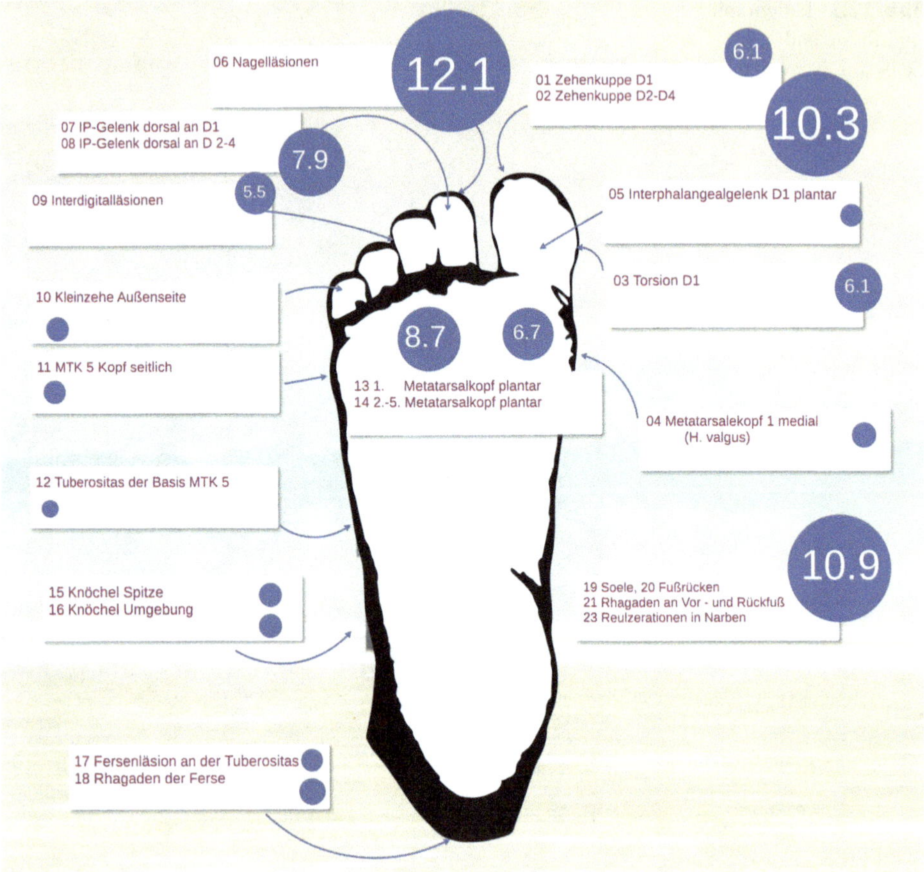

Abb. 12.2 Verteilung der Lokalisation von diabetischen Fußulzera nach dem Entitätenkonzept. Kommentar: Die Läsionen an den Zehen und im Bereich der Mittelfußköpfe machen zusammen fast 90 % der Läsionsregionen aus

kommt, dass das Vibrationsempfinden (Stimmgabel) noch erhalten ist. Die PNP ist also die wichtigste Voraussetzung für die Entwicklung eines DFS. Eine zusätzliche pAVK verzögert die Reparatur oder macht sie unmöglich.

Die Anlässe, die zu Ulzera führen und sie aufrechterhalten, haben ihren Hintergrund typischerweise in einer gestörten Biomechanik. Welche Verfahren zum Schutz am ehesten infrage kommen, lässt sich anhand der Lokalisation der Überlastung standardisieren (Abb. 12.2). Sie ist kein Zufall, sondern biomechanisch bestimmt. Im Umkehrschluss können aus der Lokalisation die biomechanischen Hintergründe und die möglichen therapeutischen Schritte abgeleitet werden (Hochlenert et al. 2022).

Ca. 60 % der Ulzera betreffen die Zehen. Hier ist das Konzept der Plantarisierung wesentlich. Durch Krallen, Drehen oder Überstrecken der Zehen werden Teile der Zehen zur

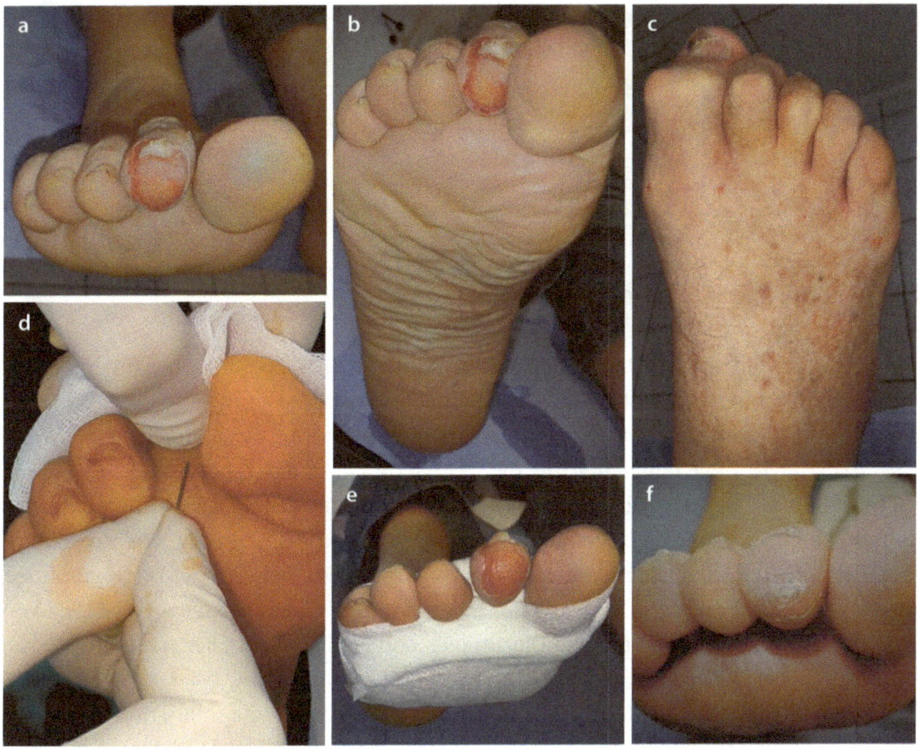

Abb. 12.3 (**a**) Klinischer Befund bei Vorstellung. Die Läsion besteht seit 2 Tagen nach einer längeren Wanderung. (**b**, **c**) „Kralltest". (**d**) Der Patient wurde sofort bei ausreichender arterieller Durchblutung (Notfallindikation) operiert (perkutane Tenotomie der FHL-Sehne und der FDL-Sehnen D2–5 bei hohem Risiko für Transferläsionen der Zehen 1 und 3–5 nach ausschließlicher Tenotomie der FDL-Sehne D2) (**e**) Postoperativer Verband. (**f**) 13. postoperativen Tag. Die postoperative Entlastung erfolgte in einer Sandale mit weichem Fußbett. (Quelle: Engels 2023)

Belastungszone, die dafür nicht ausgelegt sind. Eine Plantarisierung kann funktionell sein, d. h. erst unter Belastung auftreten. Eine flexible Plantarisierung, bei der sich die Fehlstellung manuell korrigieren lässt, ist häufig durch einen perkutanen Sehneneingriff in der Regel dauerhaft korrigierbar. Eine fixierte Plantarisierung bedarf jedoch der Indikationsstellung durch einen erfahrenen Chirurgen, der die Möglichkeiten z. B. durch ein Kapselrelease in Lanzettetechnik, abschätzt. Eine pAVK schließt ein minimalinvasives Verfahren nicht aus, wenn der Versorgungsmehrbedarf für den Wundschluss eines Ulkus als deutlich höher eingeschätzt wird als der zur Heilung des Traumas eines minimalinvasiven Eingriffs, beispielsweise einer perkutanen Beugesehnentenotomie. Die Aufhebung einer Plantarisierung führt zur sofortigen Beendigung der Wundtraumatisierung (Fallbeispiel in Abb. 12.3).

12.5 Minimalinvasive Verfahren

Fragile Menschen entscheiden sich in der Regel gegen aufwendige Eingriffe am Fuß. Die Wahl besteht also nicht zwischen optimalem und weniger optimalem funktionellem Ergebnis, sondern zwischen einem „Bisschen" oder „Nichts", wobei „Nichts" oft genug Rezidiv, Infektion und Amputation bedeutet.

12.6 Therapieinduzierte Gefahren

50 % der Betroffenen sind 5 Jahre nach der Erstdiagnose des DFS verstorben, überwiegend an Herz-Kreislauf-Erkrankungen (Chen et al. 2023). Der überwiegende Teil der Todesfälle ist aus den zu dem Zeitpunkt bestehenden Begleitdiagnosen nicht errechenbar (Walsh et al. 2015). D. h., die Krankheiten, die die Übersterblichkeit auslösen, entstehen erst während der Behandlung des Menschen mit DFS. Die negativen Folgen der Immobilisation sind allgemein bekannt und beinhalten neben dem Verlust an kardiovaskulärer Fitness auch Einbußen an Unabhängigkeit und Lebensqualität. Das heißt, es ist keine gute Idee, diese fragilen Menschen zum Schutz ihrer Füße zu immobilisieren, auch wenn dieses Vorgehen an der Tagesordnung ist. Die Betroffenen sollten also nicht „nur das Nötigste laufen", sondern so viel, wie sie gewohnt sind.

Weitere ungünstige Effekte der Therapie können Sturzereignisse sein, Transferläsionen oder die Ineffektivität der Behandlung, sodass der Schweregrad des DFS zunimmt.

Die Aufgabe des therapeutischen Teams besteht darin, die Betroffenen auf ihrem lebenslangen Weg mit ihrer Erkrankung zu begleiten. Einschnitte in die Mobilität sind dabei möglichst zu vermeiden. Das gelingt durch einen klugen Einsatz aller Alternativen zum Schutz des Fußes mithilfe des Entitätenkonzepts.

12.7 Untersuchungsverfahren

Anamnese und körperliche Untersuchung (Tab. 12.1 und 12.2) klären zwei Fragen: Warum überhaupt? Also: Welche Voraussetzungen haben den Fuß empfindlich werden lassen? Und zweitens: Warum genau da? Also: Welcher Anlass hat das Ulkus genau da

Tab. 12.1 Ursachen und typische Lokalisationen

Druckulzera	Genau über Knochenvorsprüngen, randständige Hyperkeratosen
Venöse Ulzera	In der Knöchelregion
Dekubitalulzera	An der Ferse
Thermische Schädigung	Flächig an üblicherweise unbelasteten Stellen, mehrere Lokalisationen im gleichen Stadium
Akzidentelle Traumata	Fußsohle auch in nicht tragenden Bereichen und gelegentlich am Fußrücken

Tab. 12.2 Funktionstests, die nicht offensichtliche Störungen aufdecken

Funktionsstörung	Test	Notwendig bei
Verkürzung des Wadenmuskelkomplexes	Überprüfung der passiven und aktiven Dorsalextension des Fußes, Silfverskjöld-Test	Allen Vorfußläsionen
Funktionelle Krallenzehen	Kralltest, Zehenposition im „Zehenspitzenstand“	Allen Zehenkuppenläsionen
Fibularisparese	Kraft der Anhebung des Außenrandes des Fußes	Allen Vorfußläsionen
Hallux rigidus	Passive Dorsalextension der Großzehe bei Fußstellung in Neutralposition	Allen Großzehenläsionen
Vorzeitige Verriegelung der Fußwurzel	Fersenposition in der Sicht von hinten, Coleman-Block-Test	Ulzera unter MTK 5 und/oder MTK 1

entstehen lassen und nicht etwas weiter entfernt? Die Voraussetzungen lassen sich allenfalls etwas verbessern, was bei einer pAVK entscheidend sein kann. Oft ist das lebenslange Unterbinden der Auslöser, in kluger Kombination mit einer Reduktion der Voraussetzungen der Kern der Therapie.

Ist die Idee der Betroffenen zur Entstehung plausibel? Betroffene haben oft eine Idee zum Hergang der Ereignisse, die zum Ulkus geführt haben, die auf den ersten Blick plausibel wirkt. Dabei darf der gewissenhafte Untersucher allerdings nicht stehen bleiben. Oft sind die beispielsweise angeschuldigten Schuhe nicht der Anlass eines Ulkus. Nur bei Ulzera der Zehenzwischenräume, an MTK 5 lateral und MTK 1 medial, sind nicht ausreichend weite Schuhe Teil des Schadenereignisses. Podologische Therapie unelastischer Schwielen deckt oft Ulzera auf und wird zu Unrecht als Verursacher angeschuldigt („Die Podologin hat mich geschnitten.“). Thermische Schädigungen, beispielsweise durch Wärmflaschen, werden erst Tage später sichtbar und nicht mit den Ulzera in Verbindung gebracht.

Biomechanische Probleme können offensichtlich sein, wie beispielsweise beim Hallux valgus, oder erst durch sorgfältige Untersuchung klar werden, wie beispielsweise eine Verkürzung des Wadenmuskelkomplexes. Folgende Störungen müssen aktiv gesucht werden:

12.8 Entitäten im Einzelnen

Nr	Entität	%	Operative Maßnahmen, innere Entlastung	Hilfsmittel äußere Entlastung	Bemerkungen
1	Kuppe D1	6,1	Tenotomie der langen Flexorensehne	Ballenpolster D1, Kehlenpolster D2–D4	Test auf funktionelle Plantarisierung
2	Kuppe D2–D4	10,3			
3	Torsionsläsion D1 medial (Plan-arisierung)	6,1	Tenotomie der Flexorensehne D1, Kondylektomie am IP-Gelenk, Korrektur des Hallux valgus/-rigidus	Erhöhung der proximalen und distalen Anteile der Großzehe und des Ballens	Langwierig und hohe Rezidivneigung, Test auf funktionelle Plantarisierung notwendig

(Fortsetzung)

Nr	Entität	%	Operative Maßnahmen, innere Entlastung	Hilfsmittel äußere Entlastung	Bemerkungen
4	Os Metatarsale 1 medial (H. valgus)	3,1	Chirurgie des Hallux valgus in der Remissionsphase	Abstandhalter	Oft „Pseudobursa"
5	IP-Gelenk D1 plantar (H. limitus/rigidus)	2,9	Chirurgie des Hallux rigidus (OP nach Valenti …)	Sohlenversteifung und Ballenrolle	Hohe Rezidivrate (50,5 % im Folgejahr)
6	Nagelbett	12,1	Evtl. Phenolisation, ggf. Tenotomie der langen Flexorensehne	Platz im Schuhwerk, Orthonyxiespange	90 % an D1, Nagelextraktionen sollten unterbleiben
7	IP-Gelenk D1 dorsal	1	Tenotomie der langen Flexorensehne D2–D4, an D1 in Kombination mit einer Verlängerung der Extensorensehnen, PIP-Gelenk-Resektionsarthroplastik, plantare Kapsulotomie des PIP-Gelenkes	Weiche Zehenbox, Distanzpolster	Häufige Knochenbeteiligung, was keine grundsätzliche Amputationsindikation darstellt!
8	IP-Gelenk D2–D4 dorsal	6,5			
9	Interdigital, oft Schuhdruck	5,5	Entfernung des IP-Gelenks	Distale und sehr weiche Abstandhalter, wenn überhaupt Vermeidung von Allem, was den Vorfuß einengt	Knochenbeteiligung stellt keine grundsätzliche Amputationsindikation dar!
10	Kleinzehe (IP-Gelenk/Kuppe)	3,5	Tenotomie der FDL-Sehne	Angemessene Leistenweite	Torsion im Funktionstest
11	GG D5 lateral (Schuhkonflikt, Supination)	2	Bei Supination durch kurzen Wadenmuskel ATL	Angemessene Leistenweite	Häufig pAVK
12	Basis MTK 5 lateral	0,9	Nur minimale Entfernung infizierten Knochens	Abstandhalter,	Häufig pAVK
13	MTK 1 plantar (mediales Sesambein)	6,7	Minimalinvasive, plantare Dickenreduktion des medialen Sesambeines, Sehnenchirurgie	Ballenrolle, Sohlenversteifung, Stufenbettung, Anhebung 1. Strahl (MTK 1–2) oder Tieferlegung (MTK 4–5)	Ohne OP häufig Rezidive
14	MTK 2–5 plantar (laterale Kondylen der Metatarsalköpfe)	8,7	DMMO		
15	Knöchel zentral (Focus auf der Prominenz)	1,9	Keine Standardprozedur	Bei Kompressionstherapie Kulissenpolster	Häufig pAVK

(Fortsetzung)

Nr	Entität	%	Operative Maßnahmen, innere Entlastung	Hilfsmittel äußere Entlastung	Bemerkungen
16	Knöchelregion (DD wie Ulcus cruris)	2,1	Evtl. Therapie der chronisch venösen Insuffizienz	Kompressionstherapie, Kulissenpolster	Langwierig
17	Tuberositas Calcanei (Dekubitalläsion)	3,2	Keine Standardprozedur	Sicher distanzierende Hilfsmittel, keine Fellschuhe o. ä.	Bei allen Operationen in Rückenlage: Perioperative Prophylaxe
18	Sohle, Ferse (Rhagaden, Trauma, insuffiziente Achillessehnenfunktion)	5,6	Nach Traumata sorgsame Exploration	Bei Rhagaden Tapeverbände und Acrylatkleber, Fersenfettpolster: TCC o. ä.	Ischämie- und Amputationsrisiko
19	Sohle in physiologisch unbelasteten Bereichen	1,7	Deformität: Pseudoexostosektomie	Hitze, Trauma: Distanzierende Polster	Prognose in der Regel gut
20	Fußrücken	2,2		Distanzierende Polster	Prognose durchschnittlich
21	Rhagaden an Vor-/Mittelfuß	1,3	Keine Standardprozedur	Tapeverbände und Acrylatkleber	Prognose in der Regel gut
22	Narben (Reulzerationen nach Amputationen)	5,7	Keine Standardprozedur	Distanzierende Polster	Folgenreich und langwierig

Erklärungen:
PIP: proximales Interphalangealgelenk; DIP: distales Interphalangealgelenk; IP: Interphalangealgelenk (D1); FHL-Sehne: Flexor-hallucis-longus-Sehne; FDL-Sehne: Flexor-digitorum-longus-Sehne; MTK: Metatarsalknochen; Ballenpolster: Erhöhung des Ballens mittels Polster unter dem Ballen. Kehlenpolster: Extensionsunterstützung durch rundes Polster in der „Kehle" der Zehen; Distanzpolster: Abstandhalter mit Polstermaterial, das entfernt von der zu entlastenden Stelle angebracht wird. Resektionsarthroplastik nach Valenti: dorsal offene V-förmige Teil-Entfernung des Großzehengrundgelenks; DMMO: distale minimalinvasive Metatarsalosteotomie

Literatur

Bus SA, Armstrong DG, Crews RT, Gooday C, Jarl G, Kirketerp-Moller K et al (2024) Guidelines on offloading foot ulcers in persons with diabetes (IWGDF 2023 update). Diabetes Metab Res Rev 40(3):e3647. https://doi.org/10.1002/dmrr.3647

Chen L, Sun S, Gao Y, Ran X (2023) Global mortality of diabetic foot ulcer: a systematic review and meta-analysis of observational studies. Diabetes Obes Metab 25(1):36–45. https://doi.org/10.1111/dom.14840

Hochlenert D, Engels G, Morbach S, Schliwa S, Game FL (2022) Das Diabetische Fußsyndrom: Über die Entität zur Therapie, 2. Aufl. Springer, Berlin/Heidelberg

Risse A (2006) Anthropologische Bedeutung der Polyneuropathien für Patienten und Versorgung. Diabetologe 2:125–131. https://doi.org/10.1007/s11428-006-0037-7

Walsh JW, Hoffstad OJ, Sullivan MO, Margolis DJ (2015) Association of diabetic foot ulcer and death in a population-based cohort from the United Kingdom. Diabet Med. https://doi.org/10.1111/dme.13054

Akute Extremitätenischämie im hohen Lebensalter

13

Ioannis Thomas Passaloglou

Inhaltsverzeichnis

13.1 Einleitung

Die medizinische Versorgung älterer Menschen hat in den letzten Jahrzehnten sowohl in der Forschung als auch in der Praxis zunehmend an Bedeutung gewonnen. Angesichts der demografischen Veränderungen und einer wachsenden Zahl geriatrischer Patient*innen werden die Herausforderungen dieser Patientengruppe immer relevanter. Eine besonders kritische Problematik in diesem Zusammenhang ist die akute Extremitätenischämie (ALI), eine potenziell lebensbedrohliche Erkrankung, die durch plötzliche Durchblutungsstörungen in einer Extremität gekennzeichnet ist. Mit einer jährlichen Inzidenz von etwa

I. T. Passaloglou (✉)
Klinik für Gefäßchirurgie, Alexianer St. Gertrauden Krankenhaus, Berlin, Deutschland

M. Steinbauer et al. (Hrsg.), *Gefäßmedizin im Alter*,
https://doi.org/10.1007/978-3-662-71191-0_13

14 Fällen pro 100.000 Einwohner*innen und einer hohen Letalität, die mit dem Alter stark ansteigt, stellt die ALI ein dringliches Thema sowohl in der Gefäßmedizin als auch in der Geriatrie dar.

Die Behandlung geriatrischer Patient*innen mit ALI wird durch verschiedene Faktoren erschwert. Zu diesen zählen altersbedingte physiologische Veränderungen, Multimorbidität und Polypharmazie, die die Therapieentscheidungen komplex und oft widersprüchlich gestalten. Veränderungen, wie eine reduzierte vaskuläre Elastizität, eingeschränkte Regenerationsfähigkeit und gleichzeitig bestehende Begleiterkrankungen wie Diabetes, Herzinsuffizienz oder chronische Nierenerkrankungen, erhöhen die Anforderungen an eine adäquate klinische Betreuung. Hinzu kommt, dass eine Polypharmazie die Verträglichkeit von Therapien beeinträchtigt und das Risiko für Arzneimittelinteraktionen sowie Nebenwirkungen erheblich erhöht. Die medizinische Versorgung dieser vulnerablen Patient*innengruppe erfordert daher eine individualisierte Herangehensweise, die nicht nur die akute Erkrankung adressiert, sondern auch die langfristige Lebensqualität und Prognose berücksichtigt.

In diesem Kapitel wird untersucht, wie Multimorbidität und Polypharmazie die therapeutischen Entscheidungen bei geriatrischen Patient*innen mit ALI beeinflussen und welche Ansätze am besten geeignet sind, die Lebensqualität sowie die Prognose dieser Patient*innen zu verbessern. Vor diesem Hintergrund liegt der Fokus auf unterschiedlichen Therapieoptionen: von schnellen interventionellen Maßnahmen über konservative Ansätze bis hin zu den Umständen, unter denen der Verzicht auf eine aktive Behandlung sinnvoll erscheint. Dabei werden insbesondere die individuellen klinischen Faktoren wie Komorbiditäten, Medikamenteneinnahme und persönliche Präferenzen der Patient*innen beleuchtet.

13.2 Charakteristika der ALI im Alter

Die ALI tritt bei geriatrischen Patient*innen aufgrund altersbedingter physiologischer Veränderungen sowie der hohen Prävalenz von Multimorbidität und Polypharmazie besonders häufig und schwerwiegend auf. Das Verständnis der zugrunde liegenden Mechanismen und die Berücksichtigung der spezifischen Herausforderungen bei Diagnose und Behandlung dieser Patientengruppe sind unabdingbar, da die Inzidenz der Erkrankung mit zunehmendem Alter stark ansteigt (Roijers et al. 2020; Heit 2015). Altersbedingte Veränderungen, wie eine reduzierte Elastizität der Gefäßwände, eine verminderte Kompensationsfähigkeit und ein Anstieg prothrombotischer Zustände, erhöhen das Risiko für thromboembolische Ereignisse, die die Hauptursache für ALI darstellen (Görtz 2022; Meisel 2022). Die Komplexität der Erkrankung wird durch Multimorbidität verstärkt, da Krankheiten wie Diabetes mellitus, chronische Nierenerkrankungen und Herzinsuffizienz zusätzlich negative Auswirkungen auf die Prognose haben und das Management erschweren (Meisel 2022; Lange et al. 2004).

Ein zentraler Faktor für das erhöhte Risiko älterer Patient*innen ist die systemische Inflammation, die durch Multimorbidität verstärkt wird. So führt beispielsweise eine schlechte glykämische Kontrolle bei Diabetes mellitus durch endotheliale Dysfunktion und Mikroangiopathien zu einem signifikant gesteigerten Risiko für ALI (Liu et al. 2022; Lange et al. 2004). Gleichzeitig tragen chronische Nierenerkrankungen durch elektrolytische Dysbalancen und eine reduzierte Medikamentenclearance zur erhöhten Vulnerabilität bei (Meisel 2022; Görtz 2022). Darüber hinaus stellen altersabhängige kardiovaskuläre Dysfunktionen, wie Vorhofflimmern, einen wesentlichen Risikofaktor für embolische Ereignisse dar, die häufig mit ALI assoziiert sind (Heit 2015; Roijers et al. 2020). Diese Zusammenhänge verdeutlichen, dass eine differenzierte Risikoabschätzung und individualisierte Therapieansätze notwendig sind.

Besondere Herausforderungen stellen sich durch Multimorbidität und Polypharmazie, die sowohl die diagnostischen als auch die therapeutischen Möglichkeiten erheblich beeinflussen. Polypharmazie, definiert als die Einnahme von fünf oder mehr Medikamenten, erhöht die Wahrscheinlichkeit von Interaktionen und Nebenwirkungen, die die Behandlung zusätzlich erschweren (Görtz 2022; Liu et al. 2022). Insbesondere bei geriatrischen Patient*innen mit ALI treten häufig medikamentenassoziierte Komplikationen wie Delire oder unerwünschte Wechselwirkungen zwischen gerinnungshemmenden und blutdrucksenkenden Medikamenten auf (Swarbrick und Partridge 2022; Meisel 2022). Eine signifikante Korrelation besteht zudem zwischen Polypharmazie und Sarkopenie. Letztere beeinflusst nicht nur die Mobilität, sondern verschlechtert auch die postoperative Erholungsfähigkeit, was sich negativ auf die Therapieergebnisse auswirkt (Bauer et al. 2022; Kitamura et al. 2021).

Die Symptome der ALI bei geriatrischen Patient*innen unterscheiden sich oft deutlich von denen jüngerer Patient*innen, was Diagnosestellungen verzögern kann. Während jüngere Betroffene typischerweise über plötzliche Schmerzen und Kälteempfindung in den Extremitäten klagen, präsentieren sich ältere Menschen häufig mit unspezifischen Beschwerden wie Schwäche oder allgemeiner kognitiver Beeinträchtigung (Madou et al. 2017; Schlotmann et al. 2022). Diese atypischen Symptome, gepaart mit einer reduzierten physiologischen Reserve, erhöhen das Risiko perioperativer Komplikationen wie Pneumonien oder septischem Schock erheblich (Swarbrick & Partridge 2022; Meisel 2022). Ein weiteres Problem stellt das häufige Auftreten postoperativer Delire dar, die nicht nur die Erholungszeit verlängern, sondern auch die Lebensqualität nachhaltig beeinträchtigen (Swarbrick und Partridge 2022; Schlotmann et al. 2022).

In der klinischen Praxis zeigt sich zudem, dass geriatrische Patient*innen mit akuter Extremitätenischämie häufig zunächst unklar in die Notaufnahme eingewiesen werden – oftmals mit der Verdachtsdiagnose eines neurologischen Ereignisses. Sie werden daher zunächst internistisch aufgenommen; die ALI fällt in der weiteren Sichtung auf. Dieses Beispiel unterstreicht die diagnostischen Herausforderungen und bestätigt die im Schrifttum beschriebene unspezifische Präsentation.

13.3 Diagnostische Herausforderungen

Diagnostische Herausforderungen bei geriatrischen Patient*innen sind ebenfalls vielfältig und durch vaskuläre Alterungsprozesse sowie Begleiterkrankungen geprägt. Besonders hervorzuheben ist hierbei dennoch die **Duplexsonografie**, die nahezu jederzeit verfügbar ist, keine Risiken für die Patient*innen birgt und daher auch bei dieser vulnerablen Patientengruppe das zentrale Verfahren darstellt. Die altersabhängig reduzierte Elastizität der Gefäßwände und die eingeschränkte Regenerationsfähigkeit des Gewebes erschweren nicht nur die Diagnosestellung, sondern auch die Behandlung (Görtz 2022; Meisel 2022). Kognitive Einschränkungen und Mobilitätsprobleme behindern zusätzlich diagnostische Verfahren wie Duplexsonografie oder MRT, während Bildgebungen mit Kontrastmitteln das Risiko für nephrotoxische Nebenwirkungen bei Patient*innen mit vorbestehender Niereninsuffizienz erhöhen (Schlotmann et al. 2022; Lange et al. 2004). Sarkopenie und pAVK, die bei geriatrischen Patient*innen häufig vorliegen, verschlechtern ebenfalls die Langzeitprognose und erhöhen die Anfälligkeit für kardiovaskuläre Ereignisse (Liu et al. 2022; Bauer et al. 2022).

Sarkopenie spielt eine Schlüsselrolle in der Therapie und Prognose von ALI, da sie nicht nur die postoperative Mobilität, sondern auch die funktionelle Unabhängigkeit erheblich beeinflusst (Kitamura et al. 2021; Liu et al. 2022). Immobilitätsbedingte Muskelverluste bei Krankenhausaufenthalten treten bei älteren Menschen besonders schnell auf, was zu einer weiteren Verschlechterung der Lebensqualität führt (Bauer et al. 2022; Kitamura et al. 2021). Zudem geht Sarkopenie häufig mit Begleiterkrankungen wie Anämie oder kognitiven Beeinträchtigungen einher, die die Therapie zusätzlich komplizieren (Kitamura et al. 2021; Görtz 2022). Eine gezielte Rehabilitation mit Kraft- und Ausdauertraining sowie eine adäquate Ernährung sind essenzielle Bestandteile einer erfolgreichen Behandlung, da sie nicht nur die Lebensqualität verbessern, sondern auch die Sterblichkeit senken können (Bauer et al. 2022).

Zusammenfassend zeigt sich, dass die akute Extremitätenischämie im Alter durch eine Kombination aus altersbedingten physiologischen Veränderungen, Multimorbidität, Polypharmazie und Sarkopenie erheblich beeinflusst wird. Diese Faktoren machen eine interdisziplinäre und individuelle Behandlungsstrategie erforderlich, die sowohl die zugrunde liegenden Risikofaktoren als auch die spezifischen Bedürfnisse geriatrischer Patient*innen berücksichtigt.

13.4 Therapeutische Optionen

Die therapeutischen Ansätze bei geriatrischen Patient*innen mit ALI umfassen eine Vielzahl von Optionen, die sorgfältig an die individuellen Bedürfnisse und Risikofaktoren der Patient*innen angepasst werden müssen. Jede Entscheidung erfordert eine differenzierte Abwägung zwischen potenziellem Nutzen und Risiken, wobei die zeitliche Dringlichkeit häufig eine zentrale Rolle spielt. Die schnelle Intervention ist besonders bei akuten Formen der Ischämie essenziell, um irreversiblen Gewebeschäden vorzubeugen. Die Einteilung nach der SVS-/ISCVS-Klassifikation bietet eine wertvolle Grundlage, um den Schweregrad der Ischämie zu bestimmen und die Dringlichkeit einer Behandlung zu beurteilen (Hennig 2008; European Society for Vascular Surgery 2020). Fälle, die in die Kategorien „gefährdet" oder „lebensfähig" fallen, erfordern umgehende Maßnahmen, da eine Verzögerung das Risiko einer Amputation erheblich erhöht (European Society for Vascular Surgery 2020). Allerdings sind geriatrische Patient*innen aufgrund ihrer reduzierten physiologischen Reserve anfälliger für perioperative Komplikationen wie Myokardinfarkte oder Schlaganfälle, was die Notwendigkeit einer sorgfältigen Risiko-Nutzen-Abwägung unterstreicht (Yannoutsos et al. 2021; Vogel et al. 2014). Studien dokumentieren, dass sehr alte Patient*innen, die sich einer Revaskularisation unterziehen, in vielen Fällen ihre Gehfähigkeit erhalten und eine verbesserte Langzeitprognose erreichen können, sofern eine präoperative Analyse relevanter Faktoren wie Ernährungsstatus und Komorbiditäten erfolgt (Shirasu et al. 2016). Dies bekräftigt, dass sowohl die Wahl des Eingriffs als auch die Interventionszeit eng mit individuellen Risiken abgestimmt werden sollten.

Die Indikation für chirurgische oder endovaskuläre Interventionen hängt stark von der Ursache der Ischämie ab. Akute Embolien, die häufig kardialen Ursprungs sind, erfordern meist eine sofortige chirurgische Embolektomie, um die Extremität zu retten (European Society for Vascular Surgery 2020; Hennig 2008). Im Gegensatz dazu werden arteriosklerotische Thrombosen bevorzugt endovaskulär behandelt, da diese weniger invasiv und mit geringeren Restenoseraten verbunden sind (Hennig 2008; European Society for Vascular Surgery 2020). Patient*innen mit erhöhten BNP-Werten oder Pflegeheimpatienten zeigen eine signifikant erhöhte Mortalitätsrate, was die präoperative Beurteilung und Indikationsstellung weiter verkompliziert (Yannoutsos et al. 2021). Zudem ist bekannt, dass Sarkopenie, gemessen durch den Lendenpsoasindex, einen prädiktiven Faktor für schlechte Ergebnisse der Gliedmaßenrettung darstellt. Eine genaue präoperative Bewertung dieses Merkmals ist daher unerlässlich (Taniguchi et al. 2019). Wissenschaftliche Erkenntnisse betonen die Notwendigkeit einer individualisierten Entscheidung, die neben der Funktionalität und Mobilität auch die Lebensqualität der betroffenen Patient*innen berücksichtigt (Shirasu et al. 2016; Schneider et al. 2021).

Die Vorteile und Risiken einer schnellen Behandlung im Alter stehen in einem komplexen Verhältnis zueinander.

▶ Während eine frühzeitige Intervention die Amputationsrate senken und die Lebensqualität signifikant verbessern kann, bergen solche Eingriffe ein erhöhtes Risiko für periprozedurale Komplikationen wie kardiovaskuläre Ereignisse oder postoperative Delirien (Warburton et al. 2004; Vogel et al. 2014).

Trotz der höheren Mortalität bei über 80-Jährigen zeigen erfolgreiche Eingriffe, dass Mobilität und Langzeitüberleben deutlich gesteigert werden können, was die Bedeutung einer ausführlichen Risiko-Nutzen-Analyse unterstreicht (Shirasu et al. 2016; Yannoutsos et al. 2021). Hinsichtlich der Wahl zwischen offenen und endovaskulären Verfahren deuten Beobachtungen darauf hin, dass offene Eingriffe initial einen stärkeren Funktionsverlust verursachen, langfristig jedoch bessere funktionelle Ergebnisse erzielen (Vogel et al. 2014). Präoperative Faktoren wie Hypoalbuminämie oder ein schlechter funktioneller Status beeinflussen maßgeblich die Outcomes und sind daher besonders bei geriatrischen Patient*innen sorgfältig zu berücksichtigen (Shirasu et al. 2016; Vogel et al. 2014).

13.5 Konservative und palliative Therapie

Konservative Therapieansätze können bei geriatrischen Patient*innen gerechtfertigt sein, wenn die Lebenserwartung begrenzt ist und keine akute Gefährdung der Extremität im Sinne einer kritischen Ischämie besteht (European Society for Vascular Surgery 2020; Hennig 2008). Dies betrifft vor allem Situationen, in denen eine ALI mit nur geringen oder sogar fehlenden Schmerzen vorliegt, wie sie in der SVS-/ISCVS-Klassifikation den Stadien I und IIa entspricht. Risikoarme Alternativen wie die Heparinisierung oder Thrombolysetherapien können vor allem bei Patient*innen mit hohem Komorbiditätsprofil eine adäquate Behandlungsoption darstellen (Hennig 2008; Schneider et al. 2021). Allerdings erfordert die konservative Therapie eine engmaschige Überwachung, um das Fortschreiten der Ischämie frühzeitig zu erkennen und gegebenenfalls intervenieren zu können (Gemeinsame Arbeitsgruppe Arzneimittel 2024; Warburton et al. 2004). Studien betonen die Bedeutung patientenspezifischer Risikoabschätzungen, bei denen Parameter wie Lebensqualität und funktioneller Status zentral in die Entscheidungsfindung einfließen (Muth et al. 2019; European Society for Vascular Surgery 2020). Solche Ansätze erfordern eine interdisziplinäre Herangehensweise, die auch Pflegemaßnahmen und Rehabilitationsprogramme integriert, um die Patient*innen bestmöglich zu unterstützen (Schneider et al. 2021; Warburton et al. 2004).

In bestimmten Fällen kann auch der Verzicht auf eine Behandlung sinnvoll sein, insbesondere wenn invasive Maßnahmen das Risiko bergen, die ohnehin eingeschränkte Lebensqualität der Patient*innen weiter zu verschlechtern. Dies betrifft jedoch nicht die oben beschriebenen „Abwarten-und-Beobachten"-Konstellationen (Stadium I–IIa), sondern vor allem Situationen mit akuter Gefährdung der Extremität (Stadium IIb) oder bereits eingetretener irreversibler Ischämie (Stadium III). In solchen Fällen kann eine Revaskularisation entweder nicht mehr Erfolg versprechend sein oder aufgrund schwerer Multimorbidität und sehr begrenzter Lebenserwartung als unverhältnismäßig erscheinen (Muth et al. 2019; Gemeinsame Arbeitsgruppe Arzneimittel 2024). Der Fokus sollte dann auf einer palliativen Betreuung liegen, die Schmerzmanagement, psychologische Unterstützung und Maßnahmen zur Steigerung der Lebensqualität umfasst (Schneider et al. 2021; Muth et al. 2019). Dabei ist nicht allein die medizinische Betreuung entscheidend, sondern auch die Möglichkeit, die verbleibende Lebenszeit – so begrenzt sie auch sein mag – im häuslichen Umfeld gemeinsam mit den Angehörigen zu verbringen. Die ethische Dimension dieser Entscheidung ist besonders relevant, da die Präferenzen der Patient*innen konsequent berücksichtigt werden müssen, um die Akzeptanz und Angemessenheit der Nichtbehandlung sicherzustellen (Muth et al. 2019; Gemeinsame Arbeitsgruppe Arzneimittel 2024). Wissenschaftliche Studien zeigen, dass eine offene und klare Kommunikation zwischen medizinischem Fachpersonal, Patient*innen und Angehörigen entscheidend ist, um potenzielle Missverständnisse und Ängste zu minimieren (Schneider et al. 2021; Warburton et al. 2004). Hierbei können multiprofessionelle Teams eine zentrale Rolle spielen, um eine umfassende Unterstützung und Betreuung zu gewährleisten (Muth et al. 2019; Schneider et al. 2021).

13.6 Ethik, Prognose und Entscheidungsfindung

Zentral für die Therapieentscheidung ist die Integration von Patientenwille, medizinischer Prognose und ethischer Verantwortung. Die interdisziplinäre Entscheidungsfindung mit Einbindung einer geriatrischen Expertise ist empfehlenswert. Patientenpräferenzen und Lebensqualität müssen bei jeder Entscheidung prioritär berücksichtigt werden (Warburton et al. 2004; Muth et al. 2019).

Ethische Herausforderungen entstehen insbesondere dann, wenn sich Angehörige oder Ärzteteams für eine interventionelle oder operative Therapie starkmachen, obwohl der Nutzen für die Patient*innen zweifelhaft erscheint. In diesen Fällen ist es essenziell, die Ziele der Behandlung klar zu definieren und den mutmaßlichen Willen der Betroffenen sorgfältig abzuwägen. Advance Care Planning und Patientenverfügungen können hier unterstützend wirken. Dabei lassen sich zwei unterschiedliche Konfliktsituationen unterscheiden:

Angehörige befürworten eine Therapie, während das ärztliche Team diese aufgrund einer ungünstigen Prognose oder fehlender Erfolgsaussichten kritisch sieht. Hier besteht die Gefahr, dass der Wunsch der Angehörigen über den mutmaßlichen Willen der Patient*innen gestellt wird.

Umgekehrt kann es vorkommen, dass Ärzt*innen eine Therapie für sinnvoll und aussichtsreich halten, während die Angehörigen eine Zurückhaltung fordern. In dieser Konstellation ist darauf zu achten, dass der ärztliche Behandlungswille nicht übermäßig den eigenen Wertvorstellungen folgt, sondern sich ebenfalls am mutmaßlichen Patientenwillen orientiert.

13.7 Bewertung der Lebensqualität bei geriatrischen Patienten

Die Lebensqualität ist ein zentrales Kriterium in der Entscheidungsfindung bei geriatrischen Patient*innen mit ALI. Neben der rein klinischen Prognose müssen subjektive Parameter wie Mobilität, Autonomie, Schmerzfreiheit, soziale Teilhabe und emotionale Stabilität berücksichtigt werden (Bauer et al. 2022; Liu et al. 2022).

Instrumente wie der EQ-5D, WHOQOL-OLD oder geriatriespezifische Module des Comprehensive Geriatric Assessment (CGA) ermöglichen eine standardisierte Erhebung. Besonders bei Patient*innen mit eingeschränkter Lebenserwartung oder bestehender Pflegebedürftigkeit kann der Gewinn an Lebensqualität durch eine invasive Therapie minimal sein oder gar ausbleiben. Daher ist es essenziell, das Therapieziel – Lebensverlängerung, Funktionserhalt oder Leidensminderung – vor jeder Maßnahme offen zu kommunizieren und gemeinsam mit Patient*innen und Angehörigen festzulegen.

13.8 Empfehlungen zur interprofessionellen Entscheidungsfindung

Eine strukturierte, interprofessionelle Entscheidungsfindung ist essenziell bei geriatrischen Patient*innen mit ALI. Es empfiehlt sich die Etablierung eines standardisierten Entscheidungsprozesses unter Beteiligung von Gefäßchirurgie, Geriatrie, Anästhesie, Pflege, Palliativmedizin, Sozialdienst und Physiotherapie. Regelmäßige Fallbesprechungen – etwa in Form geriatrisch-chirurgischer Boards – sollten in die klinische Routine integriert werden.

Zur Entscheidungsfindung empfehlen sich strukturierte Protokolle, die folgende Aspekte erfassen:

- Funktioneller Status (z. B. Barthel-Index, Lendenpsoasindex)
- Gebrechlichkeit und Kognition (z. B. Clinical Frailty Scale, Mini-Cog)
- Vorliegende Patientenverfügungen oder der mutmaßliche Wille
- Einschätzung des Lebensqualitätsgewinns im Abgleich mit potenziellen Risiken

Die Einbindung von Angehörigen und die Dokumentation der Entscheidungsfindung im interdisziplinären Konsens erhöhen Transparenz und Behandlungsqualität. Ein frühzeitiges Einbeziehen spezialisierter Palliativdienste ist zu empfehlen, wenn keine kurative Option besteht oder der Leidensdruck dominiert.

13.9 Fazit

Die Therapie der akuten Extremitätenischämie im hohen Lebensalter verlangt eine individuell abgestimmte, interdisziplinäre Herangehensweise. Die Entscheidung für oder gegen eine Intervention sollte nicht allein auf Grundlage der Pathologie, sondern unter Einbeziehung von Gebrechlichkeit, funktioneller Reserve, Prognose und Patientenwille erfolgen. Palliative Konzepte stellen dabei eine gleichwertige Therapieoption dar und sind in der klinischen Praxis verstärkt zu implementieren.

Zukünftige Forschung sollte sich stärker auf multizentrische Daten zu geriatrischen Patient*innen mit ALI konzentrieren, um evidenzbasierte Kriterien für Therapieentscheidungen zu entwickeln. Insbesondere sollte der Einfluss von Gebrechlichkeit, kognitiver Funktion und Lebensqualität in prospektiven Studien genauer untersucht werden.

Literatur

Bauer JM, Benzinger P, Bischoff MS, Becker C (2022) Sarkopenie – Ein geriatrisches Syndrom mit hoher Relevanz für die Gefäßchirurgie. Gefässchirurgie 27(7):502–508. https://doi.org/10.1007/s00772-022-00938-6

European Society for Vascular Surgery (2020) 2020 clinical practise guidelines on the management of acute limb ischemia. Eur J Vasc Endovasc Surg 59:173–218. https://www.vascular.mri.tum.de/wp-content/uploads/2020/07/2020-FactSheet-Akute-Extremita%CC%88tenischa%CC%88mie-J13072020.pdf

Gemeinsame Arbeitsgruppe Arzneimittel (2024) Polypharmazie – Steigende Tendenz mit gefährlichen Folgen. Kassenärztliche Vereinigung Niedersachsen. https://www.kvn.de/internet_media/Mitglieder/Verordnungen/Arzneimittel/Ver%C3%B6ffentlichungen/Rezept_Info_+Polypharmazie-p-20559.pdf

Görtz H (2022) Vaskuläre Altersmedizin. Gefässchirurgie 27(7):483–484. https://doi.org/10.1007/s00772-022-00939-5

Heit JA (2015) Epidemiology of venous thromboembolism. Nat Rev Cardiol 12(8):464–474. https://doi.org/10.1038/nrcardio.2015.83

Hennig G (2008) Leitlinien der Deutschen Gesellschaft für Gefäßchirurgie (vaskuläre und endovaskuläre Chirurgie) (DGG). Deutschen Gesellschaft für Gefäßchirurgie. https://www.klinikumdo.de/fileadmin/Dokumente/news/Arterienverschluss.pdf

Kitamura A, Seino S, Abe T, Nofuji Y, Yokoyama Y, Amano H, Nishi M, Taniguchi Y, Narita M, Fujiwara Y, Shinkai S (2021) Sarcopenia: prevalence, associated factors, and the risk of mortality and disability in Japanese older adults. J Cachexia Sarcopenia Muscle 12(1):30–38. https://doi.org/10.1002/jcsm.12651

Lange S, Diehm C, Darius H, Haberl R, Allenberg JR, Pittrow D, Schuster A, von Stritzky B, Tepohl G, Trampisch HJ (2004) High prevalence of peripheral arterial disease and low treatment rates in elderly primary care patients with diabetes. Exp Clin Endocrinol Diabetes 112(7):566–573. https://doi.org/10.1055/s-2004-830408

Liu G, Zou C, Jie Y, Wang P, Wang X, Fan Y (2022) Predictive value of geriatric nutritional risk index in patients with lower extremity peripheral artery disease. Front Nutr 9:1–9. https://doi.org/10.3389/fnut.2022.903293

Madou ID, Slade MD, Orion KC, Sarac T, Chaar CIO (2017) The impact of functional status on the outcomes of endovascular lower extremity revascularization for critical limb ischemia in the elderly. Ann Vasc Surg 45:42–48. https://doi.org/10.1016/j.avsg.2017.06.047

Meisel M (2022) Der alte Gefäßpatient und der gefäßkranke geriatrische Patient. Gefässchirurgie 27(7):498–501. https://doi.org/10.1007/s00772-022-00937-7

Muth C, Blom JW, Smith SM, Johnell K, Gonzalez-Gonzalez AI, Nguyen TS, Brueckle M-S, Cesari M, Tinetti ME, Valderas JM (2019) Evidence supporting the best clinical management of patients with multimorbidity and polypharmacy: a systematic guideline review and expert consensus. J Intern Med 285(3):272–288. https://doi.org/10.1111/joim.12842

Roijers JP, Rakké YS, Hopmans CJ, Buimer MG, Ho GH, de Groot HGW, Veen EJ, Mulder PGH, van der Laan L (2020) A mortality prediction model for elderly patients with critical limb ischemia. J Vasc Surg 71(6):2065–2072. https://doi.org/10.1016/j.jvs.2019.08.245

Schlotmann J, Koschate J, Zieschang T (2022) Geriatrisches Assessment – ein nützliches Tool auch für die Gefäßchirurgie. Gefässchirurgie 27(7):491–497. https://doi.org/10.1007/s00772-022-00923-z

Schneider J, Algharably EAE, Budnick A, Wenzel A, Dräger D, Kreutz R (2021) High prevalence of multimorbidity and polypharmacy in elderly patients with chronic pain receiving home care are associated with multiple medication-related problems. Front Pharmacol 12:686990. https://doi.org/10.3389/fphar.2021.686990

Shirasu T, Hoshina K, Nishiyama A, Akagi D, Miyahara T, Yamamoto K, Shigematsu K, Watanabe T (2016) Favorable outcomes of very elderly patients with critical limb ischemia who undergo distal bypass surgery. J Vasc Surg 63(2):377–384. https://doi.org/10.1016/j.jvs.2015.08.090

Swarbrick CJ, Partridge JSL (2022) Evidence-based strategies to reduce the incidence of postoperative delirium: a narrative review. Anaesthesia 77(Suppl. 1):92–101. https://doi.org/10.1111/anae.15607

Taniguchi R, Deguchi J, Hashimoto T, Sato O (2019) Sarcopenia as a possible negative predictor of limb salvage in patients with chronic limb-threatening ischemia. Ann Vasc Diseases 12(2):194–199. https://doi.org/10.3400/avd.oa.18-00167

Vogel TR, Petroski GF, Kruse RL (2014) Functional status of elderly adults before and after interventions for critical limb ischemia. J Vasc Surg 59(2):350–358. https://doi.org/10.1016/j.jvs.2013.08.087

Warburton RN, Parke B, Church W, McCusker J (2004) Identification of seniors at risk: process evaluation of a screening and referral program for patients aged ≥75 in a community hospital emergency department. Int J Health Care Qual Assur 17(6):339–348. https://doi.org/10.1108/09526860410557598

Yannoutsos A, Lin F, Gaisset R, Jaillette C, Lazareth I, Emmerich J, Priollet P (2021) Characteristics and outcomes of octogenarians with revascularized critical limb ischemia: impact of altered cardiac function for early mortality. Journal de Médecine Vasculaire 46:224–231. https://doi.org/10.1016/j.jdmv.2021.10.003

Vaskuläre Wunden bei geriatrischen Patienten

14

J. -D. Rembe

Inhaltsverzeichnis

14.1 Prävalenz der Wunde im hohen Alter

Während Wundheilungsstörungen, insbesondere postoperativ, alle Altersklassen betreffen können, sind chronische Wunden zumeist ein Problem der älteren Bevölkerung. Bei aktuellen Zahlen von über 1 Mio. Menschen, die in Deutschland jährlich an einer chronischen Wunde leiden, steigen Inzidenz und Prävalenz mit zunehmendem Alter steil an (Heyer et al. 2016; Raeder et al. 2020). Bereits in der Gruppe der 60- bis 69-Jährigen treten Prävalenzen von 500 Betroffenen per 100.000 Personen in der Bevölkerung auf. In der Gruppe der Hochbetagten (> 85 Jahre) nimmt die Prävalenz chronischer Wunden auf 3–10 % zu (Abb. 14.1). Dabei sind über 60 % der betroffenen Patientinnen und Patienten mit einer chronischen Wunde 75 Jahre oder älter (Goh et al. 2020; Sen 2023). In Anbetracht der mit

J. -D. Rembe (✉)
Klinik für Gefäßchirurgie und Endovaskularchirurgie, Universitätsklinikum Düsseldorf, Heinrich-Heine-Universität, Düsseldorf, Deutschland
E-Mail: julian-dario.rembe@med.uni-duesseldorf.de

M. Steinbauer et al. (Hrsg.), *Gefäßmedizin im Alter*,
https://doi.org/10.1007/978-3-662-71191-0_14

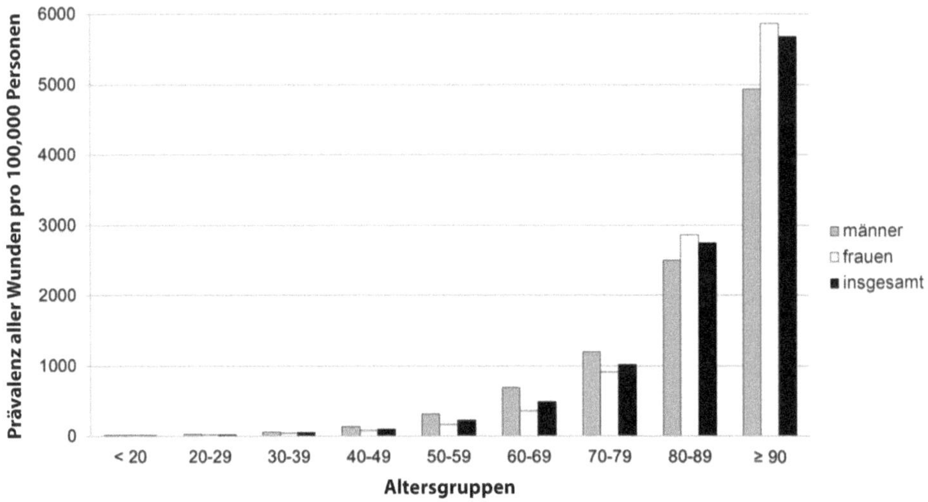

Abb. 14.1 Prävalenz aller Wunden in Deutschland (2010–2012) nach Altersgruppe. (© Heyer K et al. 2016)

steigendem Alter zunehmenden und sich akkumulierenden Komorbiditäten ist diese Verteilung nachvollziehbar, jedoch oft verkannt. Durch die demografischen Veränderungen der Altersstrukturen in der Bevölkerung nehmen die Zahlen der Betroffenen mit chronischen Wunden nicht nur im Altersverlauf, sondern auch innerhalb der Altersgruppen über die vergangenen Jahrzehnte stetig zu. Seit dem Jahr 2000 hat sich die Prävalenz nahezu aller wesentlichen chronischen Wundentitäten bei Patientinnen und Patienten im Alter über 80 Jahre mehr als verdoppelt (Goh et al. 2020).

Eine chronische Wunde ist nach den aktuellen nationalen Definitionen eine Wunde, die nach 8 Wochen trotz adäquater Therapie nicht abgeheilt ist. Unabhängig von dieser zeitlich orientierten Definition gibt es Wunden, die von Beginn an als chronisch anzusehen sind, da ihre Behandlung eine Therapie der Ursache erfordert. Hierzu gehören beispielsweise das diabetische Fußsyndrom (DFS), Wunden bei pAVK, Ulcus cruris venosum oder Dekubitus (Dissemond et al. 2016). Dabei bilden vaskulär bedingte Wunden neben Dekubitus den größten Anteil chronischer Wunden in der hochbetagten Bevölkerung (Goh et al. 2020; Heyer et al. 2016; Sen 2023). Insbesondere diabetische Fußulzera und arterielle Wunden haben in den letzten 20 Jahren einen deutlichen Anstieg in der Inzidenz und Prävalenz gezeigt, während venöse Ulzerationen unverändert hohe Zahlen zeigen und prozentual weiterhin den größten Anteil aller chronischen Wunden ausmachen (Heyer et al. 2016; Sen 2023; Goh et al. 2020). Zusätzlich handelt es sich bei Patientinnen und Patienten in hohem Alter um eine Gruppierung, in der spezielle Aspekte bedacht und individualisierte Konzepte angewandt werden müssen, welche aus den komplexen Umständen dieser geriatrischen Bevölkerungsgruppe entstehen. So treten im hohen Alter häufiger Mischformen chronischer Wunden wie arteriovenöse Ulzera und neuropathisch-angiopathische diabetische Fußulzera auf, und verschiedenste zusätzliche Einflussfaktoren auf lokaler sowie systemischer Ebene beeinflussen die Wundheilung negativ. Hiernach müssen daher nicht nur Therapieansätze angepasst, sondern auch Therapieziele individualisiert und überdacht werden.

▶ Die Inzidenz und Prävalenz chronischer Wunden steigen mit zunehmendem Alter exponentiell an.

14.2 Multifaktorielles und intersektorales Krankheitskonzept

Die chronische Wunde muss grundlegend als multifaktorielles Problem betrachtet werden, welches optimal nur durch ein interdisziplinäres und interprofessionelles Behandlungskonzept therapiert werden kann (Storck et al. 2019; Frykberg und Banks 2015). Während an oberster Stelle die Behebung der primären ursächlichen Pathologie (Perfusionsdefizit, venöse Insuffizienz, diabetologische Stoffwechsellage, Immobilität) steht, um der Wunde eine adäquate Basis zur vollständigen Heilung (Restitutio ad integrum) zu verschaffen, kann dies schlussendlich langfristig nur erfolgreich sein, wenn auch negative Begleitfaktoren kontrolliert werden. Hierzu zählen Risikofaktoren der jeweiligen Indexerkrankungen (Arteriosklerose, Diabetes mellitus, chronisch venöse Insuffizienz) wie Nikotinkonsum, Adipositas, Ernährungsverhalten, fehlende körperliche Betätigung und andere, welche ihrerseits Einfluss auf die Wundheilung nehmen, ebenso wie lokale und additive Behandlungsmaßnahmen, wie die Wahl des optimalen Verbandmaterials oder druckentlastende Maßnahmen (Frykberg und Banks 2015). Im besonders betroffenen geriatrischen Patientenkollektiv hat allein das Alter an sich bereits einen starken negativen Einfluss auf nahezu alle relevanten Einflussfaktoren der Wundheilung (Gould et al. 2015; Alam et al. 2021). Biologische und metabolische Prozesse sind durch die zelluläre Seneszenz verändert und reduzieren die Regenerationsfähigkeit; zunehmende Komorbiditäten addieren oder potenzieren die Entstehung chronischer Wunden oder erhöhen ihren Schweregrad und sozioökonomische Umfeldstrukturen (z. B. Verlust der Eigenständigkeit, finanzielle Abhängigkeit, Vereinsamung) sind zumeist stark verändert im Vergleich zu jüngeren Bevölkerungsgruppen. Diese Umstände haben nicht nur Einfluss auf die Heilung an sich, sondern erschweren auch die Verbesserung begleitender Einflussfaktoren (z. B. reduzierte Bewegungsfähigkeit, lang bestehende Gewohnheiten).

Somit ist eine chronische Wunde immer im Kontext eines multifaktoriellen Problems zu sehen. Die Vielfalt möglicher Einflüsse, welche die Übersicht in Tab. 14.1 darstellt, zeigt, wie komplex eine optimale Versorgung von (geriatrischen) Patientinnen und Patienten mit einer chronischen Wunde sein kann, und unterstreicht die Relevanz der Interdisziplinarität und Interprofessionalität (Frykberg und Banks 2015). Während eine primäre Therapienotwendigkeit zugrunde liegender vaskulärer Pathologien die Gefäßmedizin häufig als eine zentrale Disziplin etabliert, sollte frühzeitig ein intersektorales Netzwerk für die weiterführende und holistische Versorgung unter Beteiligung von weiteren Fachdisziplinen

Tab. 14.1 Einfluss- und Risikofaktoren chronischer Wunden bei (geriatrischen) Patientinnen und Patienten

Primär	Systemische Begleitfaktoren
• *Grunderkrankungen:* – Diabetes mellitus – Periphere arterielle Verschlusskrankheit (pAVK) – Chronisch-venöse Insuffizienz (CVI) durch Varikose oder postthrombotisches Syndrom (PTS) – Immobilisierende Erkrankungen (Druckulzerationen) – Immunologische Grunderkrankungen (Vaskulitiden u. Ä.) – Konsumierende Krankheiten	• Hohes Alter • Immunsuppression • Polypharmazie • Anämie • Fehl-/Mangelernährung • Adipositas • Lebensstil, u. a. Nikotinabusus • Systemische Entzündung/Infektion • Muskelabbau/Kraftverlust • Immobilität • Depression • Mangelnde Edukation • Wirtschaftliche Belastung, Armut, fehlende Kostenübernahme • Intelligenzminderung/Demenz • Soziale Isolation • Mangelnde Adhärenz
Sekundär	**Lokale Begleitfaktoren**
• Gewebeischämie/-hypoxie, Perfusionsdefizit • Persistierende Inflammation • Erhöhtes proteolytisches Milieu • Dysregulation pH-Wert	• Morphologische Besonderheiten: – Lokalisation (z. B. zwischen Hautfalten) – Fremdkörper – Begleitverletzungen
• Mangelnde zelluläre Regenerationsfähigkeit	• Traumatisierende OP-Technik
• Ödembildung	• Nekrotisches Gewebe, Fibrinpersistenz
• Mangelnde Kompensation/Resistenz gegenüber Scherkräften	• Wundtaschen
• Polyneuropathie	• Mangelnde Ruhigstellung/Entlastung (z. B. falsches Schuhwerk)
• Knöcherne Fehlstellungen	• Rezidivierende und persistierende Wundinfektion/Biofilmbildung
• Druckbelastung lokal	• Mangelnde/fehlerhafte Lokaltherapie

(z. B. Geriatrie, Diabetologie, Allgemeinmedizin), (ambulanten) spezialisierten Pflegefachkräften, Physiotherapeuten, Podologen und weiteren medizinischen Professionen je nach Bedarf, aber auch pflegender Angehöriger, bedacht und vor allem die Bewegung der Betroffenen zwischen den einzelnen Sektoren mitgeplant werden (Storck et al. 2019; Boersema et al. 2021). Dieser Ansatz gewinnt in der Gruppe der hochbetagten, geriatrischen Patientinnen und Patienten umso mehr Relevanz, wenn die grundlegende Ausrichtung des Therapieziels nicht mehr primär kurativ (Restitutio ad integrum) gedacht werden kann, sondern auf das Ziel des Erhalts beziehungsweise der Optimierung der Lebensqualität (Restitutio ad optimum) oder sogar auf ein palliatives Versorgungskonzept ausgerichtet werden muss. Angesichts des oft bestehenden Endstadiums einer auslösenden Grunderkrankung (z. B. CLTI, unkontrollierbare diabetische Stoffwechsellage) bei gleichzeitig therapielimitierenden Komorbiditäten (kardiopulmonale Belastbarkeit, chronische Organinsuffizienzen oder Immuninsuffizienz) stellen kurative Zielsetzungen wie in jüngeren Patientengruppen oft keinen sinnvoll gangbares Primärziel dar.

► Insbesondere bei geriatrischen Patienten haben chronische Wunden eine multifaktorielle Genese mit komorbiditätsbedingten zusätzlichen Einflussfaktoren, die holistisch adressiert werden müssen.

14.3 Ziele der Wundbehandlung im Frailtykontext

Gerade bei geriatrischen Patientinnen und Patienten führen die beschriebenen komplexen, multifaktoriellen Krankheitsumstände dazu, dass ein stringentes, vollumfänglich kuratives Therapieziel oft nicht umsetzbar oder adäquat ist. Dabei befinden sich Behandelnde im Zwiespalt zwischen dem theoretisch bestmöglichen Therapieansatz und -ziel anhand der zu Verfügung stehenden optimalen Behandlungsoptionen und dem, was im individuellen Patientenfall medizinisch und strukturell umsetzbar ist (Debus et al. 2023). Insbesondere im Falle von Erkrankungen im Endstadium, fehlenden angemessenen weiterführenden Therapieoptionen, ohne Patienten unverhältnismäßig zu gefährden, oder anderweitig limitierenden Umständen, gilt es, die Zielsetzung der Wundbehandlung zu überdenken. Hierbei kann übergreifend in drei Kategorien unterteilt werden: heilende Wunden, schwer heilende Wunden und nicht heilbare Wunden (Dissemond et al. 2022). Entsprechend wird und kann hier die zugrunde liegende Ursache der Wunde behandelt werden, kann potenziell behandelt werden (unter Risiko-Nutzen-Abwägung der Umstände) oder kann nicht behandelt werden, woraus eine kurative, bedingt kurative bzw. erhaltende oder palliative Zielsetzung resultiert (Tab. 14.2). Beispiele für Wunden, die unter Umständen nicht mehr kurativ behandelt werden können, sind hierbei ein fortgeschrittenes Ulcus cruris venosum mit ausgeprägter Dermatolipofasziosklerose, ohne Möglichkeit zur operativen Intervention, Wunden bei kritischer Extremitätenischämie ohne Option der Revaskularisation, diabetische Fußulzera ohne Möglichkeit bzw. Fähigkeit der Entlastung oder auch Malignomassoziierte Wunden.

Tab. 14.2 Klassifikation chronischer Wunden anhand der therapeutischen Möglichkeiten und Zielstellungen. (Modifiziert nach Dissemond et al. 2022)

	Heilende Wunden	Schwer heilende Wunden	Nicht heilbare Wunden
Wundursache	Wird behandelt	Kann potenziell behandelt werden	Kann nicht behandelt werden
Zielsetzung Therapie	Kurativ	Bedingt bzw. nicht kurativ	Palliativ

In solchen Fällen muss das Therapieziel individuell angepasst und im Einvernehmen mit allen Beteiligten (inklusive Patienten und Angehörigen) geschehen, um ein klares Verständnis für die Umstände und Ziele der Behandlung auf allen Seiten zu schaffen (Boersema et al. 2021). In nicht seltenen Fällen bedeutet dies eine Abkehr von sonst primären Therapiezielen wie vollständiger Wundheilung, vollständigem Erhalt einer Extremität oder Wiederherstellung des zuvor bestehenden Gesundheitszustands. Stattdessen können Ziele wie eine Optimierung der bestehenden Lebensqualität, Vermeidung von schwerwiegenden Komplikationen, Stabilisierung des Ist-Zustandes, stabile und komplikationsfreie Amputation, möglichst große Reduktion der Wundfläche oder möglichst kurze bzw. wenige Hospitalisierungen in den Vordergrund rücken (Dissemond et al. 2022). Auch hier ist ein interdisziplinäres und interprofessionelles Therapiekonzept unabdingbar, um möglichst zeitig ein vollumfängliches und adäquates Assessment aller beeinflussenden Faktoren zu schaffen, worauf die gemeinschaftliche Entschlussfassung des Therapieziels basieren kann, und um zu verhindern, dass verfrüht von einem kurativen Therapieziel abgewichen wird. Dazu können Konzepte, wie das in diesem Buch vorgeschlagene Dreistufenkonzept, oder ähnliche Ansätze wie das i-SWOT-Schema (Debus et al. 2023) Hilfestellung leisten.

► Bei Patienten mit nicht kurativem oder palliativem Behandlungsansatz ist der vollständige Wundverschluss nicht zwingend das übergeordnete Behandlungsziel. Die Optimierung von Lebensqualität durch Schmerzfreiheit, Infektvermeidung, Geruchs- und Exsudatmanagement, Mobilitäts- und Teilhabeförderung im Kontext der chronischen Wundbehandlung stehen im Vordergrund. Hier müssen interdisziplinäre, interprofessionelle und intersektorale Konzepte unter Einbezug der Betroffenen und Angehörigen etabliert werden.

Eine Ausrichtung der Versorgung, basierend auf dem Erhalt und der Optimierung der Lebensqualität, stellt hier häufig den besten Ansatz dar (Dissemond et al. 2022; Boersema et al. 2021). Dabei stehen symptomorientierte Ziele wie Schmerzfreiheit, Verbesserung der Alltagsmobilität, Reduktion psychosozialer Belastungsfaktoren durch Etablierung von Sicherheitskonzepten oder Optimierung der Versorgungsstrukturen häufig im Vordergrund. Vermeintlich einfache Konzepte wie eine ausreichende Exsudatkontrolle, Verhinderung von rezidivierenden Infektionen oder Minimierung notwendiger Verbandswechsel sowie Teilerfolge, zum Beispiel in der Revaskularisation, um ein ggf. höheres, aber stabiles, Amputationslevel zu ermöglichen, können hier individuell wertvoller sein, als „technisch machbare", aber deutlich risikoreichere und komplexere Ziele zu forcieren (Debus et al. 2023; Dissemond et al. 2022). Validierte Fragebögen für die Erfassung der wundbezogenen Lebensqualität wie den Wound-QoL (Blome et al. 2014) sind in diesem Kontext für die Erfassung und Verlaufsbeobachtung der Erfolge von Interventionen, die auf die Verbesserung der Lebensqualität abzielen, wertvoll. Ebenso erfolgt hierbei eine Involvierung der Betroffenen und Angehörigen in die Therapiezielfindung sowie in die Behandlung selbst, wodurch partizipative Entscheidungsfindungen, verbesserte Edukation und Selbstständigkeit gefördert werden (Brown 2013; Haesler et al. 2022; Shanley et al. 2020).

14.4 Besonderheiten der Wundversorgung bei geriatrischen Patienten am Beispiel der pAVK

Konkret weicht vor allem bei arteriellen Ulzerationen oder Nekrosen bei Patienten mit pAVK die Behandlung chronischer Wunden bei Hochbetagten oftmals von Standards ab, welche für andere Wundarten gelten. Da hier viel häufiger trockene Nekrosen auftreten als bei anderen chronischen Wunden, steht die sterile, trockene Wundbehandlung öfter im Vordergrund und hat einen entsprechend legitimen Stellenwert. Während der Grundsatz der feuchten Wundbehandlung eine bessere Wundheilung bei offenen Ulzerationen mit sich bringt und die Abtragung von Nekrosen und Wundbelägen essenziell ist, steht bei geriatrischen Patientinnen und Patienten insbesondere im Falle verhältnismäßig ausgeschöpfter Revaskularisationsmaßnahmen die Stabilisierung des Befundes im Vordergrund. Ein aggressives Abtragen oder Lösen von akralen trockenen, stabilen Nekrosen oder stabilen Nekroseplatten führt hier nicht selten zur Vergrößerung der Wundfläche, infektiösen Komplikationen und provoziert ggf. eine Amputation, die zuvor nicht notwendig war. Dies stellt wiederum einen notwendigen Eingriff dar, welcher mit einer Hospitalisierung und allen damit verbundenen möglichen Komplikationen einhergeht und eine fragile Balance in die falsche Richtung kippen kann. Demgegenüber steht eine regelmäßige Überwachung der trockenen Nekrosen mit der Zielsetzung, eine sekundäre Infektion zu verhindern, Schmerzen zu kontrollieren, mit entsprechenden Hilfsmitteln die Eigenständigkeit zu erhalten und psychosoziale Unterstützung zu gewähren. Mit einem solchen Ansatz kann ggf. eine sehr viel längere, stabile Lebenssituation mit optimaler Lebensqualität (ausgerichtet an den individuellen Bedürfnissen der betroffenen Person) erzielt werden. Ein alternativer Ansatz wäre im Falle einer unabwendbaren Amputation, die Amputationshöhe in Absprache mit dem Patienten so zu wählen, dass ein möglichst komplikationsloser, kurzzeitiger Verlauf resultiert, statt mit dem obersten Ziel, möglichst viel Extremität zu erhalten, zu arbeiten und dabei langwierige Aufenthalte und Gefahren der Komplikation und Revision inkaufzunehmen. Im Kontext der Entscheidungsabwägung zwischen verschiedenen möglichen Revaskularisationskonzepten vor einer möglichen Amputation gilt es, dabei ggf. nicht die technisch mögliche Option zu wählen, welche jedoch ggf. komplikationsanfälliger ist, sondern die Maßnahme, die eine stabile Amputationshöhe (dafür jedoch ggf. auf höherem Niveau – Oberschenkel, statt Unterschenkel) gewährleistet.

14.5 Spezifische Wundarten und Prädisposition im Alter

Aufgrund der vielfältigen Einflussfaktoren, die speziell bei geriatrischen Patientinnen und Patienten, teils gleichzeitig auftreten, sind einige Wundarten und Entstehungsmechanismen spezifisch zu nennen. Hierbei handelt es sich um Wunden, die per se nicht als chroni-

Tab. 14.3 Klassifikation von Skin Tears und FAH

<table>
<tr><th colspan="4">Klassifikation von Einrissen fragiler Haut („Skin Tears“) nach ISTAP*</th></tr>
<tr><td></td><td>Typ 1</td><td>Typ 2</td><td>Typ 3</td></tr>
<tr><td rowspan="2">Gefährdete Haut</td><td>Kein Gewebeverlust</td><td>Teilweiser Gewebeverlust</td><td>Vollständiger Gewebeverlust</td></tr>
<tr><td>Geradliniger Hautriss oder -lappen, der wieder so angelegt werden kann, dass das Wundbett abgedeckt ist.</td><td>Teilweise abgelöster Hautlappen, der nicht wieder so angelegt werden kann, dass das Wundbett abgedeckt wird.</td><td>Vollständig abgelöster Hautlappen, bei dem das Wundbett vollständig offenliegt.</td></tr>
<tr><th colspan="4">Klassifikation flüssigkeitsassoziierter Hautschäden (FAH) nach Wund-D.A.CH</th></tr>
<tr><td>Kategorie</td><td>1 – Erythem/Ekzem ohne Erosion/Ulzeration</td><td colspan="2">2 – Erythem/Ekzem mit Erosion/Ulzeration</td></tr>
<tr><td>A</td><td>Ohne klinische Zeichen einer lokalen Infektion</td><td colspan="2">Ohne klinische Zeichen einer lokalen Infektion</td></tr>
<tr><td>B</td><td>Mit klinischen Zeichen einer lokalen Infektion</td><td colspan="2">Mit klinischen Zeichen einer lokalen Infektion</td></tr>
</table>

*ISTAP – International Skin Tear Advisory Panel

sche, schwer heilende Wunden anzusehen sind, jedoch als prädisponierend gelten und aus denen in Kombination mit weiteren negativen Einflussfaktoren eine chronische Wunde entstehen kann. Dabei sind Einrisse fragiler Haut (sog. „Skin Tears“) (LeBlanc et al. 2011, 2013), „Medical-Adhesive-related Skin Injuries“ (MARSI) (Protz 2023) oder feuchtigkeitsassoziierte Hautschäden (FAH) (Dissemond et al. 2021) wie die inkontinenzassoziierte Dermatitis (IAD) zu nennen (Tab. 14.3). Bei diesen Wundarten, welche häufig durch Umstände im hohen Alter (Inkontinenz, Veränderungen der Hautschutzbarriere, Immobilität, Versorgung mit medizinischen Gerätschaften oder längerfristige Hospitalisierung) bedingt sind, können leichter sekundäre chronische Wunden entstehen, wenn keine entsprechenden vorbeugenden Maßnahmen erfolgen oder zu spät interveniert wird.

So kann ein einfacher, akuter Einriss einer fragilen Haut am Unterschenkel (z. B. bei langjähriger niedrigdosierter Kortisontherapie und in Kombination mit einer medikamentösen Blutverdünnung) bei gleichzeitig vorliegenden arteriosklerotischen Veränderungen und chronisch venöser Insuffizienz der Auslöser für eine multifaktorielle, gemischt arteriovenöse Ulzeration sein. Wenn eine gewisse Immobilität bei gleichzeitiger Inkontinenz besteht oder eine beginnende Polyneuropathie dafür sorgt, dass die autonome Regulation reduziert ist und Druckgefühle nicht adäquat wahrgenommen werden, resultiert schnell aus einem FAH (z. B. einer IAD) ein Dekubitus im Sakral- oder Sitzbeinbereich.

In vielen Fällen besteht ein fragiles Gleichgewicht zwischen bestehenden Komorbiditäten, wobei keine so führend ausgeprägt ist, dass sie eigenständig in einer chronischen Wunde resultiert. Die Verschiebung eines solchen Equilibriums durch ein eigentlich einfaches Ereignis leitet jedoch oft einen Negativprozess ein, welcher schnell außer Kontrolle geraten kann und im Sinne eines Dominoeffekts eine Komorbidität nach der anderen exazerbieren lässt. Im Sinne der Wunde resultiert daraus ein multifaktorielles Problem, das durch einzelne Interventionen an spezifischen Komorbiditäten allein nicht mehr ausreicht, um eine wesentliche Heilung anzustoßen. Umso wichtiger ist es daher, auch banale Wundarten wie FAH, IAD oder MARSI im hochbetagten Patientenkollektiv ernst zu nehmen und präventive Maßnahmen gegen diese Prädispositionen für chronische Wunden einzuleiten.

▶ Einrisse fragiler Haut („Skin Tears"), feuchtigkeitsassoziierte Hautschäden (FAH) und MARSI sind spezielle Wunden, die in der vulnerablen Gruppe hochbetagter Patienten zu chronischen Wunden prädisponieren.

Literatur

Alam W, Hasson J, Reed M (2021) Clinical approach to chronic wound management in older adults. J Am Geriatr Soc. 69(8):2327–2334

Blome C, Baade K, Debus ES, Price P, Augustin M (2014) The "Wound-QoL": a short questionnaire measuring quality of life in patients with chronic wounds based on three established disease-specific instruments. Wound Repair Regen 22(4):504–514

Boersema GC, Smart H, Giaquinto-Cilliers MGC, Mulder M, Weir GR, Bruwer FA, Idensohn PJ, Sander JE, Stavast A, Swart M, Thiart S, Van der Merwe Z (2021) Management of nonhealable and maintenance wounds: a systematic integrative review and referral pathway. Adv Skin Wound Care 34(1):11–22

Brown A (2013) Implications of patient shared decision-making on wound care. Br J Community Nurs 18(Sup6):S26–S32

Debus ES, von Kodolitsch Y, Behrendt CA et al (2023) Gefäßchirurgie bei alten Menschen. Chirurgie 94:10–16

Dissemond J, Bültemann A, Gerber V, Jäger B, Münter C, Kröger K (2016) Definitionen für die Wundbehandlung. Hautarzt. 67(3):265–266

Dissemond J, Assenheimer B, Gerber V, Hintner M, Puntigam MJ, Kolbig N, Koller S, Kurz P, Läuchli S, Probst S, Protz K, Steiniger A, Strohal R, Traber J, Kottner J (2021) Flüssigkeitsassoziierte Hautschäden (FAH): Eine Best Practice Empfehlung von Wund-D.A.CH. J Dtsch Dermatol Ges. 19(6):815–827

Dissemond J, Protz K, Erfurt-Berge C et al (2022) Wundbehandlung ohne kurative Zielsetzung: Ein Positionspapier der Initiative Chronische Wunden (ICW) e.V. Dermatologie 73:550–555

Frykberg RG, Banks J (2015) Challenges in the treatment of chronic wounds. Adv Wound Care (New Rochelle). 4(9):560–582

Goh OQ, Ganesan G, Graves N, Ng YZ, Harding K, Tan KB (2020) Incidence of chronic wounds in Singapore, a multiethnic Asian country, between 2000 and 2017: a retrospective cohort study using a nationwide claims database. BMJ Open. 10(9):e039411

Gould L, Abadir P, Brem H, Carter M, Conner-Kerr T, Davidson J, DiPietro L, Falanga V, Fife C, Gardner S, Grice E, Harmon J, Hazzard WR, High KP, Houghton P, Jacobson N, Kirsner RS, Kovacs EJ, Margolis D, McFarland Horne F, Reed MJ, Sullivan DH, Thom S, Tomic-Canic M, Walston J, Whitney JA, Williams J, Zieman S, Schmader K (2015) Chronic wound repair and healing in older adults: current status and future research. J Am Geriatr Soc. 63(3):427–438

Haesler E, Pittman J, Cuddigan J, Law S, Chang YY, Balzer K, Berlowitz D, Carville K, Kottner J, Litchford M, Moore Z, Mitchell P, Sigaudo-Roussel D (2022) An exploration of the perspectives of individuals and their caregivers on pressure ulcer/injury prevention and management to inform the development of a clinical guideline. J Tissue Viability 31(1):1–10

Heyer K, Herberger K, Protz K, Glaeske G, Augustin M (2016) Epidemiology of chronic wounds in Germany: analysis of statutory health insurance data. Wound Repair Regen. 24(2):434–442

LeBlanc K, Baranoski S, Skin Tear Consensus Panel Members (2011) Skin tears: state of the science: consensus statements for the prevention, prediction, assessment, and treatment of skin tears©. Adv Skin Wound Care. 24(9 Suppl):2–15

LeBlanc K, Baranoski S, Holloway S, Langemo D (2013) Validation of a new classification system for skin tears. Adv Skin Wound Care 26(6):263–265

Protz K (2023) MARSI („medical adhesive-related skin injuries"): Hautschädigungen durch klebende Verbände. Urologie 62:525–528

Raeder K, Jachan DE, Müller-Werdan U, Lahmann NA (2020) Prevalence and risk factors of chronic wounds in nursing homes in Germany: a Cross-Sectional Study. Int Wound J. 17(5):1128–1134

Sen CK (2023) Human wound and its burden: updated 2022 compendium of estimates. Adv Wound Care (New Rochelle). 12:657–670. https://doi.org/10.1089/wound.2023.0150

Shanley E, Moore Z, Patton D, O'Connor T, Nugent L, Budri AM, Avsar P (2020) Patient education for preventing recurrence of venous leg ulcers: a systematic review. J Wound Care. 29(2):79–91

Storck M, Dissemond J, Gerber V et al (2019) Kompetenzlevel in der Wundbehandlung. Gefässchirurgie 24:388–398

Minor- und Majoramputationen beim geriatrischen Patienten

15

Thomas Betz

Inhaltsverzeichnis

15.1 Indikationsstellung zur Amputation

Beim geriatrischen Patienten mit CLTI sollten neben der Therapie der begleitenden Infektion vor einer Amputation und nach entsprechender Risikoabschätzung alle Möglichkeiten der Revaskularisation geprüft werden, da sowohl die Majoramputation als auch die Minoramputation mit einer deutlich erhöhten Mortalität assoziiert sind. In einem systematischen Review (van Netten et al. 2016) betrug die 30-Tages-Mortalität nach Majoramputation zwischen 7 und 22 %, wobei die Mortalität deutlich durch das Lebensalter und die Amputationshöhe beeinflusst wurde (van Netten et al. 2016). Thorud et al. untersuchten die Mortalität nach Majoramputation im Langzeitverlauf. Die 5-Jahres-Mortalitätsrate nach Amputation lag zwischen 52 und 80 % (Thorud et al. 2016). In einer Metaanalyse von Yammine et al. wurde die Mortalität nach Minoramputation bei Patienten mit pAVK und Diabetes mellitus analysiert (Yammine et al. 2020). Ein Jahr nach Minoramputation betrug die Mortalität 20 % und stieg nach 9 Jahren auf 58,8 % an. Ein erhöhtes Alter sowie

T. Betz (✉)
Klinik für Gefäßchirurgie, Klinikum St. Elisabeth Straubing, Straubing, Deutschland
E-Mail: thomas.betz@klinikum-straubing.de

M. Steinbauer et al. (Hrsg.), *Gefäßmedizin im Alter*,
https://doi.org/10.1007/978-3-662-71191-0_15

das Vorhandensein einer Niereninsuffizienz oder einer koronaren Herzerkrankung (KHK) waren mit einer erhöhten Mortalität der Minoramputierten assoziiert, wobei die Patienten mit pAVK im Vergleich zu den Diabetikern am schlechtesten abschnitten (Yammine et al. 2020). Vergleicht man hierzu das Mortalitätsrisiko von älteren Patienten mit CLTI (> 80 Jahre) nach einer endovaskulären oder offen chirurgischen Revaskularisation mit dem Mortalitätsrisiko jüngerer Patienten (< 80 Jahre), ist dieses zwar höher, aber immer noch deutlich niedriger als bei konservativ therapierten Patienten (Wübbeke et al. 2020). Einschränkend muss angemerkt werden, dass in dieser Metaanalyse der Krankheits- und Funktionszustand keine Rolle spielte, d. h., es ist wahrscheinlich, dass es den nicht operierten alten Patienten ex ante schlechter ging.

Gegen eine Revaskularisation beim geriatrischen Patienten spricht das Vorliegen eines Frailty-Syndroms. Dieses ist durch das Vorliegen von Muskelschwäche (Sarkopenie), verbunden mit Immobilität oder Gangunsicherheit, Zeichen der Mangelernährung mit Untergewicht oder unfreiwilligem Gewichtsverlust sowie Verminderung der Alltagsaktivitäten mit Erschöpfungssyndrom gekennzeichnet (S3-Leitlinie pAVK 2024). Patienten mit CLTI oder einem diabetischen Fußsyndrom sind hierbei besonders gefährdet. In einem systematischen Review von Fernando et al. ließ sich bei CLTI in 27–88 % und bei einem DFS in 71 % der Fälle ein Frailty-Syndrom nachweisen (Fernando et al. 2023).

Bei der Festlegung der Therapiestrategie müssen zusätzlich funktionelle Einschätzungen auf Grundlage von geriatrischen Syndromen helfen (Friedl und Wernecke 2012):

▶ Da der funktionelle Status nicht bei jedem älteren Menschen gleich ist, hat sich hier die Einteilung in „Go-Go“, „Slow-Go“ und „No-Go“ bewährt.

Als „Go-Go“ werden hierbei ältere Menschen ohne funktionelle Einschränkungen beschrieben. „Slow-Go“-Patienten sind in ihrer Funktionalität bereits eingeschränkt und benötigen Unterstützung. Als „No-Go“-Patienten (Abb. 15.1) werden hilflose geriatrische Patienten mit schwersten funktionellen Einschränkungen bezeichnet (Friedl und Wernecke 2012). Ist eine Revaskularisation nicht möglich, sollten auch mit dem geriatrischen Patienten die weiteren Therapiemöglichkeiten (konservativ, primäre Majoramputation)

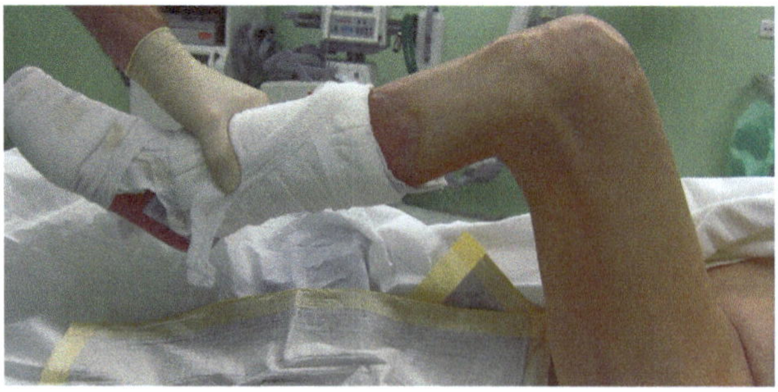

Abb. 15.1 „No-Go“-Patient mit Beugekontraktur im linken Kniegelenk

inklusive der daraus resultierenden Konsequenzen besprochen werden. Nach Conte et al. bestehen für eine primäre Amputation beim Vorliegen einer CLTI fünf Hauptindikationen (Conte et al. 2019):

1. Nicht rekonstruierbare pAVK.
2. Zerstörung der wichtigsten gewichtstragenden Teile des Fußes, wodurch dieser nicht mehr belastungsfähig ist.
3. Funktionslosigkeit der Extremität, z. B. Lähmung des Beines nach Apoplex oder nicht behebbare Beugekontrakturen.
4. Schwere Begleiterkrankungen und/oder eine begrenzte Lebenserwartung aufgrund einer unheilbaren Erkrankung.
5. Notwendigkeit zahlreicher chirurgischer Prozeduren, um einen Beinerhalt zu gewährleisten.

Wird die Indikation zur Amputation getroffen, ist es sinnvoll, bereits präoperativ die Rehabilitationsfähigkeit des Patienten zu überprüfen und das Rehabilitationsziel (keine Rehabilitation bei Immobilität, Bett-Rollstuhl-Transfer, Prothesenversorgung etc.) festzulegen. Hierzu gehört eine realistische Einschätzung im Rahmen eines geriatrischen Assessments, inwieweit eine Prothesenversorgung nach Amputation möglich ist. Folgende Faktoren sind hierbei Voraussetzungen für den Gang mit einer Prothese (Heusinger von Waldegg et al. 2010): Der Patient muss über eine ausreichende Prozeption der kontralateralen unteren Extremität zur Haltungskontrolle verfügen. Die muskuläre Kraft im Schultergürtel und Oberschenkel sollte so weit vorhanden sein, dass der Patient Gehbock oder Armgehstützen verwenden kann. Neben einer Lern- und Anpassungsfähigkeit und einer entsprechenden Gedächtnis-, Konzentrations- und Aufmerksamkeitsleistung sowie Lern- und Anpassungsfähigkeit, sollten auch die Motivation und der Antrieb zum Gehen mit einer Prothese vorhanden sein. Zudem spielen eine ausreichende affektive Schwingungsfähigkeit und eine ausreichende kardiopulmonale Belastbarkeit eine Rolle (Heusinger von Waldegg et al. 2010) für die Prothesenversorgung.

Einschränkend darf aus eigener klinischer Erfahrung angemerkt werden, dass sich geriatrische Patienten mit CLTI selten für eine prothetische Versorgung eignen. In der Literatur finden sich einige Arbeiten zum Outcome von geriatrischen Patienten nach Majoramputation. In einer Arbeit von Davies et al. wurde bei 357 Patienten untersucht, inwieweit das Alter und die Amputationshöhe einen Einfluss auf die Mobilität nach Majoramputation haben. Bei älteren Patienten (> 80 Jahre) mit Unterschenkelamputation konnte in 58 % der Fälle eine häusliche Mobilität erreicht werden. Bei proximaler Amputation waren die Ergebnisse deutlich schlechter. Ältere Patienten mit Oberschenkelamputation erreichten nur in 6 % der Fälle eine Mobilität im häuslichen Umfeld (Davies und Datta 2003).

15.2 Wahl der Amputationshöhe

Da eine Minoramputation nur bei ausreichender Durchblutung möglich ist, muss vor Amputation die arterielle Perfusion abgeklärt und gegebenenfalls operativ oder interventionell verbessert werden. Wenn eine Prothesenversorgung geplant ist, wird – abhängig von der arteriellen Perfusion – so distal wie möglich amputiert, da sich der distale Stumpf besser prothetisch versorgen lässt. Neben der Perfusion wird die Wahl der Amputationshöhe durch die zu erwartende Mobilität und Funktionalität der Extremität sowie die orthopädische Belastbarkeit des Stumpfes bestimmt (S3-Leitlinie pAVK 2024). Beim geriatrischen Patienten ist oftmals nur eine Oberschenkelamputation sinnvoll, welche sich jedoch prothetisch am schlechtesten versorgen lässt. Es besteht sicherlich ein Vorteil der Kniegelenksexartikulation gegenüber einer Oberschenkelamputation hinsichtlich der prothetischen Versorgung des jüngeren amputierten Patienten. Letztendlich bleibt dies bei älteren, geriatrischen Patienten aber unklar, da prospektiv randomisierte Studien in der Literatur fehlen (Crane et al. 2021).

▶ Je distaler die Amputationshöhe, desto besser die prothetische Versorgung.

Neben dem klinischen Bild (Pulsstatus, ABI) (Abb. 15.2) und der Abklärung der arteriellen Perfusion mittels Duplexsonografie und anderen bildgebenden Verfahren (CT-Angiografie, MR-Angiografie), wird die transkutane Sauerstoffpartialdruckmessung ($tcPO_2$) häufig zur Festlegung der Amputationshöhe verwendet. In einer Metaanalyse von Arsenault et al. wird als Cut-off-Wert ein Sauerstoffpartialdruck von < 40 mmHg festgelegt. Ab diesem steigt das Risiko für Wundkomplikationen und Reamputation signifikant an (Arsenault et al. 2012). Einschränkend muss angemerkt werden, dass der $tcPO_2$ von vielen zusätzlichen Faktoren abhängig ist (z. B. Trophik und Temperatur der Haut, Messort

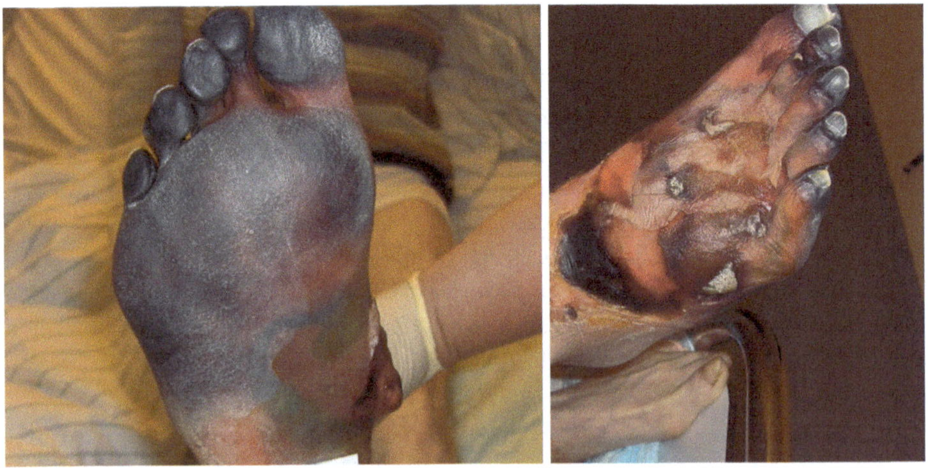

Abb. 15.2 Klinisches Bild eines Patienten mit CLTI und ausgeprägter Nekrose des Fußes

etc.). Zudem fehlen ausreichend Daten, ob bei der $tcPO_2$-Messung absolute oder relative Messwerte verwendet werden sollten (Catella et al. 2021).

15.3 Allgemeines zur Amputationstechnik

Minoramputation

Bei der Minoramputation bleibt die Ferse und damit die normale Beinlänge erhalten (Rümenapf et al. 2009). Das Amputationsausmaß sollte hierbei so sparsam wie möglich sein. Auch bei einer Minoramputation steigt das Mortalitätsrisiko mit dem Amputationsausmaß. In der Arbeit von Yammine et al. wurden zusätzlich die Ergebnisse von Minoramputationen im Bereich der Zehen und des Mittelfußes bei pAVK-Patienten und Patienten mit Diabetes mellitus untersucht. Patienten nach einer Amputation im Mittelfuß hatten im postoperativen Verlauf eine signifikant höhere Mortalität (Yammine et al. 2020). Es sollte daher ebenfalls der Grundsatz beachtet werden: so distal wie möglich. Ein primärer Wundverschluss ist in den seltensten Fällen möglich und führt häufig zum Infekt mit Wundheilungsstörung und letztendlich zur Nachamputation. In einer Arbeit von Özdemir kam es nur in wenigen Fällen nach primärem Wundverschluss nach Minoramputation beim Diabetiker zur Abheilung und auch nur dann, wenn keine CLTI und keine Osteomyelitis vorlagen (Ozdemir 2009). Um bei sekundärer Wundheilung eine Granulation zu ermöglichen, werden bei offener Minoramputation freiliegende Gelenkflächen entknorpelt; die Sesambeine werden in der Regel entfernt (Rümenapf et al. 2009). Essenziell für eine Abheilung sind eine postoperative, stadiengerechte Wundbehandlung und eine entsprechende Druckentlastung.

Majoramputation

Bei einer Majoramputation werden Operationsnarben entfernt oder in die Hautschnittführung einbezogen, da diese mit einer schlechteren Wundheilung assoziiert sind. Die Plantarseite des Stumpfes und die Stumpfspitze werden von Inzisionen freigehalten, da diese eine spätere prothetische Versorgung stören. Eine primäre Wundheilung ist nur bei guter Durchblutung und spannungsfreiem Hautverschluss zu realisieren. Insbesondere Spannungen im Bereich der Hautnähte führen postoperativ zur Wundheilungsstörung mit Hautnekrose (Chiodo und Stroud 2001).

Anders als beim jungen Traumapatienten führen Muskelnähte bei Patienten mit pAVK zu Nekrosen, sodass beim Verschluss des Stumpfes auf diese verzichtet werden sollte. Gefäße werden ligiert, Fremdmaterial wie Stents (Abb. 15.3) entfernt. Um das Risiko für eine Fistelung zu minimieren, werden Kunststoffbypässe so zurückgekürzt, dass sie nicht mehr in der Belastungszone liegen.

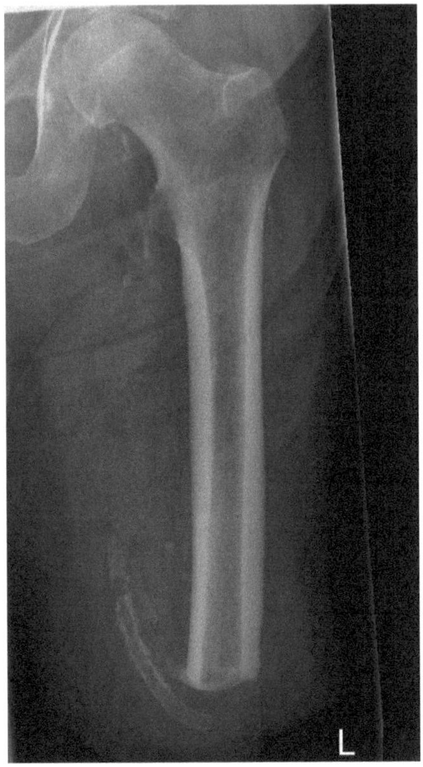

Abb. 15.3 Oberschenkelstumpf mit Stent im Bereich der Belastungszone

Osteomyelitische Knochenanteile oder Sequester werden entfernt. Nach Durchtrennen des Knochens werden die Enden entgratet, da Knochenspitzen zur Durchspießung führen können. Nerven werden aufgesucht, zur Phantomschmerzprophylaxe mit Lokalanästhetikum infiltriert und zurückgekürzt (Chiodo und Stroud 2001). Zur Optimierung der Schmerztherapie ist ein intraoperativ angelegter Schmerzkatheter sinnvoll. In einer randomisierten Arbeit von Uhl et al. wurde nachgewiesen, dass die intraoperative Anlage eines Schmerzkatheters (Abb. 15.4) signifikanten Einfluss auf den postoperativen Schmerz und den Schmerzmittelverbrauch nach Oberschenkelamputation hat (Uhl et al. 2015). Zu ähnlichen Ergebnissen kommt eine Metaanalyse von Laloo et al. (Laloo et al. 2021). In jedem Fall muss bereits präoperativ auf eine ausreichende Schmerztherapie zur Prävention von Phantomschmerzen geachtet werden.

Postoperativ liegt der Schwerpunkt auf der Ödemreduktion des Amputationsstumpfes (Liner, elastokompressive Wickelung) und einer entsprechenden Wundpflege. Bei eingeschränkter Durchblutung sollte eine straffe Wickelung vermieden werden, da sie zur Stumpfnekrose und Wundheilungsstörung führt. Wundheilungsstörungen treten bei distalen Majoramputationen häufiger auf. In einer Arbeit von Al-Saadi wurde die Rate an Wundheilungsstörungen nach Unterschenkelamputation, Knieexartikulation und Oberschenkelamputation mit 7,5 %, 12,9 % und 3,9 % angegeben, ohne Unterschied zwischen Patienten mit pAVK und Patienten mit Diabetes mellitus (Al-Saadi et al. 2024).

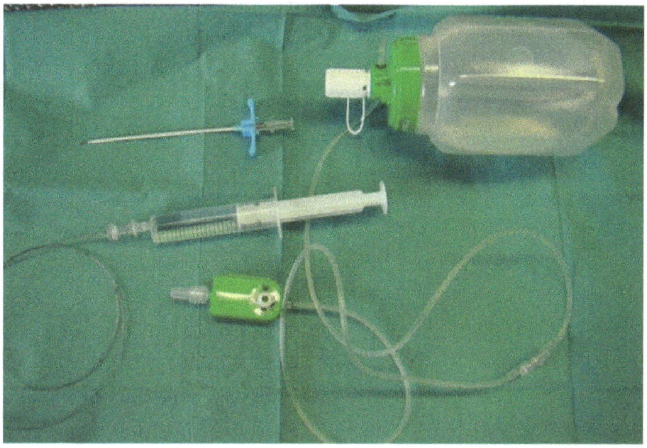

Abb. 15.4 Kathetersystem zur Schmerztherapie nach Majoramputation

15.4 Rehabilitation und Prothesenversorgung

Nach Amputation schließt sich – wenn der Patient sich hierfür eignet – eine Rehabilitationsmaßnahme an. Aus geriatrischer Sicht sollte vor einer Majoramputation ein präoperatives Assessment durchgeführt werden (Heusinger von Waldegg et al. 2010). Für eine erfolgreiche Rehabilitation sind neben der Prüfung des Rehabilitationsbedarfs, die Rehabilitationsfähigkeit, eine Rehabilitationsprognose und eine Rehabilitationsmotivation (S2k-Leitlinie 2019) erforderlich. Die Therapieziele unterscheiden sich jedoch bei einem geriatrischen Patienten deutlich von denen eines jungen Patienten. Im Hinblick auf die spätere Selbstversorgungsfähigkeit spielen neben den Komorbiditäten des geriatrischen Patienten, die Sturzanamnese, die Wohnsituation (Treppensteigen!) und das soziale Umfeld eine große Rolle (Heusinger von Waldegg et al. 2010). In der eigenen Erfahrung hat sich gezeigt, dass es für einen geriatrischen Patienten mit CLTI nach Majoramputation sehr schwierig sein kann, in das vertraute Wohnumfeld zurückzukehren. In einer retrospektiven Arbeit von Fard et al. wurden 382 pAVK-Patienten mit Majoramputation nachuntersucht. Von diesen konnten 21 % direkt nach dem Krankenhausaufenthalt ins häusliche Umfeld entlassen werden. Von denen, die nachbetreut wurden, lebten 77 % nach einem Jahr zu Hause. Jüngere Patienten (< 75 Jahre) und Patienten, welche an einer Rehabilitationsmaßnahme teilnahmen, zeigten deutlich bessere Ergebnisse (Fard et al. 2020). Ziel der Rehabilitationsmaßnahme ist es, dem „richtigen“ Patienten eine Prothese und bedarfsgerechte Gangschule zu verordnen und dem Patienten, der nicht für eine Prothesenversorgung infrage kommt, alternativ unterstützende Maßnahmen (Heusinger von Waldegg et al. 2010). Dabei muss das Therapieziel nicht immer unbedingt die volle Prothesenmobilität sein, die Prothese kann auch den Transfer aus dem Bett erleichtern (Heusinger von Waldegg et al. 2010).

Die Grundsatzanforderungen an die Prothese und die Passteilkonfiguration ergeben sich aus definierten Funktionsklassen (Was soll mit der Prothese möglich sein?) (Tab. 15.1).

Tab. 15.1 Funktionsklassen von Beinprothesen

0	Nicht Gehfähiger	Hilfsbedürftig, Prothese aus kosmetischen oder Transfergründen
1	Innenbereichsgeher	Kurze Zeit, langsames Gehen auf ebenem Boden
2	Eingeschränkter Außenbereichsgeher	Begrenzte Zeit, Gehen möglich, Überwindung von Bordsteinen und einzelnen Stufen
3	Uneingeschränkter Außenbereichsgeher	Gehen auf unebenem Boden und im freien Gelände
4	Uneingeschränkter Außenbereichsgeher mit besonders hohen Ansprüchen	Uneingeschränktes Gehen, wo hohe Dreh-, Stoß- und Zugkräfte wirken

Nur etwa die Hälfte der geriatrischen Patienten mit Majoramputation erlangt ihre Mobilität im Innenbereich wieder (Fortington et al. 2012). Nichtsdestotrotz profitieren diese Patienten von einer Rehabilitationsmaßnahme. In einer Arbeit von Grund et al. wurden die Ergebnisse von multimorbiden, gefäßchirurgischen Patienten mit und ohne Majoramputation in einer geriatrischen Rehabilitationsklinik analysiert und miteinander verglichen. Dabei wurden von majoramputierten Rehabilitanden zwar geringere, jedoch im Vergleich zum Ausgangswert hochsignifikante Verbesserungen in Mobilität und Alltagsfähigkeit in einer adäquaten Verweildauer erreicht. Damit ist für eine große Mehrheit der Rehabilitanden die weitere Versorgung in der häuslichen Umgebung möglich (Grund et al. 2018).

Literatur

Al-Saadi N, Al-Hashimi K, Popplewell M, Fabre I, Gwilym BL, Hitchman L, Chetter I, Bosanquet DC, Wall ML (2024) The incidence of surgical site infection following major lower limb amputation: a systematic review. Int Wound J 21(7):e14946. https://doi.org/10.1111/iwj.14946

Arsenault KA, Al-Otaibi A, Devereaux PJ, Thorlund K, Tittley JG, Whitlock RP (2012) The use of transcutaneous oximetry to predict healing complications of lower limb amputations: a systematic review and meta-analysis. Eur J Vasc Endovasc Surg Offic J Eur Soc Vasc Surg 43(3):329–336. https://doi.org/10.1016/j.ejvs.2011.12.004

Behrendt CA, Sigvant B, Szeberin Z, Beiles B, Eldrup N, Thomson IA, Venermo M, Altreuther M, Menyhei G, Nordanstig J, Clarke M, Rieß HC, Björck M, Debus ES (2018) International Variations in Amputation Practice: A VASCUNET Report. Eur J Vasc Endovasc Surg Offic J Eur Soc Vasc Surg 56(3):391–399. https://doi.org/10.1016/j.ejvs.2018.04.017

Catella J, Long A, Mazzolai L (2021) What Is Currently the Role of TcPO2 in the Choice of the Amputation Level of Lower Limbs? A Comprehensive Review. J Clin Med 10(7):1413. https://doi.org/10.3390/jcm10071413. PMID: 33915838; PMCID: PMC8037184

Chiodo CP, Stroud CC (2001) Optimal surgical preparation of the residual limb for prosthetic fitting in below-knee amputations. Foot Ankle Clin 6(2):253–264. https://doi.org/10.1016/s1083-7515(03)00094-9

Conte MS, Bradbury AW, Kolh P, White JV, Dick F, Fitridge R, Mills JL, Ricco JB, Suresh KR, Murad MH, GVG Writing Group (2019) Global vascular guidelines on the management of chronic limb-threatening ischemia. J Vasc Surg 69(6S):3S–125S.e40. https://doi.org/10.1016/j.jvs.2019.02.016

Crane H, Boam G, Carradice D, Vanicek N, Twiddy M, Smith GE (2021) Through-knee versus above-knee amputation for vascular and non-vascular major lower limb amputations. Cochrane Database Syst Rev *12*(12):CD013839. https://doi.org/10.1002/14651858.CD013839.pub2

Davies B, Datta D (2003) Mobility outcome following unilateral lower limb amputation. Prosthet Orthot Int 27(3):186–190. https://doi.org/10.1080/03093640308726681

Fard B, Geertzen JHB, Dijkstra PU (2020) Return home after dysvascular major amputation of the lower limb: a multicentre observational study in the Netherlands. J Rehabil Med 52(1):jrm00008. https://doi.org/10.2340/16501977-2631

Fernando ME, Blanchette V, Mishra R, Zulbaran-Rojas A, Rowe V, Mills JL, Armstrong DG, Najafi B (2023) Frailty in people with chronic limb threatening ischemia and diabetes-related foot ulcers: a systematic review. Ann Vasc Surg 89:322–337. https://doi.org/10.1016/j.avsg.2022.09.057

Fortington LV, Rommers GM, Geertzen JH, Postema K, Dijkstra PU (2012) Mobility in elderly people with a lower limb amputation: a systematic review. J Am Med Dir Assoc 13(4):319–325. https://doi.org/10.1016/j.jamda.2010.12.097

Friedl A, Wernecke J (2012) Therapieziele bei geriatrischen Patienten mit Diabetes mellitus. CME 9:53–60. https://doi.org/10.1007/s11298-012-1412-x

Grund S, Mettlach M, Kieser M, Rath K, Schäfer HG (2018) Ergebnisvergleich von multimorbiden gefäßchirurgischen Patienten mit und ohne Majoramputation in einer deutschen stationären geriatrischen Rehabilitationsklinik [Outcomes of multimorbid vascular surgery patients with and without major amputation in a German geriatric rehabilitation clinic]. Zeitschrift für Gerontologie und Geriatrie 51(3):335–342. https://doi.org/10.1007/s00391-014-0848-x

Heusinger von Waldegg G, Reuter S, Klement A (2010) Rehabilitation des älteren Patienten nach Majoramputation der unteren Extremität. Gefässchirurgie 15:33–37. https://doi.org/10.1007/s00772-009-0722-0

Laloo R, Ambler GK, Locker D, Twine CP, Bosanquet DC (2021) Systematic review and meta-analysis of the effect of perineural catheters in major lower limb amputations. Eur J Vasc Endovasc Surg Offic J Eur Soc Vasc Surg 62(2):295–303. https://doi.org/10.1016/j.ejvs.2021.03.008

van Netten JJ, Fortington LV, Hinchliffe RJ, Hijmans JM (2016) Early post-operative mortality after major lower limb amputation: a systematic review of population and regional based studies. Eur J Vasc Endovasc Surg Offic J Eur Soc Vasc Surg 51(2):248–257. https://doi.org/10.1016/j.ejvs.2015.10.001

Ozdemir S (2009) Untersuchung zur Effektivität von offenen und geschlossenen Minoramputationen bei diabetischer Gangrän [Open or closed minor amputation for diabetic gangrene?]. VASA. Zeitschrift fur Gefasskrankheiten 38(Suppl 74):54–61. https://doi.org/10.1024/0301-1526.38.S74.54

Rümenapf G, Lang W, Morbach S (2009) Minoramputationen bei diabetischem Fusssyndrom [Minor amputations for diabetic foot syndrome]. Der Orthopäde 38(12):1160–1170. https://doi.org/10.1007/s00132-009-1502-y

S2-K-Leitlinie Rehabilitation nach Majoramputation an der unteren Extremität (proximal des Fußes) (2019)

S3-Leitlinie Diagnostik, Therapie und Nachsorge der peripheren arteriellen Verschlußerkrankung (2024)

Thorud JC, Plemmons B, Buckley CJ, Shibuya N, Jupiter DC (2016) Mortality after nontraumatic major amputation among patients with diabetes and peripheral vascular disease: a systematic review. J Foot Ankle Surg Offic Publ Am College Foot Ankle Surg 55(3):591–599. https://doi.org/10.1053/j.jfas.2016.01.012

Uhl C, Betz T, Rupp A, Steinbauer M, Töpel I (2015) The influence of continuous local wound infusion on postoperative pain in patients undergoing transfemoral amputation. VASA. Zeitschrift fur Gefasskrankheiten 44(5):381–386. https://doi.org/10.1024/0301-1526/a000457

Wübbeke LF, Naves CCLM, Daemen JHC, Jacobs MJ, Mees BME (2020) Editor's choice – mortality and major amputation after revascularisation in octogenarians versus non-octogenarians with chronic limb threatening ischaemia: a systematic review and meta-analysis. Eur J Vasc Endovasc Surg Offic J Eur Soc Vasc Surg 60(2):231–241. https://doi.org/10.1016/j.ejvs.2020.04.027

Yammine K, Hayek F, Assi C (2020) A meta-analysis of mortality after minor amputation among patients with diabetes and/or peripheral vascular disease. J Vasc Surg 72(6):2197–2207. https://doi.org/10.1016/j.jvs.2020.07.086

Therapieziel und Indikationsstellung zur Revaskularisation bei geriatrischen Patienten mit A.-carotis-interna-Stenose

16

Barbara Rantner

Inhaltsverzeichnis

16.1 Ausgangslage

Wie in allen Gefäßbereichen findet sich auch in der supraaortalen Zirkulation eine klare Altersassoziation in der Entwicklung relevanter Karotisstenosen. So konnte in einer rezent publizierten epidemiologischen Studie aus der Region Hamburg für beide Geschlechter ein linearer Anstieg an pathologischen Befunden (erhöhte Intima-Media-Dicke, Plaquebildung, Stenosebildung) ab dem 50. Lebensjahr gezeigt werden. Die Prävalenz pathologischer Befunde in der Karotisstrombahn lag in dieser Bevölkerungsgruppe mit einem medianen Alter von 63 Jahren bereits bei 30,2 % (95 % Konfidenzintervall 29,3–31,2 %) (Behrendt et al. 2023). Die Prävalenz relevanter Karotisstenosen (Stenosegrad über 50 %) liegt bei Erwachsenen bei etwa 4 % und steigt ab dem 65. Lebensjahr auf 6–15 % an (S3-Leitlinien 2020). Somit leben in Deutschland etwa 1 Mio. Menschen mit einer über

B. Rantner (✉)
Klinik und Poliklinik für Vaskuläre und Endovaskuläre Chirurgie, Klinikum Rechts der Isar, München, Deutschland
E-Mail: barbara.rantner@med.uni-muenchen.de

M. Steinbauer et al. (Hrsg.), *Gefäßmedizin im Alter*,
https://doi.org/10.1007/978-3-662-71191-0_16

50%igen Karotisstenose. Bedenkt man, dass etwa 15 % aller zerebralen Ischämien auf eine extrakranielle Karotisstenose zurückzuführen sind, so wird die Inzidenz karotis-assoziierter Schlaganfälle in Deutschland auf etwa 30.000 Fälle/Jahr geschätzt (S3-Leitlinien 2020).

16.2 Therapieziele

Die Revaskularisation von Karotisstenosen, entweder in Form einer Karotisendarterektomie (CEA) oder als Karotisstentbehandlung (CAS) verfolgt immer den Zweck der Schlaganfallprävention. Das natürliche Schlaganfallrisiko muss das periprozedurale Komplikationsrisiko übersteigen. Diese Vorgabe reguliert die Indikationsstellung bei klinisch asymptomatischen Patienten deutlich stärker als bei Betroffenen, die bereits Zeichen eines ischämischen Schlaganfalls erlitten haben. Es liegen jedoch für beide Symptomgruppen (symptomatisch und asymptomatisch) wenig Daten von geriatrischen Patientengruppen vor. Der mediane Altersschnitt der Patienten, die in den 1990er-Jahren zwischen CEA und rein medikamentöser Behandlung bei symptomatischen ACI-Stenosen randomisiert wurden, betrug 65 (North American Symptomatic Carotid Endarterectomy Trial, NASCET) und 62 (European Carotid Surgery Trial, ECST) Jahre (Barnett et al. 1998; Randomised trial of endarterectomy for recently symptomatic carotid stenosis: final results of the MRC European Carotid Surgery Trial, ECST 1998). In der nordamerikanischen Studie wurden initial sogar über 80-jährige Patienten ausgeschlossen, im zweiten Teil der Untersuchung dann doch rekrutiert (14 % über 75-Jährige). Selektive Auswertungen für die ältesten Studienteilnehmer gibt es aber leider nicht (Barnett et al. 1998). Ähnliche Zahlen findet man für die randomisierten Studien an asymptomatischen Patienten (Asymptomatic Carotid Surgery Trial, ACST-1 und 2). Hier betrug das Altersmittel 69 und 70 Jahre (MRC Asymptomatic Carotid Surgery Trial, ACST, Collaborative Group 2004; Halliday et al. 2021); der Anteil der über 75-Jährigen in der ACST-1-Studie lag bei 21,6 %.

16.3 Indikationsstellung bei symptomatischen Patienten und aktuelle Studienlage zum Einfluss des Alters auf das periprozedurale Risiko nach Karotisrevaskularisation

Prinzipiell wird die Indikation zur Revaskularisation bei Patienten mit symptomatischer ACI-Stenose großzügig gestellt, da der Benefit der Operation gegenüber einer rein konservativen Therapie mit Best-Medical-Treatment (BMT) klar belegt ist. Die Empfehlungen dazu finden sich mehr oder weniger deckungsgleich in den Leitlinien unterschiedlicher Gesellschaften (S3-Leitlinien 2020; Naylor et al. 2023; Bonati et al. 2021).

Aus dem amerikanischen Versorgungsregister (Vascular Quality Initiative, VQI) wurden 2022 selektiv Ergebnisse von Karotisrevaskularisationen von Patienten über 80 Jahren publiziert. Zwischen 2005 und 2020 wurden 28.571 über 80-jährige Patienten mit Karotisstenosen zwischen 50 und 99 % in der Datenbank erfasst. Die große Mehrheit der Patienten (n = 20,912, 73,2 %) erhielt eine Karotisoperation, 12,7 % ein transfemorales CAS und 14,1 % (n = 4031) die retrograde Stentbehandlung der ACI unter Flussumkehr (TCAR). Etwa die Hälfte der im Schnitt 83-jährigen Patienten waren symptomatisch (49,8 %). Das perioperative Schlaganfall- und Todesrisiko war für das transfemorale CAS mit 6,6 % am höchsten. Nach TCAR erlebten 3,1 % der Patienten einen Schlaganfall oder verstarben. Das sicherste Verfahren war die Operation, hier wurden lediglich 2,5 % Schlaganfälle und Todesfälle beobachtet (p < 0,001). Auch in der multivariaten Analyse stellte das transfemorale CAS im Vergleich zur CEA einen signifikanten Risikofaktor für periprozedurale Komplikationen dar (aOR 3,35, 95 % CI 2,65–4,23). Auch TCAR versus CEA brachte einen Behandlungsvorteil für die Operation (aOR für TCAR 1,49, 95 % CI 1,18–1,87). Diese Ergebnisse blieben auch unter Berücksichtigung des Symptomstatuses und des Stenosegrades konstant. Insgesamt konnte aus dieser Analyse geschlussfolgert werden, dass die Operation auch für über 80-jährige Patienten, besonders beim Vorhandensein neurologischer Symptome, ein sicheres und effektives Behandlungsverfahren darstellt (Kibrik et al. 2022).

Vor diesem Hintergrund wurden im Jahr 2023 rein operative Daten aus dem VQI-Register zu CEA-Ergebnissen (perioperative Schlaganfallrate und 2-Jahres-Überlebensrate) bei unter und über 80-jährigen Patienten veröffentlicht. Neben dem Alter wurde ein Frailty-Index entsprechend den VQI-Vorgaben erhoben und in den Ergebnisanalysen berücksichtigt. Patienten über 90 Jahre wurden aus der Analyse ausgeschlossen. Von den insgesamt 83.745 eingeschlossenen Fällen, waren 17 % über 80 Jahre. In der Kaplan-Meier-Analyse fand sich ein signifikant schlechteres 2-Jahres-schlaganfallfreies-Überleben unter den über 80-Jährigen im Vergleich mit jüngeren Patienten (78,1 % vs. 87,6 %; p < 0,001). Dazu passend fand sich auch ein relevant schlechteres 2-Jahres-Gesamtüberleben bei den über 80-Jährigen im Vergleich zu jüngeren Patienten (90,5 % vs. 95,1 %; p < 0,001). In den multivariaten Analysen wurde deutlich, dass ein höherer Frailty-Score sowohl mit einem erhöhten 2-Jahres-Schlaganfallrisiko (HR 2,26; 95 % CI 1,61–3,17; p < 0,001) als auch mit einer erhöhten 2-Jahres-Mortalität (HR 2,43; 95 % CI 1,71–3,47; p < 0,001) vergesellschaftet war. Besonders interessant war in diesem Zusammenhang, dass der Frailty-Score mehr Gewicht auf den Behandlungserfolg und das Überleben hatte, als das reine Alter. Über 80-Jährige mit einem niedrigen Frailty-Score konnten gleich gute schlaganfallfreie und Gesamtüberlebensraten erzielen, wie jüngere Patienten unter 80 (88,2 % vs. 87,6 %, p = 0,158 und 96,0 % vs. 95,1 %, p = 0,151). So schlussfolgern die Autoren, dass nicht das Alter allein, sondern die Gesamtkonstitution des Patienten für die Risikoabschätzung und Indikationsstellung von Karotisoperationen herangezogen werden sollte (Habib et al. 2023).

Auch aus 14 europäischen Ländern wurden rezent Daten zur Ergebnisqualität von Karotisoperationen und Stentbehandlungen veröffentlicht. Erwähnenswert scheint hierbei zunächst, dass etwa mehr als 1/3 der rund 130.000 CEA-Patienten wegen asymptomatischer Stenose operiert wurden, wohingegen 2/3 der knapp 90.000 CAS-Patienten bei asymptomatischen Stenosen therapiert wurden. Unter den rund 86.000 operativ behandelten

Patienten fanden sich knapp 22 % über 80-Jährige. In der Gruppe der endovaskulär behandelten Patienten lag der Anteil der über 80-Jährigen sogar bei 27 %. In dieser Registeranalyse konnte lediglich in den wegen symptomatischer Stenose operierten Patienten ein relevanter Unterschied in unterschiedlichen Endpunkten zwischen den Gruppen der über und unter 80-Jährigen festgestellt werden; die Stentbehandlung brachte keine altersabhängigen Ergebnisse. In der Regressionsanalyse wurde das Alter als kontinuierliche Variable als unabhängiger Risikofaktor für periprozedurale Komplikationen identifiziert (Venermo et al. 2023).

Im Gegensatz dazu fand sich in randomisierten Studien zum Vergleich der offenen Operation und der endovaskulären Versorgung mittels Stent ein klarer Alters-Cut-off für die CAS-Therapie. In der Arbeitsgruppe Carotid Stenosis Trialists Collaboration (CSTC) wurden die Daten der vier großen randomisierten Studien (SPACE, EVA-3S, ICSS und CREST) zusammengenommen und gemeinsam ausgewertet. Dabei zeigte sich in allen Studien einzeln und auch in der gemeinsamen Auswertung, dass die Karotisstentbehandlung jenseits des 70. Lebensjahres bei symptomatischen Patienten mit signifikant mehr Schlaganfällen assoziiert ist als in jüngeren Patientengruppen. Unter den 4754 randomisierten Patienten, die unter der CSTC gemeinsam ausgewertet wurden, zeigte sich für CAS-Patienten in der Altersgruppe zwischen 65–69 Jahren ein relatives Risiko für Schlaganfall und Tod von 2,16 (95 % CI 1,13–4,13) im Vergleich zu unter 60-jährigen Patienten. Das Risiko für periprozedurale Komplikationen stieg auf das Vierfache in der Gruppe der über 70-Jährigen an. Im Gegensatz dazu konnte kein relevanter Unterschied zwischen den Altersgruppen bei der CEA gesehen werden (p = 0,34). Diese Auswertungen führten zu einem Risikoanstieg CAS vs. CEA von 1·61 (95 % CI 0,90–2,88) für Patienten zwischen 65–69 Jahren und zu einer Risikozunahme um mehr als das Vierfache (1,32–3,32) für Patienten im Alter zwischen 70 und 74 Jahren (Howard et al. 2016). Anhand dieser Daten wurde also geschlussfolgert, dass die Operation bei symptomatischen Patienten ab dem 70. Lebensjahr das klar zu favorisierende Verfahren darstellt.

16.4 Indikationsstellung bei klinisch asymptomatischen Patienten

Aufgrund einer verbesserten medikamentösen Behandlung von Patienten mit Karotisstenose sind die Schlaganfallraten im natürlichen Verlauf in den vergangenen zwei Dekaden relevant gesunken. So geht man mittlerweile von einem Schlaganfallrisiko von etwa 1 % pro Jahr bei hochgradigen Stenosen der ACI aus. Aus den zur Verfügung stehenden Studien geht ein erwarteter Benefit für die Operation in der Schlaganfallprävention nach etwa 2–3 Jahren hervor. Daher wird für die Indikationsstellung zur Revaskularisation von Patienten mit asymptomatischer ACI-Stenose neben Plaquecharakteristika, die ein höheres Schlaganfallrisiko ohne Behandlung vermuten lassen, eine Lebenserwartung von 5 Jahren gefordert (Habib et al. 2023). Diese Forderung muss besonders bei geriatrischen Patienten beachtet und für die Entscheidung pro vs. kontra einer Revaskularisation berücksichtigt werden.

In den vergangenen Jahren wurde und wird der Frage nach einem möglichen Geschlechtsunterschied in vaskulären Erkrankungen intensiv nachgegangen. So wurde nach der Veröffentlichung der ACST-1-Studie der Benefit der CEA bei asymptomatischen Frauen kritisch diskutiert. Im 5-Jahres-Follow-up lag die absolute Risikoreduktion für Schlaganfälle bei Frauen unter 75 Jahren bei lediglich 2,5 % (95 % CI – 1,2–6,1) und damit deutlich unter der Risikoreduktion gleichalter Männer (ARR 6,5 %, 95 % CI 3,6–9,4). Im Langzeitverlauf von 10 Jahren konnte schließlich kein Behandlungsunterschied zwischen den Geschlechtern mehr gesehen werden; die Risikoreduktion lag bei Frauen mit 5,8 % (95 % CI 0,1–11,4) sogar etwas über der gleichaltriger Männer (ARR 5,5 %, 95 % CI 0,9–10,0) (Halliday et al. 2010). Die höhere Lebenserwartung von Frauen sollte also in die Behandlungsentscheidung asymptomatischer ACI-Stenosen miteinbezogen werden. Neben den ACST-1-Daten finden sich – unabhängig vom Behandlungsverfahren – weitere, teils kontroverse Ergebnisse mit einem erhöhten prozeduralen Risiko für Frauen im Vergleich zu Männern. In der ACST-2-Studie konnte das Geschlecht aber nicht als Einflussfaktor für periprozedurale Komplikationen nach CAS und CEA gesehen werden (Halliday et al. 2021). So sollte zum aktuellen Zeitpunkt und aufgrund der vorhandenen Evidenz die Indikation zur Revaskularisation asymptomatischer ACI-Stenosen für Männer und Frauen gleichermaßen gestellt werden.

Neben der Schlaganfallprävention wurde gerade bei älteren Patienten auch das Argument der möglichen kognitiven Leistungssteigerung nach Versorgung hochgradiger Karotisstenosen diskutiert. Die aktuell zur Verfügung stehende Literatur kann allerdings nicht in ausreichendem Maß einen Zusammenhang zwischen Karotisstenosen und einer daraus resultierenden Einschränkung der kognitiven Leistungsfähigkeit belegen. Nach erfolgter Revaskularisation (sowohl operativ als auch endovaskulär) konnte keine relevante Verbesserung der kognitiven Funktion im Langzeitverlauf festgestellt werden (Paraskevas et al. 2021). Somit kann dieses Argument nicht zur Indikationsstellung bei klinisch asymptomatischen Patienten herangezogen werden.

16.5 Fazit

Die Indikation zur rein prophylaktischen Operation einer klinisch und bildmorphologisch asymptomatischen ACI-Stenose muss aufgrund des verbesserten medikamentösen Managements mittlerweile insgesamt streng gestellt werden. Die Abschätzung der Lebensdauer, gerade bei Patienten über 80 Jahren, spielt in der Entscheidungsfindung für oder gegen eine Revaskularisation eine entscheidende Rolle.

Für Patientinnen und Patienten mit symptomatischer Karotisstenose wird die Indikation zur CEA auch im fortgeschrittenen Alter und sogar bei über 90-Jährigen zu Recht großzügig gestellt. Es stehen etwas abweichende Daten für die beiden Verhandlungsverfahren zur Verfügung. Aus randomisierten Studien wurde ersichtlich, dass die Karotisstentbehandlung bei Patienten über 70 Jahren mit relevant höheren Komplikationen vergesellschaftet ist. Die Operation scheint also für ältere Patientengruppen das überlegene Verfahren zu sein. Gerade, wenn der Eingriff in Plexusanästhesie durchgeführt werden kann, scheint das perioperative Risiko überschaubar. Nichtsdestotrotz sollte man bedenken, dass es doch in etwa 2 % der Fälle zu revisionsbedürftigen Nachblutungen kommt, welche in Allgemeinnarkose durchgeführt werden müssen. Diese Revisionseingriffe können besonders Patientinnen und Patienten in höherem Lebensalter relevant belasten und zu kardiopulmonalen Komplikationen führen. Am Ende geht es immer um den Erhalt der Lebensqualität und Eigenständigkeit.

Literatur

Barnett HJ, Taylor DW, Eliasziw M, Fox AJ, Ferguson GG, Haynes RB et al (1998) Benefit of carotid endarterectomy in patients with symptomatic moderate or severe stenosis. North American Symptomatic Carotid Endarterectomy Trial Collaborators. N Engl J Med 339(20):1415–1425

Behrendt C-A, Thomalla G, Rimmele DL, Petersen EL, Twerenhold R et al (2023) Prevalence of peripheral arterial disease, abdominal aortic aneurysm, and risk factors in the Hamburg City Health Study: a cross sectional analysis. Eur J Vasc Endovasc Surg 65:590–598

Bonati LH, Kakkos S, Berkefeld J, de Borst GJ, Bulbulia et al (2021) European Stroke Organisation guideline on endarterectomy and stenting for carotid artery stenosis. Eur Stroke J. 6(2):I–XLVII

Habib SG, Semaan DB, Hafeez M-S, Abdul-Malak OM, Madigan MC et al (2023) Trends in mortality and postoperative complications among octogenarian patients undergoing carotid endarterectomy. J Vasc Surg 78:132–140

Halliday A, Harrison M, Hayter E, Kong X, Mansfield A et al (2010) Asymptomatic Carotid Surgery Trial (ACST) Collaborative Group. 10-year stroke prevention after successful carotid endarterectomy for asymptomatic stenosis (ACST-1): a multicentre randomised trial. Lancet. 376(9746):1074–1084

Halliday A, Bulbulia R, Bonati LH, Chester J, Cradduck-Bamford A et al (2021) Second asymptomatic carotid surgery trial (ACST-2): a randomized comparison of carotid artery stenting versus carotid endarterectomy. Lancet 398:1065–1073

Howard G, Roubin GS, Hendrikse J, Halliday A, Gustav F et al (2016) Association between age and risk of stroke or death from carotid endarterectomy and carotid stenting: a meta-analysis of pooled patient data from four randomised trials. Lancet 387:1305–1311

Kibrik P, Stonko DP, Alsheekh A, Holscher C, Zarkowsky D et al (2022) Association of carotid revascularization approach with perioperative outcomes based on symptom status and degree of stenosis among octogenarians R3WC:341/3181. J Vasc Surg 76(3):769–777

(Randomised trial of endarterectomy for recently symptomatic carotid stenosis: final results of the MRC European Carotid Surgery Trial (ECST). Lancet 351(9113):1379–1387

MRC Asymptomatic Carotid Surgery Trial (ACST) Collaborative Group (2004) Prevention of disabling and fatal strokes by successful carotid endarterectomy in patients without recent neurological symptoms: randomised controlled trial. Lancet 363:1491–1502

Naylor R, Rantner B, Ancetti S, de Borst GJ, De Carlo M et al (2023) Editor's choice – European Society for Vascular Surgery (ESVS) 2023 clinical practice guidelines on the management of atherosclerotic carotid and vertebral artery disease. Eur J Vasc Endovasc Surg 65(1):7–111

Paraskevas KI, Faggioli G, Ancetti S, Nalor AR (2021) Editor's choice – asymptomatic carotid stenosis and cognitive impariment: a systematic review. Eur J Vasc Endovasc Surg 61(6):888–899
S3 Leitlinien (2020) Zur Diagnostik, Therapie und Nachsorge der extracraniellen Karotisstenose. S 1–251
Venermo M, Mani K, Boyle JR, Eldrup N, Setacci C et al (2023) Sex related differences in indikation and procedrual outcomes of carotid interventions in VASCUNET. Eur J Vasc Endovasc Surg 66:7–14

Aneurysmatische Erkrankungen bei geriatrischen Patienten

17

Artis Knapsis und Hubert Schelzig

Inhaltsverzeichnis

17.1 Einleitung

Mit der fortschreitenden Alterung der Bevölkerung steigt die Häufigkeit von Aortenaneurysmen, insbesondere der Aorta abdominalis, sowie peripheren Aneurysmen der A. poplitea bei älteren und multimorbiden Patienten. Diese Patientengruppe weist im Vergleich zu jüngeren Menschen eine reduzierte physiologische Reserve, oft einen schlechteren Ernährungsstatus, eingeschränkte funktionelle Kapazitäten und geringere kognitive Reserven auf, was ihre Reaktion auf chirurgischen Stress negativ beeinflussen kann. Aufgrund der Multimorbidität, der eingeschränkten physischen Resilienz und der höheren Anfällig-

A. Knapsis
Klinik für Gefäß-und Endovaskularchirurgie, Universitätsklinik Düsseldorf, Düsseldorf, Deutschland
E-Mail: Artis.Knapsis@med.uni-duesseldorf.de

H. Schelzig (✉)
Klinik für Gefäßchirurgie und Endovaskularchirurgie, Universitätsklinik Düsseldorf, Düsseldorf, Deutschland
E-Mail: Hubert.Schelzig@med.uni-duesseldorf.de

M. Steinbauer et al. (Hrsg.), *Gefäßmedizin im Alter*,
https://doi.org/10.1007/978-3-662-71191-0_17

keit für postoperative Komplikationen sind die operativen Risiken besonders hoch. Daher sind patientenindividualisierte Therapiekonzepte von entscheidender Bedeutung, um die bestmögliche Behandlung zu gewährleisten.

▶ **Die steigende Zahl älterer multimorbider Patienten mit Aneurysmen erfordert individuelle Behandlungsansätze aufgrund höherer Operationsrisiken.**

In diesem Kapitel werden die wesentlichen Aspekte der Behandlung von Bauchaorten- und Poplitealaneurysmen bei geriatrischen, vulnerablen Patienten behandelt, einschließlich der Risikobewertung sowie der chirurgischen, endovaskulären und konservativen Behandlungsoptionen.

17.2 Bauchaortenaneurysmen

Eine elektive Aneurysmaausschaltung wird für Patienten mit Bauchaortenaneurysmen (BAA) empfohlen, die bestimmte anatomische Kriterien erfüllen, um das Risiko einer Aortenruptur zu minimieren. Die rechtzeitige Ausschaltung eines Bauchaortenaneurysmas bietet einen erheblichen Überlebensvorteil, da Aortenrupturen häufig tödlich verlaufen. Bauchaortenaneurysmen können regelmäßig entweder endovaskulär (EVAR), also minimalinvasiv, oder offen-chirurgisch (OAR) behandelt werden. Im Vergleich zum offenen Aortenersatz stellt die endovaskuläre Ausschaltung eine deutlich weniger invasive Methode dar. Patienten, die endovaskulär behandelt werden, profitieren von verkürzten Krankenhausaufenthalten und einer zügigeren Rückkehr in ihren Alltag. Aufgrund der minimalinvasiven Technik sind die Risiken für schwerwiegende perioperative Komplikationen, wie kardiopulmonale Probleme, Infektionen, erhebliche Blutverluste und längere stationäre Aufenthalte, deutlich reduziert (Hafeez et al. 2024).

▶ **Die elektive Aneurysmaausschaltung bei Bauchaortenaneurysmen minimiert das Risiko einer Aortenruptur und bietet einen Überlebensvorteil. Die endovaskuläre Behandlung (EVAR) ist weniger invasiv als der offene Aortenersatz (OAR) und reduziert Komplikationen sowie den Krankenhausaufenthalt.**

Nicht alle Patienten sind für eine endovaskuläre Therapie geeignet. Der Einsatz von EVAR erfordert eine passende Anatomie, insbesondere eine ausreichend stabile Landezone und intakte Zugangsgefäße. Bei Patienten mit stark verengten Iliakalgefäßen oder einer unzureichenden Landezone unterhalb der Nierenarterien ist der Einsatz von individuell angepassten, fenestrierten (fEVAR) oder gebranchten (bEVAR) Stentgrafts notwendig, um das renoviszerale Aortensegment zu versorgen.

▶ **Nicht alle Patienten sind für die einfache endovaskuläre Therapie (EVAR) geeignet. Bei ungünstiger Anatomie sind angepasste fenestrierte oder gebranchte Stentgrafts wie fEVAR oder bEVAR erforderlich.**

Ein weiteres Risiko stellen Endoleaks dar, bei denen Blut in das Aneurysma zurückfließt, wodurch das Risiko einer Ruptur weiterhin bestehen kannt. In solchen Fällen können zusätzliche Eingriffe oder eine Konversion zum offenen Aortenersatz, einschließlich einer Stentgraftexplantation, erforderlich sein.

Die intrahospitale Mortalität bei rupturierten Bauchaortenaneurysmen (rBAA) ist hoch und liegt zwischen 20 % und 50 %, abhängig von der Schwere der klinischen Präsentation und der angewandten Behandlungstechnik. Im Gegensatz dazu beträgt das operative Mortalitätsrisiko bei der elektiven Aneurysmaausschaltung eines BAA lediglich 1 bis 5 %, abhängig von der gewählten Operationstechnik. Eine elektive Versorgung wird insbesondere bei Patienten mit guter Lebenserwartung empfohlen, wenn das BAA bei Männern größer als 5,5 cm und bei Frauen größer als 5,0 cm ist oder wenn das Aneurysma schnell wächst (Hafeez et al. 2024).

▶ **Die Mortalität bei rupturierten Aneurysmen ist hoch (20–50 %), während das Risiko bei elektiver Behandlung nur 1–5 % beträgt.**

Die Wahl der chirurgischen Methode hängt nicht nur von der Größe und Anatomie des Aneurysmas ab, sondern auch von der körperlichen Verfassung des Patienten. Besonders die präoperative Gebrechlichkeit spielt eine entscheidende Rolle, da sie mit einem erhöhten Risiko für die Gesamtmortalität sowie für postoperative Komplikationen bei BAA-Patienten verbunden ist, die sich einer Operation unterziehen. Im Vergleich zu nicht gebrechlichen Patienten haben gebrechliche Patienten ein 3,2-mal höheres Risiko für den kurzfristigen Tod, ein 2,7-mal höheres Risiko für die langfristige Gesamtmortalität und ein 2,2-mal höheres Risiko für postoperative Komplikationen.

▶ **Die Wahl der Behandlung bei Bauchaortenaneurysmen hängt von der Größe des Aneurysmas, der Anatomie und der körperlichen Verfassung des Patienten ab, wobei die präoperative Gebrechlichkeit das Risiko für Mortalität und Komplikationen deutlich erhöht.**

Zusammenfassend lässt sich sagen, dass Gebrechlichkeit – unabhängig von anderen Faktoren – sowohl die kurzfristige als auch die langfristige Überlebensrate beeinflusst und das Risiko für postoperative Komplikationen bei BAA-Patienten nach einer Operation signifikant erhöht (Zhang et al. 2024).

Indikationsstellung und Therapiemöglichkeiten

Die Indikationsstellung zur Behandlung eines BAA bei geriatrischen Patienten erfordert eine sorgfältige und umfassende Abwägung zahlreicher klinischer Faktoren. Ältere Patienten sind häufig mit weiteren gesundheitlichen Einschränkungen und einer reduzierten physiologischen Reserve konfrontiert, weshalb eine präzise Abwägung der potenziellen Risiken und Vorteile der Behandlung besonders wichtig ist. Bei gebrechlichen Patienten, die ein höheres Risiko für perioperative Komplikationen aufweisen, kann die endovaskuläre EVAR eine bevorzugte Behandlungsoption darstellen, da sie im Vergleich zur offenen Chirurgie weniger invasiv ist, eine schnellere Erholung ermöglicht und geringere postoperative Risiken birgt. Allerdings ist zu beachten, dass auch nach einer endovaskulären Aneurysmaausschaltung Patienten mit Sarkopenie oder gebrechliche Patienten eine signifikant erhöhte Morbidität und Mortalität aufweisen. Sarkopenie bezeichnet den fortschreitenden Verlust an Muskelmasse, -kraft und -funktion, der typischerweise mit dem Alterungsprozess einhergeht. Dieser Zustand kann die körperliche Leistungsfähigkeit erheblich beeinträchtigen und zu einem erhöhten Risiko für Stürze, Gebrechlichkeit und eine eingeschränkte Lebensqualität führen.

Bei gebrechlichen Patienten mit BAA ist eine sorgfältige Abwägung der Behandlungsoptionen erforderlich. Die EVAR bietet Vorteile, doch das Risiko für postoperative Komplikationen bleibt erhöht.

Eine Sarkopenie wird durch verschiedene Faktoren begünstigt, darunter Inaktivität, unzureichende Ernährung (insbesondere Eiweißmangel), hormonelle Veränderungen und chronische Erkrankungen. In fortgeschrittenen Stadien kann eine Sarkopenie auch die Mobilität und die Fähigkeit zur Selbstversorgung erheblich einschränken. Daher spielen sowohl die Größe des Aneurysmas als auch die Sarkopenie und der Grad der Gebrechlichkeit eine zentrale Rolle in der individuellen Entscheidungsfindung bei der Behandlung eines BAA bei geriatrischen Patienten (Saucy et al. 2024; Tse et al. 2020).

Größe des Aneurysmas

Das wichtigste Kriterium für die Entscheidung, ein abdominelles Aortenaneurysma (AAA) zu behandeln, ist die Größe des Aneurysmas. Bei Männern wird eine Operation in der Regel dann empfohlen, wenn das Aneurysma einen Durchmesser von mehr als 5,5 cm aufweist. Für Frauen liegt der Schwellenwert bei etwa 5,0 cm, da sie tendenziell ein höheres Risiko für Rupturen auch bei kleineren Aneurysmen haben. Ein AAA, das jährlich um mehr als 0,5 cm wächst, sollte unabhängig von seiner Größe behandelt werden, da dieses Wachstum auf ein erhöhtes Rupturrisiko hinweist.

Die Behandlung eines Bauchaortenaneurysmas wird in der Regel bei einem Durchmesser von über 5,5 cm bei Männern und 5,0 cm bei Frauen empfohlen, wobei auch ein schnelles Wachstum des Aneurysmas unabhängig von der Größe eine Indikation für die Behandlung darstellt.

Die 1-Jahres-Mortalitätsrate nach einer EVAR bei fragilen Patienten über 80 Jahren liegt zwischen 4 % und 15 %, während sie bei Patienten, die offen-chirurgisch (OAR) versorgt wurden, bei 8 % bis 27 % liegt. Das jährliche Rupturrisiko für ein BAA mit einem Durchmesser von 5,5 bis 6 cm beträgt etwa 10 %, während es in anderen Studien für AAA von 5,5 bis 7 cm bei 5,3 % und für Aneurysmen über 7 cm bei 6,3 % liegt. Die postoperative 1-Jahres-Mortalität bei fragilen Patienten im Alter über 80 Jahren ist höher als die in der Literatur berichtete Mortalität, selbst bei Aneurysmen bis zu einer Größe von 7 cm. Daher sollte die Indikation für eine invasive Behandlung bei älteren Patienten mit

Aneurysmen unter 7,0 cm weiterhin sorgfältig evaluiert werden. Zudem sollten die Größenkriterien für die Behandlung von AAA in dieser Altersgruppe genauer definiert werden. Für geriatrische Patienten ist eine strenge Überwachung des Aneurysmas erforderlich, um eine detaillierte Einschätzung des Aneurysmas und seines Wachstums zu ermöglichen (Hafeez et al. 2024).

> **Bei gebrechlichen Patienten über 80 Jahren ist die 1-Jahres-Mortalität nach Operation höher als erwartet – selbst bei Aneurysmen bis 7 cm. Eine invasive Behandlung sollte daher bei Aneurysmen < 7,0 cm sorgfältig abgewogen werden.**

Gebrechlichkeit

Die physiologische Reserve des Patienten spielt eine entscheidende Rolle bei der Entscheidung für oder gegen eine Aortenoperation. Ältere Patienten weisen häufig eine reduzierte Körperfunktionalität, eine eingeschränkte kognitive Reserve sowie ein erhöhtes Risiko für postoperative Komplikationen auf. Daher wird eine umfassende präoperative Beurteilung der Gebrechlichkeit (Frailty) empfohlen, um festzustellen, ob der Patient die Belastung einer offen-chirurgischen oder endovaskulären Operation bewältigen kann.

Die Verwendung geriatrischer Assessments wie der Clinical Frailty Scale (CFS), des Geriatric Nutritional Risk Index (GNRI), des Risk-Analysis-Index (RAI) oder des Frailty-Index (FI) bei Patienten mit BAA ermöglicht eine präzise Einschätzung des Operationsrisikos. Besonders Patienten mit mehreren Begleiterkrankungen, wie Diabetes mellitus, Bluthochdruck oder Herz-Kreislauf-Erkrankungen, weisen ein erhöhtes Risiko für postoperative Komplikationen und eine verlängerte Erholungszeit auf (Tse et al. 2020; Morisaki et al. 2020; Yu et al. 2024; Nishibe et al. 2023; Zou et al. 2024).

In einer Studie von Morisaki et al. wurde der Einfluss von Gebrechlichkeit auf das Überleben und postoperative Komplikationen nach einer EVAR bei Patienten mit BAA untersucht. Die Ergebnisse zeigten, dass die 5-Jahres-Überlebensrate nach EVAR für die frailtynegative Gruppe bei 76,7 % lag, während sie für die frailtypositive Gruppe nur 43,1 % betrug. Gebrechlichkeit stellte somit einen wichtigen Risikofaktor für das Gesamtüberleben dar. Weitere Risikofaktoren für das Überleben waren das Alter der Patienten und eine aktuelle Krebsbehandlung. Interessanterweise war Gebrechlichkeit der einzige Risikofaktor, der mit postoperativen Komplikationen assoziiert war. Diese Ergebnisse unterstreichen die Bedeutung, Gebrechlichkeit als prognostischen Faktor zu berücksichtigen, insbesondere bei der Entscheidungsfindung zur Behandlung älterer und hochrisikobehafteter Patienten mit Bauchaortenaneurysmen (Morisaki et al. 2020).

> **Die präoperative Beurteilung der Gebrechlichkeit ist wichtig für die Entscheidung, ob eine invasive Behandlung des BAA bei älteren Patienten sinnvoll ist, da Gebrechlichkeit das Risiko für postoperative Komplikationen und Mortalität signifikant erhöht.**

In der Studie von Tse et al. wurde der Risk-Analysis-Index (RAI) zur Bewertung der Gebrechlichkeit bei Patienten verwendet, die elektiv mit EVAR behandelt wurden. Die Ergebnisse zeigten, dass Gebrechlichkeit mit einer höheren Rate an Komplikationen, Mortalität und einer längeren Krankenhausaufenthaltsdauer assoziiert war. Nach der Risikoadjustierung war Gebrechlichkeit mit einer 2,7-fach höheren Wahrscheinlichkeit für das Auftreten von Komplikationen und einer 4,4-fach höheren Wahrscheinlichkeit für Mortalität innerhalb von 30 Tagen verbunden. Sie war auch mit höheren Raten an schweren kardiovaskulären (z. B. Myokardinfarkt, Herzstillstand), pulmonalen (z. B. Pneumonie, Atemstillstand, Reintubation), renalen (z. B. Nierenversagen) und allgemeinen Komplikationen sowie einer verlängerten Krankenhausaufenthaltsdauer und einer höheren Mortalität assoziiert. Die Autoren empfehlen daher, den RAI-Index als Screening-Tool zu verwenden, um die Entscheidungsfindung und die Diskussionen mit Patienten, die sich einer EVAR unterziehen sollen, zu unterstützen (Tse et al. 2022).

Yu et al. verwendeten den RAI bei Patienten mit rupturierten Bauchaortenaneurysmen (rBAA), die endovaskulär oder offen-chirurgisch versorgt wurden. Die Studie zeigte, dass sowohl Gebrechlichkeit als auch der OAR mit einem erhöhten Risiko für die 1-Jahres-Mortalität nach der Versorgung eines rBAA verbunden waren. Sowohl bei nicht gebrechlichen als auch bei gebrechlichen Patienten war OAR mit einem höheren Risiko für Mortalität im Vergleich zur EVAR assoziiert (Yu et al. 2024).

In der Studie von Nishibe et al. wurde der prognostische Wert von Ernährungsmarkern für die Langzeitmortalität von Patienten untersucht, die endovaskulär aufgrund eines Bauchaortenaneurysmas behandelt wurden. Die Forscher konzentrierten sich auf Ernährungsmarker wie Albumin, Body-Mass-Index (BMI) und den geriatrischen Ernährungsrisikoindex (GNRI), um deren Vorhersagekraft in Bezug auf die langfristige Mortalität zu bewerten. Die Ergebnisse zeigten, dass niedrige Werte für Albumin, BMI und GNRI sowie Faktoren wie Alter ≥ 75 Jahre, chronisch-obstruktive Lungenerkrankung (COPD), chronische Nierenerkrankung und aktive Krebserkrankung als unabhängige Risikofaktoren für die langfristige Mortalität identifiziert wurden. Die Studie kam zu dem Schluss, dass Mangelernährung, gemessen an den Markern wie Albumin, BMI und GNRI, ein unabhängiger Risikofaktor für die langfristige Mortalität bei Patienten nach EVAR ist. Unter den Ernährungsmarkern wurde der GNRI als der zuverlässigste Indikator zur Identifizierung einer hochrisikobehafteten Patientengruppe für die Mortalität nach EVAR angesehen (Nishibe et al. 2023).

Geriatrische Assessments wie der Clinical Frailty Scale, Risk-Analysis-Index oder der Geriatric-Nutritional-Risk-Index ermöglichen eine präzise Risikobewertung und unterstützen die individuelle Anpassung der Therapie.

In der retrospektiven Kohortenstudie von Zou et al. wurde der Einfluss von Mangelernährung, gemessen mit dem geriatrischen Ernährungsrisikoindex (GNRI), auf das Auftreten schwerwiegender kardiovaskulärer und zerebrovaskulärer Ereignisse (MACCE) bei älteren Patienten nach EVAR untersucht. Dabei wurde der GNRI mit dem revidierten kardiovaskulären Risikoindex (RCRI) und dem modifizierten Gebrechlichkeitsindex (mFI) zur Vorhersage langfristiger Ergebnisse verglichen. Die Analyse zeigte, dass höhere

GNRI-Werte mit einer verkürzten Krankenhausaufenthaltsdauer nach EVAR assoziiert waren, während niedrige GNRI-Werte mit einer erhöhten Langzeitmortalität und einem höheren Risiko für MACCE verbunden waren. Die Untersuchung ergab, dass Patienten mit mittleren und hohen GNRI-Werten signifikant reduzierte Risiken für MACCE im Vergleich zu Patienten mit niedrigen GNRI-Werten hatten. Der GNRI zeigte eine bessere Diskriminierungsfähigkeit in der Vorhersage langfristiger kardiovaskulärer und zerebrovaskulärer Ereignisse im Vergleich zu RCRI und mFI (Zou et al. 2024).

Die physiologische Reserve, insbesondere bei älteren Patienten, ist wichtig für die Entscheidung, ob eine invasive Behandlung des Bauchaortenaneurysmas durchgeführt wird. Daher ist eine umfassende präoperative Beurteilung der Gebrechlichkeit mithilfe verschiedener geriatrischer Assessments unerlässlich. Studien belegen, dass Gebrechlichkeit das Risiko für postoperative Komplikationen und die Mortalität signifikant erhöht.

17.3 Poplitealarterienaneurysmen

Das Poplitealarterienaneurysma (PAA) macht 70 % aller peripheren arteriellen Aneurysmen aus, wobei die Prävalenz bei Männern im Alter von 60 bis 80 Jahren auf etwa 1 % geschätzt wird. Frauen sind weniger häufig betroffen, mit einem männlichen zu weiblichen Verhältnis von 20:1. In den meisten Aspekten sind die Eigenschaften von PAA bei Männern und Frauen ähnlich, mit der Ausnahme, dass die Krankheit bei Frauen seltener beidseitig auftritt und kleinere Aneurysmen bei Frauen häufiger symptomatisch werden als bei Männern. Patienten mit PAAs haben ein erhöhtes Risiko für gleichzeitig auftretende abdominelle Aortenaneurysmen (33 %) und kontralaterale PAA-Erkrankungen (50 %). Der natürliche Verlauf eines PAA ist von einer hohen Inzidenz akuter und chronischer thromboembolischer Komplikationen geprägt. Studien zum natürlichen Krankheitsverlauf von PAAs haben ergeben, dass thromboembolische Komplikationen und Amputationen nach einer durchschnittlichen Beobachtungszeit von 18 Monaten auftreten und häufig sind. Nach 5 Jahren haben etwa die Hälfte der Patienten Komplikationen. Etwa 50 % der Patienten mit PAA entwickeln aufgrund chronischer Thromboembolien Symptome wie intermittierende Claudicatio, Ruheschmerzen, Blue-Toe-Syndrom oder akralen Nekrosen. Unbehandelt erleiden etwa 30 % der Patienten mit PAA akute arterielle Thrombosen und distale Embolien, was zu Amputationsraten von bis zu 20 % führen kann.

▶ **Unbehandelt entwickeln etwa 50 % der PAA-Patienten Symptome wie intermittierende Claudicatio oder akralen Nekrosen, und 30 % erleiden akute arterielle Thrombosen oder Embolien.**

Eine weitere extremitätenbedrohende Komplikation ist die Ruptur des Aneurysmas, die bei etwa 2–5 % der Patienten auftritt. Das Rupturrisiko eines Poplitealaneurysmas bei bestimmten Durchmessern ist nicht bekannt. Patienten mit rupturiertem Poplitealaneurysma (rPAA) sind im Durchschnitt 8 Jahre älter als diejenigen, die wegen eines nicht rupturierten

PAA behandelt wurden. Die Aneurysmen sind größer und das klinische Bild komplexer, was häufig zu Verzögerungen bei der Diagnose führt. Das unmittelbare Ergebnis nach der Operation ist gut; jedoch besteht ein hohes Sterblichkeitsrisiko innerhalb von einem Jahr (Cervin et al. 2018; Von Stumm et al. 2015; Beuschel et al. 2022; Ravn et al. 2017).

Indikationsstellung und Therapiemöglichkeiten

Die Ausschaltung eines PAA wird prophylaktisch bei asymptomatischen Aneurysmen > 2 cm oder bei symptomatischen PAAs jeder Größe durchgeführt, um ischämische Komplikationen durch distale Embolisation oder Thrombose zu verhindern, die zu einem Extremitätenverlust führen können. Für Hochrisikopatienten kann die Aneurysmaausschaltung bis zum Erreichen eines PAA von > 30 mm aufgeschoben werden, insbesondere bei Aneurysmen ohne Thrombussaum. Die Behandlung von PAAs kann entweder durch eine endovaskuläre Aneurysmaausschaltung (EPAR) oder durch eine offene Aneurysmaausschaltung (OPAR) erfolgen. OPAR umfasst in der Regel eine Bypass- oder Interponatanlage mit körpereigenen Venen oder Gefäßprothesen und die Ligatur des Aneurysmas. Die endovaskuläre Ausschaltung erfolgt mittels Implantation von gecoverten Stents. In den letzten 5 Jahrzehnten hat sich die offene Ausschaltung von PAAs als äußerst langlebig erwiesen, mit einer ausgezeichneten Offenheitsrate (primäre bis zu 76 % nach 5 Jahren), und wird daher als der „Goldstandard" der operativen Therapie angesehen. Die endovaskuläre Therapie von PAAs mittels Implantation von gecoverten Stents aufgrund der verminderten frühen Morbidität bei endovaskulären Verfahren ist eine alternative Behandlungsmethode. Die endovaskuläre Ausschaltung von Poplitealarterienaneurysmen weist im Vergleich zur offenen Reparatur eine geringere Wundkomplikationsrate und eine kürzere Krankenhausaufenthaltsdauer auf (Leake et al. 2017; Farber et al. 2022).

► **Die Behandlung von Poplitealarterienaneurysmen kann entweder endovaskulär oder offen-chirurgisch erfolgen, wobei die offen-chirurgische Ausschaltung als „Goldstandard" gilt und langfristig höhere Extremitätenerhaltungsraten aufweist.**

Sowohl die endovaskuläre als auch die offen-chirurgische Therapie von Poplitealarterienaneurysmen stellen sichere Optionen für die Behandlung dar. Auf mittlere Sicht ist die offene Ausschaltung jedoch mit einem höheren Extremitätenerhalt und geringeren Reinterventionsraten verbunden (Sousa et al. 2020).

Aktuell bleibt die offen-chirurgische Ausschaltung die bevorzugte Methode zur Behandlung asymptomatischer PAAs, vorausgesetzt, bei jüngeren, aktiven Patienten ohne signifikante Begleiterkrankungen steht geeignetes Venenmaterial für den Gefäßersatz zur Verfügung. Sollte dieses fehlen, kommen Gefäßprothesen (wie PTFE oder Dacron) zum Einsatz. Die endovaskuläre Aneurysmaausschaltung stellt eine mögliche Option für ältere, multimorbide Patienten dar, deren Anatomie eine adäquate Therapie ermöglicht, insbesondere wenn der Blutabfluss über zwei oder mehr Gefäße mit ausreichend langen Landungszonen (mindestens 15 mm einer normalen, nichtaneurysmatischen Arterie) gewährleistet ist und kein geeignetes Bypassmaterial zur Verfügung steht (Leake et al. 2017; Kim und Sumpio 2019).

▶ **Die endovaskuläre Therapie des PAAs bietet Vorteile wie weniger Wundkomplikationen und kürzere Krankenhausaufenthalte, während eine konservative medikamentöse Therapie mit regelmäßigen Kontrollen für Patienten mit hohem Risiko oder begrenzter Lebenserwartung sinnvoll sein kann.**

Ein konservativer Ansatz, der auf medikamentöser Sekundärprophylaxe oder gezielter Antikoagulation, beispielsweise mit direkten oralen Antikoagulantien (DOAK), sowie regelmäßigen Verlaufskontrollen basiert, könnte eine vielversprechende Behandlungsstrategie für Patienten mit hohem endovaskulären oder chirurgischen Risiko oder begrenzter Lebenserwartung darstellen. Vollständig verschlossene PAAs, die symptomfrei sind oder lediglich eine milde Claudicatio intermittens ohne kritische Beinischämie aufweisen, können häufig erfolgreich konservativ behandelt werden. Weitere Forschungen und eine fundierte Evidenz sind jedoch notwendig, um die Wirksamkeit und langfristigen Vorteile der konservativen medikamentösen Therapie bei Poplitealaneurysmen besser zu verstehen (Kim und Sumpio 2019; Fazio et al. 2020).

17.4 Präoperative Vorbereitung

Die präoperative Vorbereitung von geriatrischen, gebrechlichen Patienten umfasst mehrere Schlüsselmaßnahmen, um das Risiko von Komplikationen zu minimieren und die postoperative Erholung zu fördern. Die präoperative Beurteilung sollte ein interdisziplinäres Team aus Chirurgen, Anästhesisten, Kardiologen, Geriatern und Ernährungsberatern umfassen. Diese Teamarbeit hilft, die optimale Strategie für die Operation zu entwickeln und potenzielle Risikofaktoren wie unzureichende Ernährung oder kardiale Instabilität frühzeitig zu identifizieren.

Die Herz-Kreislauf-Gesundheit ist bei älteren Patienten ein wichtiger Entscheidungsfaktor. Bei Patienten mit bekannter koronarer Herzkrankheit, Herzinsuffizienz oder anderen kardiopulmonalen Erkrankungen muss das Risiko einer Operation im Hinblick auf die Narkose und die chirurgische Belastung berücksichtigt werden. Eine präoperative Beurteilung der cardialen Leistung ist notwendig, um die kardiovaskuläre Belastung und die postoperative Erholungsfähigkeit zu beurteilen. Bei Patienten mit schwerer Herzinsuffizienz kann die Operation kontraindiziert sein, wenn das kardiovaskuläre Risiko zu hoch ist.

Ältere Patienten, insbesondere solche mit kognitiven Einschränkungen oder einer schlechten Lebensqualität, können möglicherweise die Notwendigkeit und die Risiken einer Operation nicht vollständig verstehen. Daher sind eine umfassende Beratung und Aufklärung des Patienten sowie seiner Familie wichtig, um eine informierte Entscheidung zu treffen. Eine sorgfältige, individuell angepasste Entscheidung zur Therapie ist von zentraler Bedeutung, um den besten Nutzen für den Patienten zu gewährleisten und das Risiko von Komplikationen zu minimieren.

Die präoperative Vorbereitung geriatrischer, gebrechlicher Patienten umfasst eine interdisziplinäre Beurteilung zur Identifikation von Risikofaktoren, Verbesserung der körperlichen Funktion, Ernährungsoptimierung und Anpassung von Medikamenten, um Komplikationen zu minimieren und die postoperative Erholung zu fördern.

Vor der Operation sollte, wenn möglich, ein gezieltes Training zur Verbesserung der körperlichen Funktion und Mobilität durchgeführt werden. Programme zur Verbesserung der Muskelkraft und Ausdauer können die postoperative Erholung unterstützen und das Risiko von Komplikationen verringern. Eine angemessene Ernährung spielt eine zentrale Rolle bei der Prävention von postoperativen Komplikationen. Mangelernährte Patienten sollten eine Ernährungsberatung und gegebenenfalls eine enterale oder parenterale Ernährungsunterstützung erhalten.

Alle Medikamente, die der Patient regelmäßig einnimmt, sollten vor der Operation überprüft und gegebenenfalls angepasst werden. Insbesondere Antikoagulantien und Antihypertensiva sollten in Zusammenarbeit mit dem Kardiologen und/oder Hausarzt angepasst werden.

17.5 Postoperative Betreuung

Die postoperative Versorgung geriatrischer, gebrechlicher Patienten erfordert besondere Aufmerksamkeit und Ressourcen. Bei vielen älteren Patienten ist eine intensive postoperative Überwachung erforderlich. Das Risiko für Komplikationen wie Blutdruckinstabilität, kardiopulmonale Komplikationen oder Niereninsuffizienz ist höher, und die Patienten benötigen möglicherweise eine engmaschige Überwachung auf einer Intensivstation.

Frühzeitige Mobilisation und Unterstützung bei der physiotherapeutischen Rehabilitation sind entscheidend, um die postoperative Genesung zu fördern und Komplikationen wie Lungenentzündungen, Harnwegsinfektionen oder venöse Thrombosen zu vermeiden. Die postoperative Betreuung sollte auch die psychische Gesundheit der Patienten einbeziehen. Ältere Patienten sind besonders anfällig für postoperative Delire, die mit einem erhöhten Risiko für Langzeitschäden und einer eigeschränkten Lebensqualität verbunden sind. Eine frühzeitige neurokognitive Überwachung und psychologische Unterstützung sind daher unerlässlich.

Literatur

Beuschel B, Nayfeh T, Kunbaz A, Haddad A, Alzuabi M, Vindhyal S et al (2022) A systematic review and meta-analysis of treatment and natural history of popliteal artery aneurysms. J Vasc Surg 75(1):121S–125S.e14

Cervin A, Ravn H, Björck M (2018) Ruptured popliteal artery aneurysm. Br J Surg 105(13):1753–1758

Farber A, Angle N, Avgerinos E, Dubois L, Eslami M, Geraghty P et al (2022) The society for vascular surgery clinical practice guidelines on popliteal artery aneurysms. J Vasc Surg 75(1):109S–120S

Fazio G, Alcamo P, Schirò P (2020) Conservative treatment of giant popliteal aneurysm with edoxaban in an elderly man. J Mol Clin Med. 3(1):29

Hafeez MS, Habib SG, Semaan DB, Abdul-Malak O, Liang NL, Madigan MC et al (2024) Outcomes of octogenarians receiving aortic repair. J Vasc Surg 79(1):34–43.e3

Kim T, Sumpio B (2019) Management of asymptomatic popliteal artery aneurysms. Int J Angiol. 28(01):005–010

Leake AE, Segal MA, Chaer RA, Eslami MH, Al-Khoury G, Makaroun MS et al (2017) Meta-analysis of open and endovascular repair of popliteal artery aneurysms. J Vasc Surg 65(1):246–256.e2

Morisaki K, Furuyama T, Yoshiya K, Kurose S, Yoshino S, Nakayama K et al (2020) Frailty in patients with abdominal aortic aneurysm predicts prognosis after elective endovascular aneurysm repair. J Vasc Surg 72(1):138–143

Nishibe T, Kano M, Matsumoto R, Ogino H, Koizumi J, Dardik A (2023) Prognostic value of nutritional markers for long-term mortality in patients undergoing endovascular aortic repair. Ann Vasc Dis 16(2):124–130

Ravn H, Pansell-Fawcett K, Björck M (2017) Popliteal artery aneurysm in women. Eur J Vasc Endovasc Surg 54(6):738–743

Saucy F, Probst H, Hungerbühler J, Maufroy C, Ricco JB (2024) Impact of frailty and sarcopenia on thirty-day and long-term mortality in patients undergoing elective endovascular aortic aneurysm repair: a systematic review and meta-analysis. JCM. 13(7):1935

Sousa RS, Oliveira-Pinto J, Mansilha A (2020) Endovascular versus open repair for popliteal aneurysm: a review on limb salvage and reintervention rates. Int Angiol [Internet]. Nov 39(5). https://www.minervamedica.it/index2.php?show=R34Y2020N05A0381. Zugegriffen am 02.03.2025

Tse W, Newton D, Amendola M, George M, Pfeifer J (2020) Frailty index predicts long-term mortality and postoperative complications in patients undergoing endovascular aortic aneurysm repair. J Vasc Surg 72(5):1674–1680

Tse W, Lavingia KS, Amendola MF (2022) Using the risk analysis index to assess frailty in a veteran cohort undergoing endovascular aortic aneurysm repair. J Vasc Surg 75(5):1591–1597.e1

Von Stumm M, Teufelsbauer H, Reichenspurner H, Debus ES (2015) Two decades of endovascular repair of popliteal artery aneurysm–a meta-analysis. Eur J Vasc Endovasc Surg 50(3):351–359

Yu J, Khamzina Y, Kennedy J, Liang NL, Hall DE, Arya S et al (2024) The association between frailty and outcomes following ruptured abdominal aortic aneurysm repair. J Vasc Surg 80(2):379–388.e3

Zhang J, Qiu Y, Zhang H, Fan Y (2024) Impact of frailty on adverse outcomes in patients with abdominal aortic aneurysm undergoing surgery: a systematic review and meta-analysis. J Nutr Health Aging 28(5):100213

Zou Y, Wang J, Zhao J, Ma Y, Huang B, Yuan D et al (2024) Predictive value of geriatric nutritional risk index in cardiac and cerebrovascular events after endovascular aortic aneurysm repair. Front Cardiovasc Med. 3(11):1399908

Venöse Thromboembolie und Prinzipien der Antikoagulation in der Geriatrie

18

Christoph Ploenes und Hans-Peter Thomas

Inhaltsverzeichnis

18.1 Epidemiologie und klinische Bilder

Erkrankungsrisiko und Rezidivrisiko

Die klinischen Hauptmanifestationsformen der venösen Thrombembolie (VTE) sind die Becken-/Beinvenenthrombose (TBVT) und die Lungenarterienembolie (LE). Es gibt überzeugende Belege dafür, dass das Risiko einer ersten VTE mit dem Alter deutlich zunimmt und die Prävalenz im 8. Lebensjahrzehnt um das Zehnfache im Vergleich zu

C. Ploenes (✉)
Fachzentrum für Angiologie, Schön Klinik Düsseldorf, Düsseldorf, Deutschland
E-Mail: CPloenes@schoen-klinik.de

H.-P. Thomas
Vivantes Ida Wolff- Krankenhaus Berlin, Berlin, Deutschland
E-Mail: hans-peter.thomas@vivantes.de

M. Steinbauer et al. (Hrsg.), *Gefäßmedizin im Alter*,
https://doi.org/10.1007/978-3-662-71191-0_18

jüngeren Personen unter 40 Jahren steigt (Silverstein et al. 1998). Im geriatrischen Setting ist man daher mit diesem Krankheitsbild regelhaft konfrontiert.

Die altersabhängige Häufung der VTE ist ein komplexes Phänomen, das durch multifaktorielle Ursachen bedingt ist. Die Rolle des Alters als eigenständiger Risikofaktor bleibt jedoch unklar. Eine prospektive Kohortenstudie (Eischer et al. 2009) zeigt, dass die Wahrscheinlichkeit für ein VTE-Rezidiv nach 5 Jahren bei Patienten unter 47 Jahren 32 % (95 % KI: 24–40 %), bei Patienten im Alter von 47 bis 61 Jahren 21 % (95 % KI: 15–28 %) und bei Patienten über 60 Jahren 33 % (95 % KI: 24–42 %) beträgt (p = 0,5). Interessanterweise ist das Risiko eines erneuten Auftretens bei Patienten mit initialer, nicht provozierter, proximaler tiefen Beinvenenthrombose (TBVT) und/oder Lungenarterienembolie (LAE) unabhängig vom Alter.

In einer prospektiven Schweizer Kohortenstudie (Lauber et al. 2018) mit 991 Patienten ab 65 Jahren, die an VTE litten, wurde festgestellt, dass ungetriggerte thromboembolische Ereignisse sowie proximale Beinvenenthrombosen mit einem signifikanten Rezidivrisiko assoziiert waren. Die kumulative Inzidenz für Rezidive über einen Zeitraum von 3 Jahren betrug 14,8 %. Nach einer Primärmanifestation einer LAE war die Wahrscheinlichkeit erhöht, bei einem VTE-Rezidiv erneut eine LAE zu erleiden. In dieser Patientengruppe lag der Anteil multimorbider Patienten bei 71 %, wobei häufig der INR-Zielbereich nicht erreicht wurde.

Eine Metaanalyse ergab, dass bei Patienten mit symptomatischer LE die Wahrscheinlichkeit des Auftretens als Rezidivmanifestation (also erneut als LE) dreimal so hoch lag wie bei Patienten mit TBVT. Patienten mit Unterschenkelthrombose hatten ein geringes Rezidivrisiko (Baglin et al. 2010).

Auch die Inzidenz einer LE nimmt im Alter überproportional zu und ist dreimal so häufig wie in jüngeren Populationen (Longo et al. 2005). Patienten mit isolierter LE sind im Durchschnitt älter (über 74 Jahre) und häufiger weiblich (OR 1,4) (Palareti et al. 2019). In Dänemark stieg die Inzidenzrate der VTE von 12,6 pro 10.000 Einwohner im Jahr 2006 auf 15,1 pro 10.000 im Jahr 2015, was hauptsächlich auf einen Anstieg der Inzidenzrate der LE um 73,9 % zurückzuführen war (Münster et al. 2019). Parallel dazu nahm der Anteil älterer Patienten mit Komorbiditäten zu.

Die 30-Tage-Mortalität bei LE ist bei Patienten über 80 Jahren bis zu zehnmal höher (Anderson et al. 1991; Heit et al. 1999; Lopez-Jimenez et al. 2006). Die kumulative Inzidenz eines VTE-Rezidivs mit Todesfolge war im Alter unabhängig von der Lokalisation Lungenembolie (distal – subsegmental – oder proximal) (Stoller et al. 2019). Dies deutet darauf hin, dass das Rezidivrisiko bei jeder klinisch relevanten Form der LE im Alter ähnlich ist. In einer Follow-up-Studie über 3,5 Jahre ging ein Alter $\geq$ 80 Jahren nicht mit einem erhöhten VTE-Rezidivrisiko einher, aber mit einer erhöhten Gesamtmortalität (Spencer et al. 2014). Viele dieser alten Patienten wurden jedoch länger als 3 bzw. 12 Monate behandelt.

Bei permanent erhöhtem Blutungsrisiko ist daher ein differenziertes Vorgehen notwendig.

▶ Die 30-Tage-Mortalität der Lungenarterienembolie ist bei Hochbetagten bis zu zehnfach erhöht.

Altersassoziierte Risikofaktoren

Karzinome, LE, Infektionen und Blutungen sind die häufigsten Todesursachen bei älteren Menschen mit VTE (Faller et al. 2017). Jenseits der einschlägig bekannten und unten erörterten Risikofaktoren ergibt sich daher die Frage, ob der klassische Risikofaktor der Immobilität allein ausreichend ist oder ob zusätzliche prokoagulatorische Einflussgrößen erforderlich sind, um seine Wirkung zu entfalten (Erkrankungen, Hydratationszustand). Hypothetisch ist zu vermuten, dass von einem veränderten Gleichgewicht zwischen pro- und antikoagulatorischen Einflussgrößen der Gerinnungskaskade auszugehen ist, moduliert durch die individuelle genetische Disposition und die Komorbidität. Hohes Alter bedeutet – so gesehen – vor allem die erhöhte Wahrscheinlichkeit, dass sich thrombophile Faktoren bemerkbar machen.

Klinische Symptome und Scoring

Es ist lange bekannt, dass einzelne klinische Symptome und Befunde auch altersunabhängig eine sehr geringe Spezifität und Sensitivität für das Vorliegen einer VTE haben. Dies ändert sich aber, wenn mehrere hinweisende Parameter gleichzeitig auftreten. Die auf dieser Basis gebildeten Scores (z. B. Wells-Score für LE und Venenthrombose) haben eine entscheidende Bedeutung, um die klinische Prätestwahrscheinlichkeit einzuordnen (Übersicht in: AWMF-S2-Leitlinie). Sie erlauben damit eine rationale Vorgehensweise in der weiterführenden Diagnostik. Der entscheidende erste Schritt ist allerdings, die Diagnose, vor allem einer LE, überhaupt in Betracht zu ziehen. Genau dies ist aber durch den „Erklärungsdruck" der Beschwerden durch bereits bestehende Erkrankungen erschwert. Ein klinisches Zeichen, bei dem man bei Hochbetagten immer an eine LE denken sollte, ist ein „unklares" Kollapsereignis: Der Anteil von LE-Patienten in einer retrospektiven Beobachtungsstudie mit Synkope betrug ca. 24 % bei einem mittleren Patientenalter von 80 Jahren (vs. 3 % in der Vergleichsgruppe) (Timmons et al. 2003).

18.2 Verlängerte Erhaltungstherapie der Antikoagulation

Die VTE wird durch Antikoagulation unter Beeinflussung der plasmatischen Gerinnung behandelt. Hauptziele sind die Unterbrechung des Thromboseprozesses, die Verhinderung eines VTE-Rezidivs und eines postthrombotischen Syndroms. Da die Wahrscheinlichkeit eines Rezidivs in den ersten 3 Monaten nach dem Primärereignis am höchsten ist (ca. 30 %) (Prandoni et al. 2007), ist eine Behandlungszeit von 3 bis 6 Monaten obligat. Auch ist innerhalb dieser Zeitspanne das VTE-Rezidivrisiko ohne Antikoagulation in der Regel deutlich höher als das Blutungsrisiko unter Antikoagulation. Die Entscheidung über eine verlängerte Erhaltungstherapie hängt vom individuellen VTE-Rezidivrisiko in Relation zum Blutungsrisiko jenseits dieser Zeitspanne ab.

Bei den folgenden klinischen Konstellationen favorisiert die Datenlage Leitlinienempfehlungen (AWMF-S2-Leitlinie o. J.; Ortel et al. 2020; Kakkos et al. 2021): Lässt sich ein transienter Auslöser („major transient risk factor") der VTE benennen, kann die Antikoagulation nach 3 Monaten bei isolierter Unterschenkel-, Arm-/Schultergürtel-, Jugularvenenthrombose oder nach 6 Monaten bei allen weiteren VTE-Manifestationen beendet werden. Zu diesen Auslösern zählen: größere operative Eingriffe (in der Regel unter Vollnarkose mit einer Dauer von ≥ 30 min), größere Verletzungen und akute internistische Erkrankungen.

Dieses Vorgehen einer primär zeitlich limitierten Behandlung wird gestützt durch die systematische Metaanalyse einer kanadischen Arbeitsgruppe. Diese untersuchte die Rate eines tödlichen VTE-Rezidivs oder einer tödlichen Blutung unter Antikoagulation innerhalb der ersten 6 Monate (Carrier et al. 2010). Es zeigte sich, dass eine doppelt so hohe Rate tödlicher VTE-Rezidive (0,4 %) im Vergleich zur Rate der tödlichen Blutungen (0,2 %) nachzuweisen war. Der Anteil des tödlichen Ausgangs bei Blutungs- bzw. VTE-Rezidivereignis lag jeweils bei 11,3 %. Der Anteil tödlicher VTE-Rezidive fiel nach Absetzen der Antikoagulation nach 6 Monaten auf 3,6 % bei gleichbleibend hohem Anteil einer tödlichen Blutung (11,3 %) bei fortgeführter Antikoagulation. Des Weiteren wiesen Patienten mit einer LE als Erstmanifestation eine höhere Todesrate im Fall eines Rezidivs auf als solche mit einer peripheren Venenthrombose.

Eine verlängerte Erhaltungstherapie ist deshalb vornehmlich bei dauerhaft erhöhtem Risiko einer VTE sinnvoll („major persistent risk factor"). Dieses ist gegeben bei aktiver Tumorerkrankung, gesichertem Antiphospholipidsyndrom sowie bei Mangel von Protein C, Protein S oder Antithrombin III und bei positiver VTE-Familienanamnese. Auch ein Rezidivereignis einer ausgedehnten TBVT oberhalb des Unterschenkelniveaus oder eine LE ohne eindeutigen Auslöser spricht für eine verlängerte Erhaltungstherapie. Hingegen sollte man auch bei Rezidiven einer isolierten Unterschenkelvenenthrombose in der Regel keine verlängerte Erhaltungstherapie durchführen.

Jenseits dieser Konstellationen existiert eine Anzahl von Faktoren, die – isoliert oder kombiniert auftretend – das VTE-Rezidivrisiko steigern. Dazu zählen vor allem persistierende Thrombusmasse > 40 % 3 Monate nach dem Indexereignis, männliches Geschlecht, chronische Niereninsuffizienz (< 60 ml/min/1,73 m^2) und eine orale Östrogentherapie (AWMF-S2-Leitlinie o. J.).

In jedem Fall ist die Entscheidung zu einer verlängerten Erhaltungstherapie routinemäßig mindestens jährlich wie auch bei neuer klinischer Konstellation mit verändertem Blutungsrisiko zu überprüfen.

Bei geriatrischen Patienten treten weitere wesentliche Faktoren für die Entscheidungsfindung hinzu, vor allem die erhöhte Wahrscheinlichkeit einer Blutung unter Antikoagulation, auf die im Folgenden genauer eingegangen wird. Hier ist der zu erwartende Nutzen einer verlängerten Dauer der Antikoagulation sehr genau zu prüfen und an harten Endpunkten festzumachen. Insbesondere ist der Blick auf das Risiko einer lebensbedrohlichen Rezidivkonstellation zu richten und nicht einfach abzustellen auf das Vermeiden jedweder Rezidivthrombose.

▶ Eine Verlängerung der therapeutischen Antikoagulation ist nur in Ausnahmefällen bei persistierend hohem Risiko einer vital bedrohlichen Rezidiv-VTE zu rechtfertigen. Bei der Risikoabschätzung spielt die Art der Erstmanifestation (klinisch manifeste Lungenarterienembolie) eine wesentliche Rolle.

18.3 Blutungsrisiko unter therapeutischer Antikoagulation im Alter

Die verfügbaren klinischen Scores (HAS-BLED etc.) eignen sich nur sehr eingeschränkt, um das individuelle Blutungsrisiko bei älteren, multimorbiden Patienten vorherzusagen, da diese in den Studien deutlich unterrepräsentiert sind (Riva et al. 2014). Zudem sagen die Scores das Blutungsrisiko nur für die ersten 3 Monate voraus (Ruíz-Giménez et al. 2008). Andere Versuche, einen Score zur Einschätzung des Blutungsrisikos bei Patienten mit VTE zu entwickeln, schlugen fehl (Palareti et al. 2018) oder haben es nicht den Weg in eine breitere Anwendung geschafft (Seiler et al. 2017).

Wie beschrieben steigt das Risiko eines VTE-Rezidivs im Alter an, und auch das Risiko für Majorblutungen nimmt gleichsinnig zu (Lange et al. 2019). Blutungsereignisse scheinen dabei im Gegensatz zu Rezidiven einer VTE einen signifikanten Einfluss auf die Lebensqualität zu haben (Chuang et al. 2019).

Eine prospektive Untersuchung aus der RIETE-Studie zeigte bei Patienten ≥ 75 Jahren eine zweifach höhere Blutungsrate unter Antikoagulation jenseits des 3. Monats im Vergleich zu VTE-Rezidiven. Der Anteil tödlicher Blutungen lag dabei mit 38 % um ein Mehrfaches über der Rate tödlicher LE-Rezidive (6 %). Patienten mit initialer LE-Manifestation hatten andererseits ein deutlich höheres Risiko eines Rezidivs (HR 3,60) (Iñurrieta et al. 2018).

Vitamin-K-Antagonisten (VKA) erhöhen das Risiko von relevanten Blutungen im Vergleich zu Patienten ohne VKA auf 0,3 bis 0,5 %/Jahr und das Risiko von intrakraniellen Blutungen um 0,2 %/Jahr (Schulman et al. 2008). Eine weitere Auswertung des RIETE-Registers zeigte, dass Patienten mit VTE ein höheres Mortalitätsrisiko durch erneute thrombembolische Ereignisse als durch fatale Blutungen hatten, wenn sie VKA einnahmen (López-Jiménez et al. 2006). Fatale Blutungen entwickelten 0,8 % bzw. 0,4 % der Patienten (OR 2,0; 95 % KI 1,2–3,4), wobei die Inzidenz einer Rezidiv-VTE bei 2,1 % und 2,8 % lag. Jedoch starben 3,7 % der > 80-Jährigen und 1,1 % der < 80-Jährigen durch Lungenarterienembolien (OR 3,6; 95 % KI 2,7–4,7).

Für die > 90-Jährigen zeigte eine niederländische Kohortenstudie (Kooistra et al. 2016) ein leicht erhöhtes Blutungsrisiko bei mit VKA behandelten Patienten mit VTE im Vergleich zur Altersgruppe von 70–79 J., jedoch ein vergleichbares Blutungsrisiko gegenüber der Altersgruppe von 80–89 J.

Eine Metaanalyse stützt die These eines erhöhten Blutungsrisikos bei Patienten mit VTE unter Vitamin-K-Antagonisten (Linkins et al. 2003). Majorblutungsraten traten bei 7,2/100 Behandlungsjahre auf. Das Risiko für tödliche Blutungen lag bei 1,31/100 Behandlungsjahre mit einer Case-fatality-Rate von 13,4 % für eine Majorblutung. Ursächlich wurden begleitende Komorbiditäten als Erklärungshypothese von der Arbeitsgruppe postuliert.

Das Risiko für relevante Blutungen steigt bei einem INR von > 3,0 deutlich an (Schulman et al. 2008; Fang et al. 2004; Palareti et al. 2000). Bei schlechter Einstellung mit weniger als 60 % sich im Zielwert befindlichen INR-Werten steigt das Blutungs- und Mortalitätsrisiko ebenfalls an (Schulman et al. 2008).

Nieto et al. analysierten Daten aus dem Riete-Register hinsichtlich der Blutungsart (Nieto et al. 2010). Von 24.395 Patienten hatten 546 (2,24 %) eine Majorblutung und 135 (0,55 %) eine fatale Blutung. Gastrointestinale Blutungen waren mit 40 % an den tödlichen Blutungen beteiligt, gefolgt von intrakraniellen Blutungen mit 25 %. Die OR für fatale Blutungen bei den > 75-Jährigen betrug 2,16. Aber nicht nur mit zunehmendem Alter steigt das Risiko für Majorblutungen, insbesondere für intrakranielle Blutungen, an. Auch internistische Erkrankungen erhöhen das Blutungsrisiko, z. B. Leber- oder Nierenerkrankungen, Diabetes mellitus und Herzinsuffizienz (Fang et al. 2004). Besteht begleitend eine maligne Erkrankung, erhöht sich das Risiko für Minor- und Majorblutungen unter Antikoagulantientherapie mit VKA. Auch scheinen maligne Erkrankungen das Risiko für höhere VKA-Serumspiegel zu erhöhen (Palareti et al. 2000). Thrombozytenaggregationshemmer steigern das Blutungsrisiko unter VKA um den Faktor 2,5 (95 % KI, 1,7–3,7) (Shireman et al. 2004). Bei einer Tripletherapie erhöht sich das Risiko weiter. Auch NSAR in der Begleitmedikation erhöhen das Blutungsrisiko.

► Das Risiko einer Majorblutung im Alter ist deutlich erhöht, mit häufig gravierender Reduktion der Lebensqualität. Die Blutungswahrscheinlichkeit erhöht sich v. a. bei Niereninsuffizienz, malignen Erkrankungen und bei paralleler Einnahme von Thrombozytenaggregationshemmern und/oder nichtsteroidalen Antirheumatika weiter.

18.4 Neue orale Antikoagulantien (NOAKs) in der VTE-Therapie

Geldhof (Geldhof et al. 2014) untersuchte die Sicherheit von NOAKs bei älteren Patienten (≥ 75 Jahre) mit VTE. Hierfür wurden die großen Phase-III-Studien als Datenbasis genommen (Agnelli et al. 2013; Buller et al. 2013; Prins et al. 2013; Schulman et al. 2009; Schulman et al. 2014) und die Subgruppen mit renaler Funktionseinschränkung analysiert. NOAKs waren im Vergleich zu Warfarin mit einem verminderten Risiko für Majorblutungen bei älteren Patienten assoziiert (RRR 0,39, 95 % KI 0,17–0,90). Dabei scheint der Sicherheitsnutzen für ältere Patienten bei der Behandlung mit Apixaban und Rivaroxaban im Vergleich zu Dabigatran größer zu sein. In der Subgruppe von Patienten mit reduzierter renaler Funktion zeigten die gepoolten Daten einen Trend zu einem verminderten Blutungsrisiko.

In einer Untersuchung von Pathak (Pathak et al. 2015) wurden ältere Patienten (≥ 75 J.) aus Phase-III-Studien (NOAK vs. NMH) zur Prävention von VTE analysiert, die sich einer elektiven Gelenkersatzoperation unterzogen. Das Risiko für VTEs oder VTE-assoziierte Todesfälle war zwischen den Behandlungsgruppen vergleichbar, aber das Blutungsrisiko war bei den NOAKs signifikant niedriger. Bei der Analyse der Einzelsubstanzen war die Sicherheit des Blutungsrisikos von Apixaban, Rivaroxaban und Dabigatran vergleichbar mit LMWH.

Van Es publizierte ein Review der Phase-III-Studien, in welchen NOAKs mit VKA bei der Therapie von akuter symptomatischer VTE verglichen wurden. Eine Subgruppenanalyse bei den ≥ 75-Jährigen zeigte eine signifikante Reduktion von erneuten VTE-Episoden und von Majorblutungen bei Patienten unter NOAK-Therapie (van Es et al. 2014).

Poli untersuchte das Blutungsrisiko bei Hochaltrigen (≥ 85 J.) mit VTE oder Vorhofflimmern im Rahmen einer prospektiven Beobachtungsstudie. Patienten mit VKA hatten eine höhere Mortalitätsrate als unter NOAKs (HR 0,64; 95 % KI 0,46–0,91), allerdings auch ein höheres Risiko für zerebrale Ischämien. Das Blutungsrisiko war zwischen den Untersuchungsgruppen gleich (Poli et al. 2019).

18.5 NOAKs in der verlängerten Erhaltungstherapie

Es liegen keine prospektiven Studien vor, die gezielt alte Patienten unter dem Aspekt der Effektivität und Sicherheit einer verlängerten VTE-Erhaltungstherapie > 6 Monate untersuchten. Registerdaten wie PREFER mit 3455 Patienten dokumentieren bisher eine Antikoagulationsdauer von 12 Monaten (Cohen et al. 2017). Ein Vergleich zwischen den einzelnen Antikoagulantien, dem Zeitpunkt des Auftretens einer Blutung und der Anzahl fataler Blutungen wurden bisher nicht publiziert. Gleiches gilt für Subgruppenanalysen älterer Patienten.

18.6 Medikamentöse Thromboseprophylaxe

Die Frage liegt nahe, ob bei immobilen Langzeitpatienten, z. B. in Pflegeeinrichtungen, eine medikamentöse Thromboseprophylaxe durchgeführt werden sollte. In der täglichen Praxis ist dies nicht die Regel. Die deutsche S3-Leitlinie verneint diese Frage, solange keine sonstigen begründenden Indikationen vorliegen, ohne sich auf gesondert aufgeführte Veröffentlichungen zu dem Thema zu beziehen (AWMF-S3-Leitlinie o. J.). Insgesamt scheint die VTE-Inzidenz bei Pflegeheimbewohnern deutlich höher zu sein, allerdings besonders zum Zeitpunkt der Aufnahme und nicht altersabhängig (3,68/100 Lebensjahre) (Reardon et al. 2013). Dies deutet darauf hin, dass Alter per se nicht die ursächliche Hauptrolle spielt. Eine kürzlich publizierte österreichische retrospektive Studie errechnete eine Inzidenz von 2,82/100 Lebensjahren bei einem vergleichbaren Kollektiv (Wagner et al. 2024). Eine US-amerikanische Registerstudie verglich VTE-erkrankte mit in Alter und

Geschlecht abgeglichenen nicht erkrankten Pflegeheimbewohnern. Es zeigte sich, dass bei Patienten, die nicht im Krankenhaus behandelt wurden, lediglich das Vorliegen eines nicht atemwegassoziierten Infektes mit dem Vorliegen einer VTA assoziiert war. Bei stationär Behandelten traten das Vorliegen einer chirurgischen Prozedur sowie komplette Immobilität hinzu (Leibson et al. 2014). In Übersichtsarbeiten und redaktionellen Kommentaren wird entsprechend auf den entscheidenden „prophylaktischen" Faktor der (Re-)Mobilisierung aus dem Status einer weitgehenden Immobilität heraus hingewiesen, ferner auf eine gesteigerte Aufmerksamkeit gegenüber weiteren thrombosefördernden Faktoren (Goldhaber 2018). Eine undifferenziert durchgeführte medikamentöse VTE-Prophylaxe wird nicht befürwortet, vielmehr wird auf weiteren Forschungsbedarf verwiesen (Pai und Douketis 2010). Der Sinn einer prophylaktischen Maßnahme lässt sich auf eine Grundbedingung zurückführen: Es liegt eine zeitweilig oder dauerhaft bestehende medizinische Risikokonstellation vor, die minimiert werden muss, um die Gesundheit bzw. den Funktionsstatus wiederherzustellen oder zu erhalten. Es ist im Einzelfall – wann immer möglich unter Einbeziehung der Betroffenen und der ihnen persönlich verbundenen Angehörigen – zu entscheiden, ob man von dieser Grundbedingung ausgehen kann. Vor diesem Hintergrund ist über den Einsatz einer medikamentösen VTE-Prophylaxe bei geriatrischen Patienten vor allem bei schwersten irreversiblen Einschränkungen individualisiert zu entscheiden.

▶ Langzeitbettlägrigkeit allein begründet keine medikamentöse Thromboseprophylaxe, falls nicht einschlägige thrombosefördernde Zustände (v. a. akute internistische Erkrankungen) hinzukommen.

18.7 Grundregeln der Antikoagulationstherapie und Hilfen zur Entscheidungsfindung einer verlängerten Erhaltungstherapie bei geriatrischen Patienten

Die skizzierte Datenlage erlaubt es, Eckkriterien für die Entscheidungsfindung einer verlängerten VTE-Erhaltungstherapie bei betagten Patienten zu formulieren. Sie gibt ferner Hinweise zur Maximierung der therapeutischen Sicherheit:

1. Die Notwendigkeit der therapeutischen Antikoagulation sollte in regelmäßigen Zeitintervallen (mindestens jährlich) kritisch überprüft werden, vor allem unter Berücksichtigung einer inzwischen veränderten Komorbidität. Hier ist oft die Einbindung von betreuenden Angehörigen, Sozial- und Pflegediensten erforderlich.
2. Wichtig ist das konsequente Absetzen der therapeutischen Antikoagulation nach 3–6 Monaten, wenn dies leitlinienkonform empfohlen wird. Nicht selten wird die Antikoagulation ungeprüft beibehalten. Dies bedeutet das Eingehen eines Blutungsrisikos ohne therapeutischen Benefit (Spencer et al. 2014).

3. Die Komedikation v. a. mit nichtsteroidalen Antirheumatika (NSAR), Thrombozytenaggregationshemmern und Steroiden sollte vermieden werden. Es ist wichtig, auch nach nichtärztlich verordneten Darreichungen i. S. einer Eigenmedikation zu fragen (z. B. Johanniskraut mit Wirkungsabschwächung von Vitamin-K-Antagonisten, „Schmerzmittel", „Herzmittel").
4. Da eine Niereninsuffizienz im Alter mit einer Erhöhung des Blutungsrisikos einhergeht, sollte die Überwachung der Nierenfunktion bei oraler Antikoagulation routinemäßig erfolgen, ggf. mit Anpassung oder Umstellung der Medikation. Auch sollte eine fortgeschrittene oder gar terminale Niereninsuffizienz gesondert Anlass geben, die Notwendigkeit einer Antikoagulation kritisch zu hinterfragen.
5. Die Adhärenz der Einnahme sollte stets durch eine situationsangepasste ärztliche Aufklärung, möglichst unter Einbindung von Vertrauenspersonen, optimiert und ggf. kontrolliert werden. Dies gilt für jede Form der Antikoagulation, unabhängig von der Substanzklasse.
6. Bei Verordnung von Vitamin-K-Antagonisten ist auf die Einhaltung des INR-Bereichs von 2–3, insbesondere hinsichtlich der Obergrenze, zu achten, da die Wahrscheinlichkeit einer Blutung jenseits eines INR von 3 deutlich steigt. Ggf. ist eine Verkürzung des Kontrollintervalls angezeigt. Bei extrem schwankendem INR-Verlauf ist meist die Umstellung auf eine NOAK-Medikation die praktikabelste Lösung. Hingegen ist die routinemäßige Umstellung ohne begründenden Anlass nicht zu empfehlen. In einer kontrollierten, randomisierten niederländischen Studie zeigte sich eine signifikant höhere Majorblutungsrate bei in der Gruppe der auf NOAK umgestellten hochbetagten (> 75 Lebensjahre) und gebrechlichen Patienten (Joosten et al. 2024).
7. Die primäre Manifestationsform einer VTE im Alter sollte bei der Entscheidung über eine Fortführung der oralen Antikoagulation eine wesentliche Rolle spielen: Das vitale Blutungsrisiko unter therapeutischer Antikoagulation ist konstant erhöht. Die Lebensqualität nach überstandener Majorblutung ist bei alten Patienten signifikant vermindert. Die Wahrscheinlichkeit eines vitalen VTE-Risikos bei Rezidiv ist hingegen nach Studienlage nicht bei allen klinischen Bildern der Primärmanifestation gleich, vielmehr nur bei Vorliegen einer LE im Alter deutlich erhöht. Daher sollte die klinische Primärmanifestation des VTE-Ereignisses in die Entscheidungsfindung einer verlängerten Antikoagulation einbezogen werden. Liegt eine LE als klinische Hauptmanifestation einer VTE vor, so ist von einem vitalen Rezidivrisiko auszugehen, denn die klinische Manifestation eines VTE-Rezidivs wird meist erneut eine LE sein. Hier ist in der Regel eine Verlängerung der Antikoagulation gerechtfertigt, wenn auch die o. g. übrigen Kriterien für eine Verlängerung der Antikoagulation sprechen (v. a. bei Vorliegen eines ungetriggerten Rezidivereignisses). In allen anderen Fällen ist in besonderem Maß zu erwägen, inwieweit es gerechtfertigt ist, ein langfristig erhöhtes Blutungsrisiko einzugehen durch Verlängerung der Antikoagulation über 6 Monate hinaus. Diese Überlegungen sind überflüssig, wenn ein eindeutiger, inzwischen ausgeschalteter Auslöser des VTE-Ereignisses zu benennen ist. In diesen Fällen sollte man die Antikoagulation nach spätestens 6 Monaten beenden.

Literatur

Agnelli G, Buller HR, Cohen A, Curto M, Gallus AS, Johnson M, Masiukiewicz U, Pak R, Thompson J, Raskob GE, Weitz JI, AMPLIFY investigators (2013) Oral apixaban for the treatment of acute venous thromboembolism. N Engl Med 369:799–808. https://doi.org/10.1056/NEJMoa1302507

Anderson FA Jr, Wheeler HB, Goldberg RJ et al (1991) A population-based perspective of the hospital incidence and case-fatality rates of deep vein thrombosis and pulmonary embolism. The Worcester DVT Study. Arch Intern Med 151:933–938

AWMF-S2-Leitlinie: Diagnostik und Therapie der Venenthrombose und der Lungenembolie. Version 5.5; Stand: 14.03.2023 ; Registernummer.065-002 (o.J.)

AWMF S3-Leitlinie Prophylaxe der venösen Thromboembolie (VTE) Version 4.1 – Januar 2026 AWMFRegisternummer: 003 - 001 (o. J.)

Baglin T, Douketis J, Tosetto A, Marcucci M, Cushman M, Kyrle P, Palareti G, Poli D, Tait RC, Iorio A (2010) Does the clinical presentation and extent of venous thrombosis predict likelihood and type of recurrence? a patient-level meta-analysis. J Thromb Haemost 8(11):2436–2442. https://doi.org/10.1111/j.1538-7836.2010.04022.x

Buller HR, Decousus H, Grosso MA, Mercuri M, Middeldorp S, Prins MH, Raskob GE, Schellong SM, Schwocho L, Segers A, Shi M, Verhamme P, Wells P, Hokusai VTE Investigators (2013) Edoxaban versus warfarin for the treatment of symptomatic venous thromboembolism. N Engl J Med 369:1406–1415

Carrier M, Le Gal G, Wells PS, Rodger MA (2010) Systematic review: case-fatality rates of recurrent venous thromboembolism and major bleeding events among patients treated for venous thromboembolism. Ann Intern Med 152(9):578–589. https://doi.org/10.7326/0003-4819-152-9-201005040-00008

Chuang LH, Gumbs P, van Hout B, Agnelli G, Kroep S, Monreal M, Bauersachs R, Willich SN, Gitt A, Mismetti P, Cohen A, Jimenez D (2019) Health-related quality of life and mortality in patients with pulmonary embolism: a prospective cohort study in seven European countries. Qual Life Res 28(8):2111–2124. https://doi.org/10.1007/s11136-019-02175-z. Epub 2019 Apr 4

Cohen AT, Gitt AK, Bauersachs R, Fronk EM, Laeis P, Mismetti P, Monreal M, Willich SN, Bramlage P, Agnelli G, Prefer In Vte Scientific Steering Committee And The Prefer In Vte Investigators OBOT (2017) The management of acute venous thromboembolism in clinical practice. Results from the European PREFER in VTE Registry. Thromb Haemost 117(7):1326–1337

Eischer L, Eichinger S, Kyrle PA (2009) Age at first venous thromboembolism and risk of recurrence: a prospective cohort study. Medicine (Baltimore) 88(6):366–370. https://doi.org/10.1097/MD.0b013e3181c29e31

van Es N, Coppens M, Schulman S, Middeldorp S, Büller HR (2014) Direct oral anticoagulants compared with vitamin K antagonists for acute venous thromboembolism: evidence from phase 3 trials. Blood 124(12):1968–1975. https://doi.org/10.1182/blood-2014-04-571232. Epub 2014 Jun 24. Review

Faller N, Limacher A, Méan M, Righini M, Aschwanden M, Beer JH, Frauchiger B, Osterwalder J, Kucher N, Lämmle B, Cornuz J, Angelillo-Scherrer A, Matter CM, Husmann H, Banyai M, Staub D, Mazzolai L, Hugli O, Rodondi N, Aujesky D (2017) Predictors and causes of long-term mortality in elderly patients with acute venous thromboembolism: a prospective Cohort Study. Am J Med 130(2):198–206. https://doi.org/10.1016/j.amjmed.2016.09.008. Epub 2016 Oct 11

Fang MC, Chang Y, Hylek EM, Rosand J, Greenberg SM, Go AS, Singer DE (2004) Advanced age, anticoagulation intensity, and risk for intracranial hemorrhage among patients taking warfarin for atrial fibrillation. Ann Intern Med 141(10):745–752. https://doi.org/10.7326/0003-4819-141-10-200411160-00005

Geldhof V, Vandenbriele C, Verhamme P, Vanassche T (2014) Venous thromboembolism in the elderly: efficacy and safety of non-VKA oral anticoagulants. Thromb J 12:21. Published online 2014 Oct 13. https://doi.org/10.1186/1477-9560-12-21

Goldhaber S (2018) Nursing home residents with venous thrombosis: Avulnerable, fragile and disenfranchised population (Sep). Throb Haemost 118(9):1507–1508. https://doi.org/10.1055/s-0038-1668525

Heit JA, Silverstein MD, Mohr DN, Petterson TM, O'Fallon WM, Melton LJ (1999) Predictors of survival after deep vein thrombosis and pulmonary embolism: a population-based cohort study. Arch Intern Med 159:445–453

Iñurrieta A, Pedrajas JM, Núñez MJ, López-Jiménez L, Velo-García A, García JC, Lecumberri R, Jiménez D, Pons I, Monreal M, RIETE Investigators (2018) Outcomes beyond the third month of anticoagulation in patients aged >75 years with a first episode of unprovoked venous thromboembolism. TH Open 2(4):e428–e436. https://doi.org/10.1055/s-0038-1676359. eCollection 2018 Oct

Joosten LPT, van Doorn S, van de Ven PM, Köhlen BTG, Nierman MC, Koek HL, Hemels MEW, Huisman MV, Kruip M, Faber LM, Wiersma NM, Buding WF, Fijnheer R, Adriaansen HJ, Roes KC, Hoes AW, Rutten FH, Geersing GJ (2024) Safety of switching from a vitamin K antagonist to a non-vitamin K antagonist oral anticoagulant in frail older patients with atrial fibrillation: results of the FRAIL-AF randomized controlled trial. Circulation 149(4):279–289. https://doi.org/10.1161/CIRCULATIONAHA.123.066485

Kakkos SK, Gohel M, Baekgaard N, Bauersachs R, Bellmunt-Montoya S, Black SA, Ten Cate-Hoek AJ, Elalamy I, Enzmann FK, Geroulakos G, Gottsäter A, Hunt BJ, Mansilha A, Nicolaides AN, Sandset PM, Stansby G (2021) Editor's choice – European Society for Vascular Surgery (ESVS) 2021 clinical practice guidelines on the management of venous thrombosis. Eur J Vasc Endovasc Surg 61(1):9–82. https://doi.org/10.1016/j.ejvs.2020.09.023. Epub 2020 Dec 15

Kooistra HA, Calf AH, Piersma-Wichers M, Kluin-Nelemans HC, Izaks GJ, Veeger NJ, Meijer K (2016) Risk of bleeding and thrombosis in patients 70 years or older using vitamin K antagonists. JAMA Intern Med 176(8):1176–1183. https://doi.org/10.1001/jamainternmed.2016.3057

Lange N, Méan M, Stalder O, Limacher A, Tritschler T, Rodondi N, Aujesky D (2019) Anticoagulation quality and clinical outcomes in multimorbid elderly patients with acute venous thromboembolism. Thromb Res 177:10–16. https://doi.org/10.1016/j.thromres.2019.02.017. Epub 2019 Feb 15

Lauber S, Limacher A, Tritschler T, Stalder O, Méan M, Righini M, Aschwanden M, Beer JH et al (2018) Predictors and outcomes of recurrent venous thromboembolism in elderly patients. Am J Med 131(6):703.e7–703.e16. https://doi.org/10.1016/j.amjmed.2017.12.015. Epub 2018 Jan 4

Leibson CL, Petterson TM, Smith CY, Bailey KR, Emerson JA, Ashrani AA, Takahashi PY, Heit JA (2014) Rethinking guidelines for VTE risk among nursing home residents. Chest 146(2):412–421. https://doi.org/10.1378/chest.13-2652

Linkins LA, Choi PT, Douketis JD (2003) Clinical impact of bleeding in patients taking oral anticoagulant therapy for venous thromboembolism: a meta-analysis. Ann Intern Med 139(11):893–900. https://doi.org/10.7326/0003-4819-139-11-200312020-00007

Longo MG, Greco A, Pacilli M, Piero D'Ambrosio L, Scarcelli C, Grandone E, Fanelli R, Di Minno G, Pilotto A (2005) Deep venous thrombosis in elderly hospitalized patients: prevalence and clinical features. Aging Clin Exp Res 17(1):42–45. https://doi.org/10.1007/BF03337719

Lopez-Jimenez L, Montero M, Gonzalez-Fajardo JA et al (2006) RIETE Investigators. Venous thromboembolism in very elderly patients: findings from a prospective registry (RIETE). Haematologica 91:1046–1051

López-Jiménez L, Montero M, González-Fajardo JA, Arcelus JI, Suárez C, Lobo JL, Monreal M, RIETE Investigators (2006) Venous thromboembolism in very elderly patients: findings from a prospective registry (RIETE). Haematologica 91(8):1046–1051

Münster AM, Rasmussen TB, Falstie-Jensen AM, Harboe L, Stynes G, Dybro L, Hansen ML, Brandes A, Grove EL, Johnsen SP (2019) A changing landscape: temporal trends in incidence and characteristics of patients hospitalized with venous thromboembolism 2006–2015. Thromb Res 176:46–53. https://doi.org/10.1016/j.thromres.2019.02.009. Epub 2019 Feb 13

Nieto JA, Solano R, Ruiz-Ribo MD, Ruiz-Gimenez N, Prandoni P, Kearon C, Monreal M, Riete I (2010) Fatal bleeding in patients receiving anticoagulant therapy for venous thromboembolism: findings from the RIETE registry. J Thromb Haemost 8:1216–1222. https://doi.org/10.1111/j.1538-7836.2010.03852.x

Ortel TL, Neumann I, Ageno W, Beyth R, Clark NP, Cuker A, Hutten BA, Jaff MR, Manja V, Schulman S, Thurston C, Vedantham S, Verhamme P, Witt DM, Florez ID, Izcovich A, Nieuwlaat R, Ross S, Schünemann HJ, Wiercioch W, Zhang Y, Zhang Y (2020) American Society of Hematology 2020 guidelines for management of venous thromboembolism: treatment of deep vein thrombosis and pulmonary embolism. Blood Adv 4(19):4693–4738. https://doi.org/10.1182/bloodadvances.2020001830

Pai M, Douketis JD (2010) Preventing venous thrombosis in long-term care residents: cautious advice based on limited data. Cleve Clin J Med 77(2):123–130. https://doi.org/10.3949/ccjm.77a09096

Palareti G, Legnani C, Lee A, Manotti C, Hirsh J, D'Angelo A, Pengo V, Moia M, Coccheri S (2000) A comparison of the safety and efficacy of oral anticoagulation for the treatment of venous thromboembolic disease in patients with or without malignancy. Thromb Haemost 84(5):805–810

Palareti G, Antonucci E, Mastroiacovo D, Ageno W, Pengo V, Poli D, Testa S, Tosetto A, Prandoni P (2018) The American College of Chest Physician score to assess the risk of bleeding during anticoagulation in patients with venous thromboembolism. J Thromb Haemost 16(10):1994–2002. https://doi.org/10.1111/jth.14253. Epub 2018 Aug 24

Palareti G, Antonucci E, Dentali F, Mastroiacovo D, Mumoli N, Pengo V, Poli D, Testa S, Pujatti PL, Menditto VG, Imberti D, Fontanella A (2019) Patients with isolated pulmonary embolism in comparison to those with deep venous thrombosis. Differences in characteristics and clinical evolution. Eur J Intern Med 69:64–70. https://doi.org/10.1016/j.ejim.2019.08.023. Epub 2019 Sep 7

Pathak R, Giri S, Karmacharya P, Aryal MR, Poudel DR, Ghimire S, Jehangir A, Shaikh B, Rettew A, Donato AA (2015) Meta-analysis on efficacy and safety of new oral anticoagulants for venous thromboembolism prophylaxis in elderly elective postarthroplasty patients. Blood Coagul Fibrinolysis 26(8):934–939

Poli D, Antonucci E, Ageno W, Bertù L, Migliaccio L, Martinese L, Pilato G, Testa S, Palareti G (2019) Oral anticoagulation in very elderly patients with atrial fibrillation. PLoS One 14(5):e0216831. https://doi.org/10.1371/journal.pone.0216831. eCollection 2019

Prandoni P, Noventa F, Ghirarduzzi A, Pengo V, Bernardi E, Pesavento R, Iotti M, Tormene D, Simioni P, Pagnan A (2007) The risk of recurrent venous thromboembolism after discontinuing anticoagulation in patients with acute proximal deep vein thrombosis or pulmonary embolism. A prospective cohort study in 1,626 patients. Haematologica 92(2):199–205. https://doi.org/10.3324/haematol.10516

Prins MH, Lensing AW, Bauersachs R, Van Bellen B, Bounameaux H, Brighton TA, Cohen AT, Davidson BL, Decousus H, Raskob GE, Berkowitz SD, Wells PS, EINSTEIN Investigators (2013) Oral rivaroxaban versus standard therapy for the treatment of symptomatic venous thromboembolism: a pooled analysis of the EINSTEIN-DVT and PE randomized studies. Thromb J 11:21. https://doi.org/10.1186/1477-9560-11-21

Reardon G, Pandya N, Nutescu EA, Lamori J, Damaraju CV, Schein J, Bookhart B (2013) Incidence of venous thromboembolism in nursing home residents. J Am Med Dir Assoc 14(8):578–584. https://doi.org/10.1016/j.jamda.2013.02.003

Riva N, Bellesini M, Di Minno MN, Mumoli N, Pomero F, Franchini M, Fantoni C, Lupoli R, Brondi B, Borretta V, Bonfanti C, Ageno W, Dentali F (2014) Poor predictive value of contemporary bleeding risk scores during long-term treatment of venous thromboembolism. A multicentre retrospective cohort study. Thromb Haemost 112(3):511–521. https://doi.org/10.1160/TH14-01-0081. Epub 2014 Jun 5

Ruíz-Giménez N, Suárez C, González R, Nieto JA, Todolí JA, Samperiz AL, Monreal M, RIETE Investigators (2008) Predictive variables for major bleeding events in patients presenting with documented acute venous thromboembolism. Findings from the RIETE Registry. Thromb Haemost 100(1):26–31. https://doi.org/10.1160/TH08-03-0193

Schulman S, Beyth RJ, Kearon C, Levine MN (2008) Hemorrhagic complications of anticoagulant and thrombolytic treatment: American College of Chest Physicians Evidence-Based Clinical Practice Guidelines (8th Edition). Chest 133(6 Suppl):257S–298S. https://doi.org/10.1378/chest.08-0674

Schulman S, Kearon C, Kakkar AK, Mismetti P, Schellong S, Eriksson H, Baanstra D, Schnee J, Goldhaber SZ (2009) RE-COVER Study Group: Dabigatran versus warfarin in the treatment of acute venous thromboembolism. N Engl J Med 361(24):2342–2352. https://doi.org/10.1056/NEJMoa0906598

Schulman S, Kakkar AK, Goldhaber SZ, Schellong S, Eriksson H, Mismetti P, Christiansen AV, Friedman J, Le Maulf F, Peter N, Kearon C (2014) RE-COVER II Trial Investigators: treatment of acute venous thromboembolism with dabigatran or warfarin and pooled analysis. Circulation 129(7):764–772. https://doi.org/10.1161/CIRCULATIONAHA.113.004450. Epub 2013 Dec 16

Seiler E, Limacher A, Mean M, Beer HJ, Osterwalder J, Frauchiger B, Righini M, Aschwanden M, Matter CM, Banyai M, Kucher N, Staub D, Lämmle B, Rodondi N, Squizzato A, Aujesky D (2017) Derivation and validation of a novel bleeding risk score for elderly patients with venous thromboembolism on extended anticoagulation. Thromb Haemost 117(10). https://doi.org/10.1160/TH-17-03-0162

Shireman TI, Howard PA, Kresowik TF, Ellerbeck EF (2004) Combined anticoagulant-antiplatelet use and major bleeding events in elderly atrial fibrillation patients. Stroke 35:2362–2367

Silverstein M, Heit J, Mohr D, Petterson T, O'Fallon W, Melton L (1998) Trends in the incidence of deep vein thrombosis and pulmonary embolism: a 25-year population-based study. Arch Intern Med 158:585–593

Spencer FA, Gurwitz JH, Schulman S, Linkins LA, Crowther MA, Ginsberg JS, Lee AY, Saczynski JS, Anand S, Lessard D, Emery C, Huang W, Goldberg RJ (2014) Venous thromboembolism in older adults: a community-based study. Am J Med 127(6):530–7.e3. https://doi.org/10.1016/j.amjmed.2014.02.011. Epub 2014 Feb 18. PMID: 24561112

Stoller N, Limacher A, Méan M, Baumgartner C, Tritschler T, Righini M, Beer JH, Rodondi N, Aujesky D (2019) Clinical presentation and outcomes in elderly patients with symptomatic isolated subsegmental pulmonary embolism. Thromb Res 184:24–30. https://doi.org/10.1016/j.thromres.2019.10.008. Epub 2019 Oct 22

Timmons S, Kingston M, Hussain M, Kelly H, Liston R (2003) Pulmonary embolism: differences in presentation between older and younger patients. Age Ageing 32(6):601–605. https://doi.org/10.1093/ageing/afg098

Wagner G, Steiner D, Ohrenberger G, Smeikal M, Gisinger C, Moertl D, Nopp S, Gartlehner G, Pabinger I, Ay C (2024) Prevalence and incidence of venous thromboembolism in geriatric patients admitted to long-term care hospitals. Sci Rep 14(1):17737. https://doi.org/10.1038/s41598-024-67480-1

Akute Blutungen

19

Hinrich Böhner, Christian A. Behrendt und Knut Kröger

Inhaltsverzeichnis

H. Böhner (✉)
Klinik für Viszeral- und Gefäßchirurgie, St. Rochus-Krankenhaus Castrop-Rauxel, Katholisches Krankenhaus Dortmund West, Castrop-Rauxel, Deutschland
E-Mail: h.boehner@lukas-gesellschaft.de

C. A. Behrendt
Klinik für Gefäßchirurgie, Asklepios Klinik Wandsbek, Hamburg, Deutschland
E-Mail: behrendt@hamburg.de

K. Kröger
Klinik für Angiologie, Helios Klinikum Krefeld, Krefeld, Deutschland
E-Mail: knut.kroeger@helios-gesundheit.de

M. Steinbauer et al. (Hrsg.), *Gefäßmedizin im Alter*,
https://doi.org/10.1007/978-3-662-71191-0_19

19.1 Allgemeines

Die Hämostaseologie ist die Lehre vom „Steckenbleiben des Blutes", also von der Blutgerinnung, deren Fehlen oder Störung – den sogenannten hämorrhagischen Diathesen – zu vermehrten Blutungen führt (Pötzsch und Madlener 2009). Blutungsneigungen nehmen im Alter zu, was durch einen langsameren Stoffwechsel, Begleiterkrankungen mit der Notwendigkeit, gerinnungsunterdrückende Medikamente zu nehmen, Erkrankungen an Leber, Niere oder Knochenmark und viele weitere Umstände, bedingt ist, die zu Blutungen führen können. Gleichzeitig steigt altersabhängig auch das Risiko, thromboembolische Ereignisse zu entwickeln (siehe Kapitel 18). Dies zeigt sich in der Aufführung von Alter als unabhängiger Risiko-Score-Faktor sowohl in Scores, die die Thromboemboliewahrscheinlichkeiten vorhersagen, wie z. B. der CHADVASc-Score (Pisters et al. 2010), als auch in Scores, die die Blutungswahrscheinlichkeit abschätzen helfen, wie z. B. der HAS-BLED-Score (Friberg et al. 2012), oder der OAC^3-PAD-Score nach Behrendt (Behrendt et al. 2022).

19.2 Phasen der Blutstillung

In der Physiologie wird die Blutstillung in drei funktionell ineinander greifende Phasen eingeteilt:

1. Vaskuläre Phase
   Nach Verletzung eines Gefäßes ist der Vasospasmus die erste blutstillende Phase. Diese ist in venösen Gefäßen wegen der geringeren Muskelmasse geringer ausgeprägt. Sie führt zur Verkleinerung der Blutungsöffnung und zur Erleichterung der folgenden Phasen.
2. Thrombozytäre Phase
   Vermittelt über den zirkulierenden von-Willebrand-Faktor (vWF) klumpen Thrombozyten an freigelegten Strukturproteinen der Gefäßwand. Durch die Adhäsion kommt es zu einer Aktivierung von Thrombozyten und einer Änderung ihrer Morphologie („shape change"), die zu einer Vernetzung von Thrombozyten führt.
3. Plasmatische Phase
   Zeitgleich mit der thrombozytären Aktivierung erfolgt die Einleitung der plasmatischen Phase der Blutstillung. Die plasmatische Gerinnungskaskade zielt auf eine stabile Gerinnselbildung. Dabei laufen viele verschiedene enzymatische Reaktionen ab, die aus inaktiven Vorstufen aktive Substrate bilden (römische Zahlen plus Klein a); insgesamt kommen 13 Gerinnungsfaktoren und eine Reihe von Cofaktoren in den komplexen Abläufen zum Tragen (Pötzsch und Madlener 2009).

19.3 Störungen der Blutstillung und die besondere Rolle des Alters

Zahlreiche Störungen der Blutstillung existieren, viele davon sind hereditär. In diesem Abschnitt werden die erworbenen Störungen der Blutstillung fokussiert.

1. Vaskuläre Phase
   Die häufig gut zu beobachtende Atrophie der Haut im Alter, die sowohl medikamentenbedingt (z. B. Kortikosteroide) als auch rein altersabhängig auftreten kann, geht auch mit einer vaskulären Atrophie einher. Nicht selten führt dies zu flächenhaften Unterblutungen der Haut, die aber zumeist nur lokale Probleme darstellen und nicht zu lebensbedrohlichen Blutungen führen.

   Darüber hinaus ist die Fähigkeit kleiner arterieller Gefäße, zu einer effektiven Blutstillung durch Vasospasmus beizutragen, bei zunehmender Vasosklerose reduziert.
2. Thrombozytäre Phase
   Die häufigsten thrombozytären hämorrhagischen Diathesen sind durch die Einnahme verschiedener Thrombozyten-Aggregationshemmer (TAH) bedingt.

   Table 19.1 zeigt die verschiedenen TAHs und mögliche Therapien bei relevanter Blutung unter der Therapie.

Gerade in der Kombination mit Medikamenten, die auch die plasmatische Phase der Blutstillung hemmen, kommt es häufig zu relevanten Blutungen. Besonders im fortgeschrittenen Lebensalter ist daher die Indikation zur Doppelplättchenhemmung und zur Kombination von thrombozytär und plasmatisch wirkenden Medikamenten streng zu überprüfen.

► Bei gegebener Indikation zur oralen Antikoagulation, z. B. bei Vorhofflimmern, sollte die Gabe von TAH zur Sekundärprävention unterbleiben, da die Kombination nur zu mehr Blutungen, nicht aber zu mehr Schutz vor thromboembolischen Ereignissen führt (AWMF o. J.).

Tab. 19.1 Thrombozytenaggregationshemmer, die zu Blutungen führen können, und therapeutische Ansätze

Medikament	Therapie
Acetylsalicylsäure (ASS)	DDAVP 0,3 µg/kg
Clopidogrel	Thrombozytenkonzentrate
Ticragelor	Antidot: Bentracimab
Prasugrel	Kein Antidot, Thrombozytenkonzentrate
GPIIb/IIIa-Inhibitoren	Thrombozytenkonzentrate

Thrombozytopenien

Ursächlich unterscheidet man bei Thrombozytopenien zwischen Bildungs-, Abbau- und Verteilungsstörungen. Ein höheres Lebensalter ist für alle Formen ein Risikofaktor (Pötzsch und Madlener 2009).

Erworbene Formen von Thrombozytenbildungsstörungen umfassen alle Erkrankungen und Reaktionen, die das blutbildende Knochenmark schädigen können (Medikamente, Chemotherapeutika, Tumoren, allergische Reaktionen, myelodysplatische Syndrome etc.).

Erworbene Formen von Thrombozytenabbaustörungen umfassen vor allem antikörperbedingte Ursachen, wie z. B. bei der idiopathisch thrombozytopenischen Purpura oder heparininduzierten Thrombozytopenien (HIT II), aber auch durch Antikörperbildung in der Schwangerschaft, nach Bluttransfusionen oder durch Medikamente vermittelt.

Erworbene Formen von Thrombozytenverteilungsstörungen finden sich z. B. bei Splenomegalie mit und ohne portale Hypertension.

Thrombozytopathien

Erworbene Formen von Thrombozytopathien, die zu einer hämorrhagischen Diathese führen können, umfassen verschiedene Reaktionen auf Medikamente, die keine TAHs sind, z. B. Antibiotika (ß-Lactam-Antibiotika, Tetrazykline), Röntgenkontrastmittel, ß-Blocker, kolloidale Volumenersatzmittel und viele andere (Pötzsch und Madlener 2009).

Darüber hinaus führt auch eine schwere Niereninsuffizienz durch einen funktionalen Defekt im vWF zu einer vermehrten Blutungsneigung.

Fremdoberflächen, wie bei der Herz-Lungen-Maschine oder unter Hämodialyse, führen auch zu einer erworbenen thrombozytären hämorrhagischen Diathese.

3. Plasmatische Phase

   Die häufigsten plasmatisch bedingten hämorrhagischen Diathesen sind durch Medikamente verursacht. Bedingt durch die zunehmende Verbreitung von DOAKs sind diese die zuerst zu nennenden Substanzen, weniger häufig sind Vitamin-K- Antagonisten ursächlich. (Pötzsch und Madlener 2009)

   Table 19.2 zeigt die verschiedenen Substanzen und mögliche Therapieansätze bei Blutungen.

   Über die medikamentösen Diathesen hinaus gibt es noch einige erworbene Formen:

   A. Das von-Willebrand-Jürgens-Syndrom, das neben der hereditären Form häufig auch erworben vorkommt. Klinisch wird es zumeist durch eine schwere, z. B. perioperative Blutung symptomatisch.
   B. Die Hemmkörperhämophilie, die eine seltene erworbene plasmatische hämorrhagische Diathese darstellt. Obwohl gegen alle Gerinnungsfaktoren Autoantikörper gebildet werden könnten, ist zumeist der Faktor VIII Ziel der Antikörper. In der akuten Blutung kann sowohl Faktor VIII substituiert werden, als auch aktivierter Faktor VII (rFVIIa) zum Einsatz kommen.

Tab. 19.2 Medikamente, die die plasmatische Phase der Gerinnung negativ beeinflussen, und mögliche Therapien bei akuter Blutung

Medikament	Therapie
Dabigatran	Spez. AK: Idarucizumab Super FVa
Rivaroxaban	Spez. AK: Andexanet-alfa Super FVa
Apixaban	Spez. AK: Andexanet-alfa Super FVa
Edoxaban	Super FVa, kein Antidot
Heparine (NMH/UFH)	Protamin (nur Effekt auf F IIa)
Vitamin-K-Antagonisten, z. B. Phenprocoumon, Warfarin	Vit-K (Wirkeintritt frühestens nach 6 h) Im Notfall: PPSB (Prothrombinkomplex)
Orgaran	rF VII a, Super-FVa, kein Antidot
Fondaparinux	rFVIIa, Super-FVa, kein Antidot

19.4 Blutungen und Alter

Spontane Blutungen sind selten. Ihre Inzidenz steigt allerdings mit dem Alter an. Dies erklärt sich durch

- eine erhöhte Gefäßfragilität im Alter,
- eine erhöhte Komorbidität im Alter, die Blutungen begünstigt (z. B. Hypertonie),
- die erhöhte Entwicklung von spezifischen Erkrankungen, die mit Blutungen einhergehen (z. B. Malignome) und
- eine zunehmende Verordnung von Medikamenten, die Blutungen begünstigen.

Eine allgemeine Blutungsinzidenz für verschiedene Altersgruppen kann nicht angegeben werden. Für spezifische Blutungen finden sich allerdings Angaben aus epidemiologischen Studien.

So sank von 2005 bis 2016 in Deutschland die altersstandardisierten Krankenhauseinweisungen für gastrointestinale Blutungen pro 100.000 Personenjahre um 14 % (von 128,89 auf 110,87). Dabei gingen die Krankenhauseinweisungsraten für Magen- und Zwölffingerdarmgeschwüre stetig zurück, während die Raten für Hämatome, Meläna und Hämatochezie anstiegen. Die Anzahl der unspezifischen Blutungen ging von 2005 bis 2011 zurück (jährliche Veränderung von – 3,35, 95 % CI – 5,44; – 1,25, pro 100.000 Personenjahre) und stieg anschließend wieder an (0,61, 95 % CI – 0,42; 1,65) (Guelker et al. 2019).

Die Gesamtzahl der Krankenhauseinweisungen wegen intrakranieller Blutungen betrug im Jahr 2005 45.598 und 45.657 im Jahr 2014. Die altersstandardisierten Raten intrakranieller Blutungen sanken von 46,0 auf 41,0 pro 100.000 Personen mit einer geschätzten jährlichen Veränderung von – 0,5 (95 % KI, – 0,7 bis – 0,4). Die entsprechenden Raten für subarachnoidale Blutungen sanken von 14,6 pro 100.000 Personen im Jahr 2005 auf 13,3 im Jahr 2014 mit einer geschätzten jährlichen Veränderung von – 0,2 (95 % KI, – 0,2 bis – 0,1) (Gülker et al. 2018).

Für das retroperitoneale Hämatom (RH) und das Rektusscheidenhämatom wird eine Inzidenz zwischen 0,6 % in der Allgemeinbevölkerung und 6,6 % in älteren, antikoagulierten Subgruppen angegeben (Becker et al. 2024)

19.5 Perioperative und periinterventionelle Blutungen

Die Anzahl der perioperativen und periinterventionellen Blutungen steigt mit dem Alter an. Die Ursachen für diese Blutungen sind die gleichen wie für die spontanen Blutungen. Hinzu kommen aber spezifische operative Maßnahmen wie die Durchtrennung von Weichteilen oder die Eröffnung von Gefäßen, die ein prozedurspezifisches Blutungsrisiko mit sich bringen.

Präoperative Blutungsanamnese

Eine präoperative Blutungsanamnese kann helfen, Gerinnungsstörungen aufzudecken und das perioperative Blutungsrisiko durch ein zielgerichtetes Therapieverfahren zu minimieren. Hinzu kommt, dass internistische Therapieregimes häufig gerinnungsrelevante Substanzen enthalten, die die Blutungsneigung intra- und postoperativ erheblich steigern können. Dieses Risiko muss präoperativ erkannt und perioperativ berücksichtigt werden.

In einer Registerstudie aus den Niederlanden mit 123.809 Hüftgelenk- und 132.726 Kniegelenkersatzoperationen wird das kumulative peri- und postoperative Blutungsrisiko bei Frauen im Alter von 50–60 Jahren mit 0,4 % angegeben. Bei den Männern in der gleichen Altersgruppe liegt es bei 1 %. Bei Frauen über 80 Jahren steigt das Risiko auf 1,1 %, bei den Männern auf 1,7 % (Smeets et al. 2025)

Für die Behandlung der Karotisstenose gibt eine Metaanalyse mit 1.725 Stentprozeduren und 1.708 offenen Endarterektomien das Blutungsrisiko mit 0,7 % und 1,9 % an (Carotid Stenting Trialists' Collaboration et al. 2010). Allerdings sind diese Blutungskomplikationen nicht vergleichbar, da sie sich auf unterschiedliche Lokalisationen beziehen. Bei der Stentprozedur handelt es sich um lokale Hämatome an der Punktionsstelle, bei der Endarteriektomie um eine lokale Blutung im Operationsbereich.

19.6 Blutungscores und Alter

Patienten mit einem Aortenaneurysma, einer Karotisstenose oder einer pAVK haben aufgrund ihres Komorbiditäts- und Risikoprofils ein insgesamt erhöhtes Blutungsrisiko. Spezifische Scores für diese verschiedenen Krankheitsbilder, die es erlauben, das Blutungsrisiko mit zunehmendem Alter abzuschätzen, gibt es nicht.

Der HAS-BLED-Score ist ein Punktesystem, mit dem das Risiko für schwere Blutungen von Patienten abgeschätzt werden kann, die wegen Vorhofflimmern (VHF) oder

Tab. 19.3 OAC-PAD-Risikoscore. (Behrendt et al. 2022)

Variable des OAC³-PAD		Punkte, die in den Score eingehen
1	Orale Antikoagulation	5
2	Alter über 80 Jahre	2
3	Chronische extremitätengefährdende Ischämie	4
4	Herzinsuffizienz	3
5	Niereninsuffizienz	3
6	Vorhergehendes Blutungsereignis	5
7	Demenz	8
8	Anämie	3
Risiko für eine schwere Blutung in einem Jahr		
– 6,42 %	Hohes Risiko	10–33 Punkte
– 2,62 %	Moderates bis hohes Risiko	5–9 Punkte
– 1,79 %	Niedriges bis moderates Risiko	1–4 Punkte
– 1,28 %	Niedriges Risiko	0 Punkte

Vorhofflattern präventiv antikoaguliert werden sollen. Er ist jedoch nicht einfach auf Patientengruppen mit anderen Krankheitsbildern übertragbar (Friberg et al. 2012).

Der OAC³-PAD-Risikoscore (Tab. 19.3) ist ein Score spezifisch für Patienten mit einer pAVK, die einer dauerhaften oralen Antikoagulation bedürfen (Behrendt et al. 2022). Anhand von Routinedaten der Krankenkasse wurde mittels Verfahren des maschinellen Lernens ein pragmatisches Vorhersagemodell entwickelt und intern validiert. Mit dem OAC³-PAD-Risikoscore wurden acht Variablen identifiziert, die das Risiko von schweren Blutungsereignissen innerhalb eines Jahres nach stationärer Behandlung der pAVK vorhersagen können. Dieser Risikoscore kann dabei helfen, eine patientenzentrierte Risiko-Nutzen-Abwägung durchzuführen, um das maximale Potenzial aus den verfügbaren antithrombotischen Therapiestrategien zu schöpfen.

Literatur

AWMF (o.J.) S3 LL pAVK Registernummer 065 - 003 https://register.awmf.org/de/leitlinien/detail/065-003

Becker LS, Dewald CLA, Wacker FK, Hinrichs JB (2024) Spontaneous retroperitoneal and rectus sheath hematomas and their interventional therapy: a review. Rofo. 196(2):163–175

Behrendt CA, Rother U, Uhl C, Goertz H, Stavroulakis K, Gombert A, die Kommission PAVK und DFS der DGG e. V (2022) Predicting major bleeding events in patients with peripheral arterial disease: the OAC(3)-PAD risk score. Gefasschirurgie 27(3):208–212

Carotid Stenting Trialists' Collaboration, Bonati LH, Dobson J, Algra A, Branchereau A, Chatellier G, Fraedrich G, Mali WP, Zeumer H, Brown MM, Mas JL, Ringleb PA (2010) Short-term outcome after stenting versus endarterectomy for symptomatic carotid stenosis: a preplanned meta-analysis of individual patient data Lancet 376(9746):1062–1073. https://doi.org/10.1016/S0140-6736(10)61009-4. Epub 2010 Sep 15

Friberg L, Rosenqvist M, Lip GY (2012) Evaluation of risk stratification schemes for ischaemic stroke and bleeding in 182 678 patients with atrial fibrillation: the Swedish Atrial Fibrillation cohort study. Eur Heart J. 33(12):1500–1510

Guelker JE, Ilousis D, Kröger K, Santosa F, Kowall B, Stang A (2019) Increasing use of anticoagulants in Germany and its impact on hospitalization for gastrointestinal bleeding. Thromb Res. 181:135–140

Gülker JE, Kröger K, Kowall B, Dingelstadt M, Stang A (2018) Increasing use of anticoagulants in Germany and its impact on hospitalization for intracranial bleeding. Circ Cardiovasc Qual Outcomes 11(5):e004470

Pisters R, Lane DA, Nieuwlaat R et al (2010) A novel user-friendly score (HAS-BLED) to assess 1-year risk of major bleeding in patients with atrial fibrillation. Chest 138(5):1093–1100

Pötzsch B, Madlener K (2009) HRSG: Hämostasseologie 2. Auflage Springer Veröag ISBN 978-3-642-01543-4

Smeets MJR, Gademan MGJ, Nelissen RGHH, Cannegieter SC, Banne Nemeth B (2025) Age- and sex-specific risks of major cardiovascular complications and all-cause mortality following elective hip and knee arthroplasty in the Netherlands: a Dutch Hospital Data Registry Study. Arthroplast Today 31:101597

Teil V

Postoperative/-interventionelle Phase

Spezifische Herausforderungen in der Pflege geriatrischer Gefäßpatienten

20

Thomas Johann Gehr und Nicole Kastl

Inhaltsverzeichnis

20.1 Rolle und Aufgabe der Pflege

Die Betreuung älterer Patienten in der Gefäßmedizin stellt komplexe Anforderungen an das gesamte multidisziplinäre Team. Die Berufsgruppe Pflege ist hierbei besonders gefordert, da der Allgemeinzustand, das Krankheitsbild und die pflegerische Versorgung ein komplexes Pflegeverständnis erfordern. Grundlage zur Durchführung einer evidenzbasierten Pflege ist der **Pflegeprozess**, der nach § 4 Abs. 2 des Pflegeberufegesetzes Vorbehaltsaufgaben und somit Kernkompetenzen von Pflegefachpersonen ist. Ein zentraler Fokus der Pflege liegt in der **Edukation** von Patienten und ihren Familien, um Funktionen zu erhalten oder zu verbessern und Risiken vorzubeugen.

T. J. Gehr (✉)
HSD Hochschule Döpfer GmbH, Standort Regensburg, Schikanederstr. 2b, Regensburg, Deutschland
E-Mail: T.gehr@hs-doepfer.de

N. Kastl
Krankenhaus Barmherzige Brüder Regensburg, Prüfeninger Straße 86, Regensburg, Deutschland
E-Mail: nicole.kastl@barmherzige-regensburg.de

M. Steinbauer et al. (Hrsg.), *Gefäßmedizin im Alter*,
https://doi.org/10.1007/978-3-662-71191-0_20

In den folgenden Ausführungen werden einige pflegerische Herausforderungen in der Betreuung geriatrischer Patienten in der Gefäßmedizin näher beleuchtet. Für die Themen Demenz und Delir, Mangelernährung, Hilfsmittelversorgung, Schmerztherapie und Palliative Care wird auf die entsprechenden Kapitel in diesem Buch verwiesen.

Aktivierend-therapeutische Pflege

Die aktivierend-therapeutische Pflege in der Geriatrie (ATP-G) ist ein ressourcenorientierter Ansatz, der die Selbstständigkeit, Selbstbestimmung und Teilhabe älterer Menschen fördert. Dabei werden die Lebenssituation und das Lebensumfeld der Patienten berücksichtigt (Acklau et al. 2016). ATP-G umfasst mehr als die Grundpflege, sie unterstützt Patienten gezielt darin, die übergeordneten Ziele Mobilität und Eigenständigkeit zu erreichen. Ein idealisierender Wunsch nach vollständiger Genesung seitens Patienten oder Angehörigen ist bei multimorbiden Menschen jedoch oft unrealistisch und kann daher nicht das Ziel pflegetherapeutischer Maßnahmen sein. Stattdessen gilt es, **gemeinsam realistische und spezifische** Probleme zu priorisieren und in einem definierten Zeitrahmen zu optimieren, um die Alltagskompetenz der Patienten gezielt zu fördern (Bartels 2022).

ATP-G umfasst drei Hauptschwerpunkte (Bartels und Eckardt 2017):

- **Beziehungsarbeit**
- **Bewegungsförderung**, z. B. Positionierung, Transfer, Stehen, Aufstehen, Gehen
- **Selbstversorgung**, z. B. Körperpflege/Kleiden, Ernährung, Ausscheidung

Ein wesentlicher Bestandteil der ATP-G ist die **Förderung der Motivation**, die jeder pflegerischen Maßnahme vorausgeht. ATP-G nutzt pflegerische Methoden wie Beratung, Anleitung, Führung, Fazilitation, Training oder auch Hilfestellung im Umgang mit Hilfsmitteln (Bartels 2022).

Im Mittelpunkt steht die **ressourcenorientierte** Vorgehensweise, die bedeutet, dass so viel Hilfe wie nötig, aber so wenig wie möglich angeboten wird. Dadurch soll die Eigenständigkeit der Betroffenen gefördert und eine Abhängigkeit minimiert werden. Neben der Stärkung der Ressourcen werden auch Risiken, wie Sturzgefahr, Inkontinenz, Mangelernährung oder Dekubitus, in die Pflegeplanung integriert. Ein weiterer wichtiger Aspekt ist die Vermeidung eines Versorgungseinbruchs nach der Entlassung durch gezielte Schulung und Beratung der Patienten sowie deren Angehörigen.

▶ Aktivierend-therapeutische Pflege bei geriatrischen Patienten bedeutet: „**Hände, die zur richtigen Zeit, am richtigen Ort, das Richtige tun**“ (Bartels und Eckardt 2017). Pflegefachkräfte sind in geriatrisch-rehabilitativen Pflegekonzepten besonders zu qualifizieren.

Dekubitusprophylaxe

Aktuell wird in Deutschland eine Prävalenz des Dekubitus in der Akut- und Langzeitpflege mit ca. 2 bis 4 % angegeben. Es wird in den kommenden Jahren die Anzahl der von einem Dekubitus betroffenen Patienten zunehmen aufgrund des zu erwartenden Anstieges von älteren und multimorbiden Patienten (Tomova-Simitchieva et al. 2019). Der Expertenstandard Dekubitusprophylaxe in der Pflege (DNQP 2017) definiert einen Dekubitus als „eine lokal begrenzte Schädigung der Haut und/oder des darunterliegenden Gewebes, typischerweise über knöchernen Vorsprüngen, infolge von Druck oder Druck in Verbindung mit Scherkräften.“ (DNQP 2017).

Ein Dekubitus wird nach EPUAP/NPIAP/PPPIA (2019) je nach Schweregrad in vier Kategorien sowie zwei Erscheinungsformen unterteilt, die keiner spezifischen Kategorie zugeordnet werden können (siehe Tab. 20.1).

Einem Dekubitus an der Ferse kann auch eine ulzerierende Wunde bei pAVK zugrunde liegen. Eine eindeutige Differenzierung zwischen Dekubitus und pAVK erfordert eine gründliche klinische Untersuchung und möglicherweise zusätzliche diagnostische Maßnahmen, um Fehleinschätzungen zu vermeiden (Twilley und Jones 2016).

Ein Sakraldekubitus entsteht, wenn die Haut im Gesäßbereich über längere Zeit starkem Druck ausgesetzt ist. Bewegungseinschränkungen, Narkosen und Sedierungen erhöhen das Risiko, ebenso wie eine zusätzliche Belastung der Haut durch Schweiß, Urin und/oder Stuhl. Ein feuchtes Hautmilieu im Gesäßbereich kann zudem zu Fehldiagnosen führen, sodass eine inkontinenzassoziierte Dermatitis (IAD) fälschlicherweise als Sakraldekubitus diagnostiziert wird (Mahoney et al. 2013).

Dekubitus ist ein komplexes Problem, das eine frühzeitige, strukturierte **Risikoeinschätzung** mit systematischer Dokumentation erfordert. Bei Patienten mit erhöhtem Risiko sollte die Risikoeinschätzung schnellstmöglich, spätestens acht Stunden nach Aufnahme erfolgen, um geeignete Interventionen zur **Dekubitusprävention** einleiten zu können (EPUAP/NPIAP/PPPIA 2019).

Tab. 20.1 Dekubitusklassifikation nach EPUAP/NPIAP/PPPIA (2019)

Kategorie	Beschreibung
Kategorie I	Nicht wegdrückbare, umschriebene Rötung
Kategorie II	Teilverlust der Haut
Kategorie III	Verlust der Haut
Kategorie IV	Totaler Gewebeverlust mit freiliegenden Knochen, Sehnen oder Muskeln
Keine Kategorie/nicht zuordenbar: Tiefe unbekannt	Vollständiger Haut- und Gewebeverlust, bei dem die Basis von Belägen und/oder Schorf im Wundbett bedeckt ist.
Vermutetet tiefe Gewebeschädigung: Tiefe unbekannt	Livid oder rötlichbrauner, lokalisierter Bereich von verfärbter, intakter Haut oder blutgefüllte Blase aufgrund einer Schädigung des darunter liegenden Gewebes

Es ist wichtig, frühzeitig mit der Dekubitusprophylaxe zu beginnen. In der Praxis gibt es eine Vielzahl von Maßnahmen und Hilfsmitteln zur Förderung von:

- Mobilisation und Bewegungsförderung
- Richtige Positionierung und Positionswechsel
- Druckentlastung und Druckverteilung

> Pflegefachkräfte benötigen ausreichende fachliche Kompetenzen, um einen Dekubitus zu erkennen und dementsprechende Handlungen einzuleiten.

Sturzprophylaxe

In Deutschland erleiden knapp 4 % aller erwachsenen Patienten einen Sturz während ihres Krankenhausaufenthalts. Der Anteil steigt insbesondere auf Abteilungen mit überwiegend älteren Patienten, was zum Teil schwerwiegende Folgen haben kann (Lahmann et al. 2014). Der Expertenstandard „Sturzprophylaxe in der Pflege" definiert einen „Sturz als Ereignis, bei dem der oder die Betroffene unbeabsichtigt auf dem Boden oder einer anderen tieferen Ebene ankommt" (DNQP 2022). Beinahe-Stürze werden hierbei nicht als Sturz gewertet, sollten jedoch bei der Risikoeinschätzung berücksichtigt werden. Instrumente zur **Sturzrisikoeinschätzung** können die pflegefachliche Beobachtung und Einschätzung nicht ersetzen, sondern lediglich unterstützen (Matarese et al. 2015; DNQP 2022).

Die verschiedenen personenbezogenen (z. B. Kognition, Gleichgewichtsstörungen, Sturzangst, Gebrechlichkeit, Inkontinenz, Sehschwäche), umweltbezogenen (z. B. Beleuchtung, Stolperfallen, Hilfsmittel) und medikationsbezogenen Risikofaktoren sowie individuellen Ressourcen müssen integrativ erkannt und bewertet sowie daraus folgerichtige Maßnahmen zur Sturzprävention abgeleitet werden. Am zielführendsten sind dabei **multimodale Interventionsprogramme**, die verschiedene Einzelinterventionen kombinieren (DNQP 2022). Dazu zählen unter anderem:

- Aufklärung des Patienten über das individuelle Sturzrisiko
- Anpassung und Anleitung im Umgang mit Hilfsmitteln, z. B. Mobilisations- und Gehhilfen
- Umweltbezogene Maßnahmen zur Sturzprävention, z. B. Rufanlagen, Sensorsysteme
- Mobilitätsfördernde Interventionen der Pflege (sollten durch Förderung von Kraft, Ausdauer, Balance und Koordination durch Physiotherapie unterstützt werden)

Freiheitsentziehende Maßnahmen hingegen haben keine sturzprophylaktische Wirkung, sondern erhöhen die Sturzgefahr (DNQP 2022). Zur Sturzprävention werden, insbesondere bei älteren Menschen mit Demenz oder Delir, Sitzwachen eingesetzt (Kramer und Schubert 2023). Auch wenn die Evidenz hierzu aufgrund der aktuellen Studienlage noch eher gering ist (Greeley et al. 2020), ist der Einsatz von Sitzwachen vor allem bei personellen Engpässen und hoher Arbeitsbelastung in der Pflege als ergänzende Präventionsmaßnahme in Betracht zu ziehen.

Kommt es dennoch zu einem Sturz, muss dieser mittels eines einrichtungsinternen Sturzereignisprotokolls dokumentiert, analysiert und im **interdisziplinären Team** besprochen werden. Vor allem bei Mehrfachstürzen sollten Fallbesprechungen erfolgen (DNQP 2022).

▶ Sturzprophylaxe erfordert eine enge interdisziplinäre Zusammenarbeit, bei der die pflegerische Fachkompetenz eine entscheidende Rolle spielt. Dafür sind durch das Krankenhaus geeignete Strukturen zu schaffen.

Hautpflege

Zu Beginn des pflegerischen Auftrages erfolgt eine Einschätzung durch gezielte Befragung der Patienten zu Hautveränderungen, Symptomen wie Juckreiz oder Schmerzen sowie Gewohnheiten zur Körperpflege. Bei Verdacht auf hautbezogene Risiken und Probleme erfolgt eine vertiefende Einschätzung, die insbesondere bei geriatrischen Patienten eine sorgfältige Hautinspektion beinhaltet. Die Ergebnisse sind unter Verwendung von Fachbegriffen zu dokumentieren. Gegebenenfalls ist in Rücksprache mit dem Behandlungsteam weitere Expertise hinzuzuziehen (DNQP 2024).

Speziell ältere und pflegebedürftige Menschen sind von einem Risiko für Hautprobleme betroffen. So zeigen über die Hälfte der Patienten in deutschen Krankenhäusern eine Prävalenz der Xerosis cutis (Hauttrockenheit), bei vorliegender Pflegeabhängigkeit steigt der Anteil auf bis zu 70 % (Lechner et al. 2019). Patienten, die kritisch und chronisch krank sind, sowie jene mit Immobilität oder Inkontinenz, haben ein erhöhtes Risiko, eine Vielzahl von Hautproblemen zu entwickeln, wie z. B. Druckgeschwüre, IAD oder Intertrigo (Dissemond et al. 2021) oder Skin-Tears (Fan et al. 2024). Skin Tears sind traumatische Wunden, die durch stumpfe Gewalteinwirkung, Scher- und/oder Reibungskräfte zu einer Trennung der obersten Hautschicht führen. Sie werden häufig fehldiagnostiziert. Nach der Klassifikation des International Skin Tear Advisory Panel (ISTAP) werden drei Typen unterschieden (siehe Tab. 20.2) (Beeckman und Van Tiggelen 2018). Bei Patienten mit sehr fragiler Haut sollten keine klebenden Verbandmittel verwendet werden, diese können aufgrund ihrer Klebkraft diese schädigen (LeBlanc et al. 2018).

Tab. 20.2 Klassifikation von Hauteinrissen nach ISTAP

Kategorie	Kriterien
Typ1: kein Hautverlust	Linearer und aufklappender Hauteinriss, wobei die abgelöste Haut über dem Wundbett liegt bzw. über dieses gelegt werden kann.
Typ 2: Teilverlust des Hautlappens	Die Haut reicht nicht mehr aus, um das Wundbett zu bedecken.
Typ 3: totaler Verlust des Hautlappens	Das gesamte Wundbett liegt frei.

Je nach dem Bedarf und Bedürfnissen der Patienten ist ein individueller Maßnahmenplan zum Erhalt und zur Förderung der **Hautintegrität** zu planen und umzusetzen (DNQP 2024). Grundsätzlich sollten bei älteren Menschen zur Verbesserung der Hautbarriere reizarme Hautmittel (pH-Wert < 7) zur Hautreinigung sowie zur Hautpflege Hautmittel zum Verbleib mit „Feuchthaltefaktoren" (z. B. Urea, Glycerin oder Paraffin) eingesetzt werden (Lichterfeld-Kottner et al. 2020). Bei Patienten mit einer Kompressionsversorgung bei chronisch venöser Insuffizienz, wird beim Wechsel oder nach dem Ablegen eine Reinigung mit einem pH-neutralen Produkt empfohlen, was auch durch die Betroffenen sehr geschätzt wird (DNQP 2024).

▶ Im Alter wird die Haut zunehmend dünner, trockener und anfälliger für Verletzungen. Eine regelmäßige Hautinspektion und -pflege ist essenziell, um Komplikationen wie Dekubitus, Intertrigo, Skin Tears und inkontinenzassoziierte Dermatitis zu vermeiden.

Wundmanagement

Schätzungen zufolge leiden in Deutschland etwa drei bis vier Millionen Menschen an chronischen Wunden (DNQP 2015). Die Wundversorgung erfordert einen **multiprofessionellen Ansatz**. Der pflegerische Beitrag besteht darin, das Krankheitsverständnis und die wund- und therapiebedingten Einschränkungen auf das Alltagsleben der Betroffenen und ihrer Angehörigen zu erfassen und zu koordinieren. Bei geriatrischen Patienten sind chronische Wunden oft mit Beeinträchtigungen in der Alltagsbewältigung, Lebensqualität und sozialen Teilhabe assoziiert (Lamotte et al. 2022). Bewegungseinschränkungen, Schmerzen, Wundgeruch und -exsudat führen dazu, dass Betroffene soziale Kontakte meiden. Menschen mit chronischen Wunden fühlen sich oft nur auf ihre Wunde reduziert und nicht als Ganzes betrachtet, da der Fokus meist auf Wundbeobachtung, Wundversorgung und Kompressionstherapie liegt. Aufgrund abweichender Vorstellungen zur Therapie und deren Relevanz werden die Verhaltensweisen von Patienten oft fälschlich interpretiert oder als „noncompliant" gewertet. Aufgabe der Pflege ist es, das **Selbstmanagement** und das Wohlbefinden der Betroffenen zu fördern und dabei ihre Sichtweisen zu berücksichtigen.

▶ Eine wichtige Voraussetzung für einen erfolgsversprechenden Behandlungsplan einer chronischen Wunde ist die aktive Einbindung des Patienten und dessen Angehörigen, damit mit dem multiprofessionellen Team das festgelegte Behandlungsziel erreicht wird.

Körperbildstörungen

Nach der North American Nursing Diagnosis Association (NANDA) ist ein gestörtes Körperbild ein Pflegeproblem, das auf ein „negatives mentales Bild des eigenen physischen Selbst" der Patienten hinweist (Herdman et al. 2022, S. 399). Das Körperbild spielt in der Gefäßmedizin eine zentrale Rolle, da vaskuläre Erkrankungen wie Varizen, chronische Wunden oder Hautveränderungen das Selbstbild der Betroffenen oft stark beeinträchtigen. Besonders ältere Patienten mit Ulcus cruris venosum ziehen sich aus Scham häufig aus ihrem sozialen Umfeld zurück und bewerten ihr Körperbild mit zunehmendem Alter und Schmerzen negativer (Uschok 2008). Patienten mit diabetischem Fußsyndrom (DFS) berichten oft von einem Verlust des eigenen Selbst und Lebens. Risse (2014) beschreibt dieses Phänomen als „Leibesinselschwund", was dazu führt, dass DFS-Patienten häufig erst spät ärztliche Hilfe suchen. Statt empfohlener Entlastungsschuhe werden oft zu kleine Schuhe getragen. Risse vermutet dahinter den Versuch der Patienten, über „engen Sitz" das Gefühl und Empfinden, „mit beiden Beinen im Leben zu stehen", zurückzugewinnen.

Akute oder chronische Veränderungen des Körperäußeren können die eigene Identität und das psychische Wohlbefinden stark beeinträchtigen. Eine unterstützende soziale Umgebung und die Fähigkeit des aktiven Zuhörens durch Pflegende sind entscheidend, um Patienten Raum für Trauer und den Aufbau eines neuen Körperbilds zu geben. Henderson (2006) betont die Bedeutung der **Trauerarbeit** und weist darauf hin, dass Pflegekräfte Trauerprozesse der Patienten begleiten sollten, ohne zu aktiv zu intervenieren.

Selbsthilfegruppen bieten Betroffenen Unterstützung, mindern das Gefühl sozialer Isolation und bieten praktische Alltagstipps. In Gruppentreffen werden Berührungsängste abgebaut und der Mut zu einem neuen, selbstbestimmten Leben wird gestärkt.

▶ Pflegefachkräfte sollten das Körperbild ihrer Patienten beachten und im multiprofessionellen Team ganzheitliche Behandlungsansätze fördern.

Integration und Betreuung von Angehörigen

Ein Krankenhausaufenthalt eines nahestehenden Menschen stellt auch für Angehörige eine erhebliche Belastung dar. Sie sind häufig mit starken emotionalen Herausforderungen wie Angst, Unsicherheit, Trauer oder Überforderung konfrontiert. Hinzu kommen Informationsdefizite über den Gesundheitszustand, den Behandlungsverlauf oder die Prognose, die zu zusätzlicher Verunsicherung führen können. Auch organisatorische Anforderungen – etwa die Vereinbarkeit von Besuchen mit Beruf und Familie – sowie Zukunftsängste bezüglich der weiteren Versorgung, finanzieller Aspekte oder der Wohnsituation belasten viele Angehörige. Umso wichtiger ist es, Angehörige frühzeitig und systematisch zu entlasten, aktiv einzubinden und bedarfsgerecht zu unterstützen (Jurgens et al. 2012; Burgstaller et al. 2018; Sivertsen et al. 2018).

Einbindung von Angehörigen im Krankenhaus

Pflegefachpersonen fördern die aktive Beteiligung von Angehörigen, um Sicherheit, Orientierung und Kontinuität für Patienten zu schaffen (Küttel et al. 2015; Sivertsen et al. 2018; Greskötter 2021). Dazu gehören:

- **Einladung zu Pflegevisiten und Gesprächen**, um Informationen transparent zu teilen und den Versorgungsplan gemeinsam zu gestalten.
- **Anleitung und Schulung**, z. B. bei der Versorgung chronischer Wunden oder dem Umgang mit Hilfsmitteln.
- **Einbindung in die Entlassungsplanung**, um eine sichere Weiterversorgung zu gewährleisten (siehe Abschn. 20.1.8).

Spezielle Maßnahmen bei Demenz oder kognitiver Beeinträchtigung
Bei Menschen mit Demenz sind Angehörige zentrale Bezugspersonen, insbesondere in Bezug auf Gewohnheiten, Vorlieben und Lebensgeschichte (Manietta et al. 2022; Kirchen-Peters und Krupp 2019). Diese Aspekte lassen sich gezielt in die Versorgung integrieren, beispielsweise durch:

- **Biografiearbeit**: Angehörige bringen Fotos, vertraute Gegenstände, Lieblingsmusik oder Kleidungsstücke mit, um Orientierung und emotionale Stabilität zu fördern.
- **Erhalt der Alltagsroutine**: Dies kann z. B. durch gemeinsames Erstellen der Pflegeplanung, Pflegevisiten oder Miteinbindung in die Pflege erfolgen.
- **Rooming-in**: In besonderen Situationen, etwa bei fortgeschrittener Demenz oder belastenden Krankheitsphasen, kann ein begleitender Aufenthalt von Angehörigen eine entlastende Maßnahme sein. Die Nähe vertrauter Bezugspersonen kann Ängste abbauen, Orientierung erleichtern und Verhaltenssymptome mildern. Dabei ist es essenziell, auch die Ressourcen und Grenzen der Angehörigen zu berücksichtigen, um Überforderungen zu vermeiden.
- **Multidisziplinäre Konzepte** unter Einbindung von Demenz- oder Delirbeauftragten sowie ehrenamtlichen Besuchsdiensten. Weiterführende Ausführungen hierzu finden sich in Abschn. 21.4.

Unterstützung der Angehörigen
Pflegende Angehörige sind oft stark belastet. Pflegefachpersonen achten sensibel auf Anzeichen von Überforderung – etwa Erschöpfung, Rückzug oder Gereiztheit – und bieten aktiv Unterstützung an. Einfache Einstiegsfragen wie „Wie geht es Ihnen mit der Situation?“ oder „Haben Sie zu Hause genug Unterstützung?“ signalisieren Gesprächsbereitschaft und schaffen einen Raum, um weitere Maßnahmen einzuleiten (Deutsche Gesellschaft für Allgemeinmedizin und Familienmedizin 2018):

- **Beratungs- und Entlastungsgespräche**, auch in Kooperation mit Sozialdienst, Psychologie oder Seelsorge
- **Information über Entlastungsangebote**, z. B. Tagespflege, Kurzzeitpflege, ambulante Dienste, ehrenamtlicher Besuchsdienst, Nachbarschaftshilfen oder Selbsthilfegruppen
- **Pflegekurse und Schulungsangebote**, etwa im Rahmen von § 45 SGB XI organisieren

▶ Pflegende Angehörige sind keine „Besucher", sondern Teil des Versorgungsteams. Ihre Einbindung – besonders bei Menschen mit Demenz – fördert Lebensqualität, Orientierung und Sicherheit im Klinikalltag. Pflegefachpersonen schaffen dafür geeignete Strukturen und begleiten die Angehörigen professionell, empathisch und auf Augenhöhe.

Entlassungsmanagement

Die Übergänge zwischen Krankenhaus und nachfolgender Versorgung bergen ein hohes Risiko für Informationsverluste und Versorgungsbrüche, was bei multimorbiden, geriatrischen Patienten zu Belastungen, Komplikationen, Wiedereinweisungen und erhöhten Kosten führen kann. Ein **interdisziplinäres** Entlassungsmanagement zielt daher auf eine **frühzeitige Planung** und Koordination ab, um eine bedarfsgerechte, nahtlose Versorgung sicherzustellen. Pflegefachkräfte übernehmen hierbei durch eine systematische Bedarfseinschätzung, Beratung, Schulung und Koordination eine zentrale Rolle, um die **Versorgungskontinuität** zu fördern sowie Patienten und deren Angehörige bei der Rückkehr in den Alltag zu unterstützen (DNQP 2019a).

Insbesondere Patienten mit chronischen Erkrankungen sind darauf angewiesen, eine nahtlose Versorgung über Sektorengrenzen hinweg zu erhalten. International haben sich hierzu Transitional-Care-Modelle (TCM) bewährt. So bietet das TCM nach Mary Naylor (Naylor 1994; Hirschman et al. 2015) ein umfassendes pflegerisches **Nachsorgekonzept** für ältere Patienten mit mehreren chronischen Erkrankungen nach einem akuten Krankenhausaufenthalt. Berthelsen et al. (2024) konnten in ihrem Review zeigen, dass durch TCM eine signifikante Verringerung der Wiedereinweisungen und Gesundheitskosten sowie eine erhöhte Lebensqualität und Zufriedenheit der Patienten durch TCM erreicht werden. Solche Modelle sollten zukünftig verstärkt im deutschen Gesundheitssystem erprobt und implementiert werden.

▶ Eine frühzeitige, sektorenübergreifende Entlassungsplanung ist entscheidend, um die Versorgungskontinuität bei geriatrischen Patienten sicherzustellen.

20.2 Pflegeorganisation

Stationsorganisation

Durch die Bildung von Zentrumsstrukturen und spezialisierten Bereichen im Krankenhaus hat sich die Versorgungssituation stationärer Patienten verändert, was spezifische Expertise sowie bereichsübergreifende Arbeitsplatzorganisation und **Prozessoptimierung** erfordert (Damm 2017). Die Versorgung geriatrischer Patienten stellt dabei besondere Herausforderungen dar und erfordert eine durchdachte Stationsorganisation.

Der Expertenstandard „Beziehungsgestaltung in der Pflege von Menschen mit Demenz“ empfiehlt für geriatrische Patienten ein **bezugsorientiertes Pflegesystem**, das mittels Pflegeorganisationsformen wie Bezugspflege oder Primary Nursing umgesetzt werden kann (DNQP 2019b). Aber auch in einem Bereichspflegesystem kann eine mehrere Tage andauernde **Kontinuität der pflegerischen Versorgung** und Fallsteuerung dazu beitragen, die **Personenzentrierung** innerhalb des Pflegeprozesses zu fördern (Schütz-Pazzini 2017).

Eine **gemeinsame Visite** ist eine entscheidende „Stellschraube“ für den Tagesablauf des multiprofessionellen Teams. Sie kann ein Garant für eine abgestimmte Patientenversorgung sein und nimmt letztlich auch Einfluss auf die Verweildauer und die Entlassungsplanung des Patienten. Zudem ist die Visite ein wichtiges Planungsinstrument, da Befunde gemeinsam besprochen und daraus diagnostische und therapeutische Maßnahmen, abgeleitet werden (Bohnenkamp 2016).

▶ Bei der Stationsorganisation ist es wichtig, durch personenzentrierte Konzepte auf die besonderen Bedürfnisse älterer Menschen einzugehen und sicherzustellen, dass alle Teammitglieder gut kommunizieren.

Qualifikation und Akademisierung in der Pflege

Die komplexe Pflege geriatrischer Patienten in der Gefäßmedizin erfordert spezifische Qualifikationen wie in Wundmanagement, in der Schmerztherapie, in der Sturzprävention, im ATP-G und in der Demenzbetreuung, um eine bedarfsgerechte, hochwertige Versorgung sicherzustellen. Ein überlegter Skill- und Grade-Mix kann entscheidend zur Verbesserung der Pflegequalität beitragen. Aiken et al. (2017) zeigten, dass ein höherer Anteil an qualifizierten bzw. akademisierten Pflegefachkräften in europäischen Krankenhäusern mit niedrigeren Mortalitätsraten, positiveren Patientenbewertungen und einer insgesamt höheren Versorgungsqualität verbunden ist. Akademisierte Pflegefachkräfte bringen evidenzbasiertes Wissen ein, das zur kontinuierlichen Verbesserung der Pflegequalität beiträgt, etwa durch Schulungen im Team und die Förderung interdisziplinärer Zusammenarbeit. Durch ihre fundierte Ausbildung sind sie besonders geeignet, komplexe Fallsteuerungen zu übernehmen und das Pflegeteam durch aktuelle pflegerische Erkenntnisse zu unterstützen und weiterzuentwickeln (Darmann-Finck und Reuschenbach 2018).

▶ Qualifikation und Akademisierung in der Pflege sind wesentlich für eine hohe Versorgungs- und Betreuungsqualität bei der Pflege geriatrischer Patienten in der Gefäßmedizin.

Literatur

Acklau S, Gödecker L, Kaden A, Jahn P (2016) Aktivierend-Therapeutische Pflege in der Geriatrie: Evaluation eines Praxiskonzepts. Z Gerontol Geriat 49(7):612–618. https://doi.org/10.1007/s00391-015-0950-8

Aiken LH, Sloane D, Griffiths P, Rafferty AM, Bruyneel L, McHugh M, Maier CB, Moreno-Casbas T, Ball JE, Ausserhofer D, Sermeus W (2017) Nursing skill mix in European hospitals: cross-sectional study of the association with mortality, patient ratings, and quality of care. BMJ Qual Saf 26(7):559–568. https://doi.org/10.1136/bmjqs-2016-005567

Bartels F (Hrsg) (2022) Aktivierend-therapeutische Pflege in der Geriatrie. Band 4: Versorgungsstrukturen und Entwicklung der ATP-G, 1. Aufl. Verlag W. Kohlhammer, Stuttgart

Bartels F, Eckardt C (2017) Aktivierend-therapeutische Pflege in der Geriatrie. GGP 01(01):12–17. https://doi.org/10.1055/s-0043-102566

Beeckman D, Van Tiggelen H (2018) International Skin Tear Advisory Panel (ISTAP) Classification System – German version. https://www.skintears.org/_files/ugd/9d080f_8e90f5bbfd524f3198336c11d44322cb.pdf. Zugegrriffen am 16.07.2025.

Berthelsen C, Møller N, Bunkenborg G (2024) Transitional care model for older adults with multiple chronic conditions: an evaluation of benefits utilising an umbrella review. J Clin Nurs 33(2):481–496. https://doi.org/10.1111/jocn.16913

Bohnenkamp B (2016) Arbeitsorganisation: So lässt sich die Visite optimieren. Dtsch Arztebl International 113(43):2

Burgstaller M, Mayer H, Schiess C, Saxer S (2018) Experiences and needs of relatives of people with dementia in acute hospitals – a meta-synthesis of qualitative studies. J Clin Nurs 27(3–4):502–515. https://doi.org/10.1111/jocn.13934

Damm K (2017) Prozessoptimierung und Arbeitsteilung. In: Bechtel P, Smerdka-Arhelger I, Lipp K (Hrsg) Pflege im Wandel gestalten – Eine Führungsaufgabe. Springer, Berlin Heidelberg, Berlin, Heidelberg, S 169–178

Darmann-Finck I, Reuschenbach B (2018) Qualität und Qualifikation: Schwerpunkt Akademisierung der Pflege. In: Jacobs K, Kuhlmey A, Greß S, Klauber J, Schwinger A (Hrsg) Pflege-Report 2018. Springer, Berlin, Heidelberg, S 163–170

Deutsche Gesellschaft für Allgemeinmedizin und Familienmedizin (DEGAM) (2018) Pflegende Angehörige von Erwachsenen. S3-Leitlinie. AWMF-Registernr. 053-006. Version 2.0, Stand: 31. Juli 2018. Langversion. https://register.awmf.org/de/leitlinien/detail/053-006. Zugegriffen am 16.07.2025

Dissemond J, Assenheimer B, Gerber V, Hintner M, Puntigam MJ, Kolbig N, Koller S, Kurz P, Läuchli S, Probst S, Protz K, Steiniger A, Strohal R, Traber J, Kottner J (2021) Moisture-associated skin damage (MASD): A best practice recommendation from Wund-D.A.CH. J Deutsche Derma Gesell 19(6):815–825. https://doi.org/10.1111/ddg.14388

DNQP (Hrsg) (2015) Expertenstandard Pflege von Menschen mit chronischen Wunden, 1. Aktualisierung 2015. Hochschule Osnabrück. Fakultät für Wirtschafts- und Sozialwissenschaften, Osnabrück

DNQP (Hrsg) (2017) Expertenstandard Dekubitusprophylaxe in der Pflege, 2. Aktualisierung 2017. Hochschule Osnabrück, Fakultät für Wirtschafts- und Sozialwissenschaften, Osnabrück

DNQP (Hrsg) (2019a) Expertenstandard Entlassungsmanagement in der Pflege, 2. Aktualisierung 2019. Hochschule Osnabrück, Fakultät für Wirtschafts- und Sozialwissenschaften, Osnabrück

DNQP (Hrsg) (2019b) Expertenstandard Beziehungsgestaltung in der Pflege von Menschen mit Demenz: einschließlich Kommentierung und Literaturstudie. Hochschule Osnabrück, Fakultät für Wirtschafts- und Sozialwissenschaften, Osnabrück

DNQP (Hrsg) (2022) Expertenstandard Sturzprophylaxe in der Pflege, 2. Aktualisierung 2022. Hochschule Osnabrück, Fakultät für Wirtschafts- und Sozialwissenschaften, Osnabrück

DNQP (Hrsg) (2024) Expertenstandard Erhaltung und Förderung der Hautintegrität in der Pflege: Entwicklung, Konsentierung, Implementierung. Deutsches Netzwerk für Qualitätsentwicklung in der Pflege (DNQP), Osnabrück

European Pressure Ulcer Advisory Panel, National Pressure Injury Advisory Panel and Pan Pacific Pressure Injury, Alliance (EPUAP/NPIAP/PPPIA) (Hrsg) (2019) Prävention und Behandlung von Dekubitus: Kurzfassung der Leitlinie 2019

Fan S, Jiang H, Shen J, Lin H, Yang L, Yu D, Zhang M, Zheng N, Chen L (2024) Prediction models for skin tears in the elderly: a systematic review and meta-analysis. Geriat Nurs 59:103–112. https://doi.org/10.1016/j.gerinurse.2024.06.030

Greeley AM, Tanner EP, Mak S, Begashaw MM, Miake-Lye IM, Shekelle PG (2020) Sitters as a patient safety strategy to reduce hospital falls: a systematic review. Ann Intern Med 172(5):317. https://doi.org/10.7326/M19-2628

Greskötter JM (2021) Angehörige von Patienten mit Demenz als Bindeglied und Vermittler im Akutkrankenhaus. Zeitschrift für Gerontologie und Geriatrie 54(7):651–658. https://doi.org/10.1007/s00391-021-01892-w

Henderson EA (2006) Are theories of altered body image applicable to patients with chronic wounds? J Wound Care 15(2):58–60. https://doi.org/10.12968/jowc.2006.15.2.26892

Herdman TH, Kamitsuru S, Takáo Lopes C, NANDA International (Hrsg) (2022) NANDA-I-Pflegediagnosen: Definitionen und Klassifikation 2021–2023. RECOM, Kassel

Hirschman K, Shaid E, McCauley K, Pauly M, Naylor M (2015) Continuity of care: the transitional care model. Online J Issues Nurs 20(3). https://doi.org/10.3912/OJIN.Vol20No03Man01

Jurgens FJ, Clissett P, Gladman JRF, Harwood RH (2012) Why are family carers of people with dementia dissatisfied with general hospital care? A qualitative study. BMC Geriatrics 12:57. https://doi.org/10.1186/1471-2318-12-57

Kirchen-Peters S, Krupp E (2019) Praxisleitfaden zum Aufbau demenzsensibler Krankenhäuser. Robert Bosch Stiftung/Institut für Sozialforschung und Sozialwirtschaft (iso), Stuttgart. ISBN 978-3-939574-55-2

Kramer I, Schubert M (2023) The use of patient sitters at a Swiss hospital: a retrospective observational study. PLoS One 18(6):e0287317. https://doi.org/10.1371/journal.pone.0287317

Küttel C, Schäfer-Keller P, Brunner C, Conca A, Schütz P, Frei IA (2015) Der Alltag pflegender Angehöriger – Bedürfnisse und Sorgen im Hinblick auf den Entlassungszeitpunkt älterer Familienangehöriger aus dem Krankenhaus: Eine qualitative Studie. Pflege 28(2):111–121. https://doi.org/10.1024/1012-5302/a000413

Lahmann NA, Heinze C, Rommel A (2014) Stürze in deutschen Krankenhäusern und Pflegeheimen 2006–2013: Häufigkeiten, Verletzungen, Risikoeinschätzung und durchgeführte Prävention. Bundesgesundheitsbl 57(6):650–659. https://doi.org/10.1007/s00103-014-1966-8

Lamotte S, Rappl A, Freiberger E, Sieber CC, Gehr TJ (2022) Funktioneller Status und Lebensqualität von geriatrischen Patienten mit Wunden im Akutkrankenhaus: Ein Vergleich zwischen Patienten mit akuten und chronischen Wunden: eine Querschnittsstudie. Z Gerontol Geriat 55(1):32–37. https://doi.org/10.1007/s00391-021-01975-8

LeBlanc K, Campbell KE, Wood E, Beeckman D (2018) Best practice recommendations for prevention and management of skin tears in aged skin: an overview. J Wound Ostomy Continence Nurs 45(6):540–542. https://doi.org/10.1097/WON.0000000000000481

Lechner A, Lahmann N, Lichterfeld-Kottner A, Müller-Werdan U, Blume-Peytavi U, Kottner J (2019) Dry skin and the use of leave-on products in nursing care: a prevalence study in nursing homes and hospitals. Nurs Open 6(1):189–196. https://doi.org/10.1002/nop2.204

Lichterfeld-Kottner A, El Genedy M, Lahmann N, Blume-Peytavi U, Büscher A, Kottner J (2020) Maintaining skin integrity in the aged: a systematic review. Int J Nurs Stud 103:103509. https://doi.org/10.1016/j.ijnurstu.2019.103509

Mahoney M, Rozenboom B, Doughty D (2013) Challenges in classification of gluteal cleft and buttocks wounds: consensus session reports. J Wound Ostomy Continence Nurs 40(3):239–245. https://doi.org/10.1097/WON.0b013e31828f1a2e

Manietta C, Purwins D, Reinhard A, Knecht C, Roes M (2022) Characteristics of dementia-friendly hospitals: an integrative review. BMC Geriatr 22:468. https://doi.org/10.1186/s12877-022-03103-6

Matarese M, Ivziku D, Bartolozzi F, Piredda M, De Marinis MG (2015) Systematic review of fall risk screening tools for older patients in acute hospitals. J Adv Nurs 71(6):1198–1209. https://doi.org/10.1111/jan.12542

Naylor M (1994) Comprehensive discharge planning for the hospitalized elderly: a randomized clinical trial. Ann Intern Med 120(12):999. https://doi.org/10.7326/0003-4819-120-12-199406150-00005

Risse A (2014) Das diabetische Fußsyndrom. Vasomed 26:191–196

Schütz-Pazzini P (2017) Anforderungen an pflegerische Führungskräfte im 21. Jahrhundert. In: Bechtel P, Smerdka-Arhelger I, Lipp K (Hrsg) Pflege im Wandel gestalten – Eine Führungsaufgabe. Springer, Berlin, Heidelberg, S 57–61

Sivertsen DM, Lawson-Smith L, Lindhardt T (2018) What relatives of older medical patients want us to know – a mixed-methods study. BMC Nurs 17:32. https://doi.org/10.1186/s12912-018-0304-0

Tomova-Simitchieva T, Akdeniz M, Blume- Peytavi U, Lahmann N, Kottner J (2019) Die Epidemiologie des Dekubitus in Deutschland: eine systematische Übersicht. Gesundheitswesen 81(06):505–512. https://doi.org/10.1055/s-0043-122069

Twilley H, Jones S (2016) Heel ulcers – pressure ulcers or symptoms of peripheral arterial disease? An exploratory matched case control study. J Tissue Viability 25(2):150–156. https://doi.org/10.1016/j.jtv.2016.02.007

Uschok A (2008) Körperbild und soziale Unterstützung bei Patienten mit Ulcus cruris venosum, 1. Aufl. Huber, Hans, Bern

Behandlung des postoperativen Delirs bei geriatrischen Gefäßpatienten

21

Ute Hoffmann

Inhaltsverzeichnis

21.1 Einleitung

Im Laufe eines Krankenhausaufenthaltes entwickeln mehr als ein Drittel der älteren Patienten ein Delir. Gefäßchirurgische Patienten mit Frailty und hoher Komorbidität, die operiert werden oder auf der Intensivstation behandelt werden müssen, sind hier insbesondere betroffen.

Beim Auftreten eines postoperativen Delirs ist das Risiko für Komplikationen, Verlust der Selbsthilfefähigkeit, Stürze, längere Krankenhausverweildauer, Verlegung in eine Kurzzeitpflege/Langzeitpflege, kognitiven Abbau und Mortalität erhöht. Für das Personal im Krankenhaus bedeutet ein Delir einen deutlich höheren Betreuungsaufwand. Nicht zuletzt ist das Auftreten eines Delirs vor allem für die betroffenen Patienten und ihre Angehörigen mit großen Unsicherheiten und Sorgen verbunden.

U. Hoffmann (✉)
Klinik für Allgemeine Innere Medizin und Geriatrie, Krankenhaus Barmherzige Brüder Regensburg, Regensburg, Deutschland
E-Mail: ute.hoffmann@barmherzige-regensburg.de

M. Steinbauer et al. (Hrsg.), *Gefäßmedizin im Alter*,
https://doi.org/10.1007/978-3-662-71191-0_21

- Ein Delir liegt dann vor, wenn gleichzeitig bestehende Störungen des Bewusstseins im Sinne einer Bewusstseinstrübung und mindestens zwei der Störungen aus dem Bereich der Aufmerksamkeit, der Wahrnehmung, des Denkens, des Gedächtnisses, der Psychomotorik, der Emotionalität oder Störungen des Schlaf-Wach- Rhythmus vorliegen (Leitlinie für Diagnostik und Therapie in der Neurologie: Delir und Verwirrtheitszustände inklusive Alkoholentzugsdelir (DGN e.v. (Hrsg.)) 2021). Bezüglich der genauen Definition, der Risikofaktoren und der Prävention eines postoperativen Delirs wird auf Kap. 4 in diesem Buch verwiesen.

Da ein Delir in etwa einem Drittel der Fälle vermieden werden könnte und da die Dauer des Delirs ein Prädiktor für kognitive Langzeitschäden ist, kommt der Delirprävention, der frühzeitigen Delirerkennung und -behandlung eine wesentliche Bedeutung zu. Hierbei sind im Krankenhaus alle Berufsgruppen gefordert (Dilmen et al. 2024).

21.2 Abklärung des postoperativen Delirs

Anamnese

Da das Delir eine akute Veränderung darstellt und eine Eigenanamnese oft nicht zielführend ist, liegt der erste Schlüssel der Diagnosestellung in der Fremdanamnese, um Informationen über den kognitiven Vorzustand des Patienten zu erlangen sowie Risikofaktoren zu identifizieren.

Screening-Tests

Das Ziel von Screening-Tests ist es, Symptome zu identifizieren, ohne deren Auftreten ein Delir unwahrscheinlich ist. Die Tests sollten einfach, kurz und gut in die tägliche klinische Arbeit zu integrieren sein.

Eine Störung der Aufmerksamkeit kann z. B. schnell identifiziert werden, indem man die Patienten die Monate rückwärts aufzählen lässt.

Zudem sollten die zeitliche, örtliche Orientierung und die Orientierung zur Person überprüft sowie auf optische und akustische Halluzinationen geachtet werden. Das Vorliegen von anormalen Handbewegungen oder ziellosem Zupfen am Schlafanzug oder in der Luft zeigt eine hohe Spezifität für das Vorliegen eines Delirs sowohl bei der hyper- als auch bei der hypoaktiven Form. Hierbei ist auch die Beobachtung durch Pflegekräfte von hoher Bedeutung.

Da das Delir eine Erkrankung mit mehreren Defiziten ist, erhöht eine Kombination verschiedener Tests die Treffsicherheit. Der 4 A- Test (4AT) (Arousal, Attention, Abbreviated

Dimensionen	Bewertung:	Punkte
[1] Wachheit Dieser Punkt soll auch bei schwer erweckbaren, schläfrigen oder agitierten/hyperaktiven Patienten angewendet werden. Beobachten Sie den Patienten. Wenn sie/er schläft, versuchen Sie sie/ihn durch Ansprache oder durch eine Berührung an der Schulter aufzuwecken. Fragen Sie etwa nach dem Namen und der Adresse, um die Beurteilung zu erleichtern.	Normale Reaktion (komplett aufmerksam, nicht agitiert)	0
	Weniger als 10 Sekunden schläfrig, dann normal.	0
	Deutlich unnormale Reaktion	4
[2] Orientierung (4AMT) Korrekte Nennung von Alter, Geburtsdatum, aktuellem Ort (Name der Klinik, des Gebäudes), aktuellem Kalenderjahr.	Fehlerfrei	0
	1 Fehler	1
	2 oder mehr Fehler	2
[3] Aufmerksamkeit Fordern Sie den Patienten auf: „Nennen Sie mir die Monate eines Jahres rückwärts, beginnend mit Dezember." Zum Verständnis der Aufgabe ist als Hilfestellung die Frage „Welcher Monat kommt vor dem Dezember?", etc., erlaubt.	Nennung von sieben oder mehr Monaten in korrekter Reihe	0
	Beginnt, erreicht aber nicht sieben Monate, keine Compliance	1
	Nicht durchführbar (sediert/fehlende Wachheit, Unwohlsein).	2
[4] Fluktuierende Symptomatik Hinweis auf deutliche Änderung oder wechselnde Symptome bezüglich Aufmerksamkeit oder Wahrnehmung, (z.B. auch Halluzinationen) die innerhalb der zwei Wochen begannen und in den vergangenen 24 Stunden noch bestanden.	Nein	0
	Ja	4
Auswertung Summe der Punkte: 4 oder mehr Punkte: Delir möglich +/- kognitive Beeinträchtigung 1-3 Punkte: mögliche kognitive Beeinträchtigung 0 Punkte: Delir oder schwere kognitive Beeinträchtigung unwahrscheinlich, aber möglich, wenn [4] unvollständig		

Abb. 21.1 4 AT-Score: Test zur Bewertung von Delir und kognitiver Einschränkung

Mental Test – 4, Acute change) kombiniert verschiedene Fragen zur Wachheit, zur Orientierung, zur Aufmerksamkeit und zur fluktuierenden Symptomatik. Er ist gut validiert, kurz und nicht schulungsbedürftig, siehe Abb. 21.1 (MacLullich et al. 2019; Saller 2015; Empfehlungen für das Delir- und Demenz-Screening sowie Delir-Management im Krankenhaus (Konsensuspapier der DGPPN e.V., DGGPP e.V., DGG e.V., DGGG e.V. und DGN e.V.) 2023).

▶ **MERKE: Da das Delir einen fluktuierenden Charakter aufweist, sind wiederholte Assessments notwendig, z. B. durch ein tägliches Überprüfen der Wahrnehmung und des psychomotorischen und Sozialverhaltens.**

Klinische Untersuchung

Zur Identifizierung von auslösenden Faktoren, Differenzialdiagnosen sowie psychomotorischen Verhaltensweisen ist eine vollständige körperliche Untersuchung wichtig, u. a. sollte das Hauptaugenmerk gerichtet werden auf

- Fokal-neurologische Symptome?
- Zeichen der Mangelernährung und Exsikkose?
- Infektionszeichen inklusive Meningismus?
- Wunden und Prellmarken, Sturzverletzungen, v. a. am Kopf?
- Schmerzen bei Bewegung oder Berührung?

► **MERKE: Patienten mit Delir haben oft Schwierigkeiten, Aufforderungen bei körperlichen oder neurologischen Untersuchungen kognitiv zu verstehen und umzusetzen. Dies können erste Hinweise für ein Delir sein.**

Technisch-apparative Stufendiagnostik

Selbstverständlich müssen organische Ursachen eines Delirs abgeklärt bzw. ausgeschlossen werden. Allerdings sollten initial nicht allzu viele technisch-apparative Untersuchungen durchgeführt werden: Einerseits würde dies eine schnelle Therapieeinleitung verzögern, andererseits könnte eine unbekannte Umgebung durch Transporte des Patienten im Krankenhaus eine zusätzliche Belastung darstellen. Hat der Patient ein hyperaktives Delir, erweist sich diese Diagnostik ohnehin als nicht durchführbar. Unbedingt sollte es vermieden werden, dass Patienten auf Transportwegen oder in Wartebereichen alleine gelassen werden.

► **MERKE: Eine Sedierung für Untersuchungen, die nicht zwingend notwendig sind, sollte vermieden werden.**

Neben der Anamnese und der sorgfältigen körperlichen Untersuchung sollten je nach Befunden als weitere Diagnostik Labor- und ggf. Zusatzuntersuchungen, (s. Tab. 21.1 und 21.2) durchgeführt werden (Leitlinie für Diagnostik und Therapie in der Neurologie: Delir und Verwirrtheitszustände inklusive Alkoholentzugsdelir (DGN e.v. (Hrsg.)) 2021).

Tab. 21.1 Basislabor bei postoperativem Delir

Zur Abklärung	Bestimmungen
Infekt	CRP, Blutbild, Urinstatus
Nierenfunktionseinschränkung	Kreatinin
Leberfunktionseinschränkung	Bilirubin, Ammoniak
Blutzuckerentgleisung	Glucose
Elektrolytstörung	Ca, Na, K, Magnesium
Hyper-/Hypothyreose	TSH, fT3, fT4
Hyperkapnie	Arterielle oder kapilläre BGA

Tab. 21.2 Zusatzdiagnostik, Art und Indikation beim Vorliegen eines postoperativen Delirs

Art der Zusatzdiagnostik	Indikation
CCT	– bei fokal-neurologischen Zeichen – bei Trauma oder Sturz – bei gerinnungshemmender Therapie
CT-Angiografie	Speziell bei Infarktverdacht mit der Frage nach rekanalisierbaren Gefäßverschlüssen nachgeschaltet
Röntgenthorax	bei V. a. Pneumonie
Volumensonografie	Hinweise für Hypovolämie
EKG	insbesondere mit Frage nach QT-Zeit vor oder nach möglicher Neuroleptikamedikation
MRT	bei initialen epileptischen Anfällen, neurologischen Herdzeichen oder unklaremCCT-Befund, wenn potenziell therapeutische Konsequenzen daraus resultieren (Wernicke-Enzephalopathie? Posteriores reversibles Enzephalopathie-Syndrom, limbische Enzephalitis, Basalganglieninfarkte?)
EEG	nach Anfallsereignis zum Ausschluss nicht konvulsiver Status epilepticus
Liquordiagnostik	bei klinischen Hinweisen auf Meningoenzephalitis

21.3 Therapie des postoperativen Delirs

Nicht-medikamentöse Behandlungsoptionen

Primär sollten nicht-medikamentöse Behandlungsoptionen ausgeschöpft werden (Aldecoa et al. 2024). Diese Maßnahmen entsprechen denen der Delirprävention bei älteren Patienten und v. a. bei Patienten mit Demenz, s. auch Abschn. 4.3 in diesem Buch sowie Infobox 21.1. Die Angaben von Angehörigen über Vorlieben, Gewohnheiten und Routineabläufe des Patienten können dabei gut unterstützen.

▶ **MERKE: Fixierungsmaßnahmen sollten nur in absoluten Ausnahmesituationen bei Eigen- oder Fremdgefährdung vorgenommen werden.**

Wenn Symptome für den Patienten äußerst belastend sind oder ein Risiko für Selbst- oder Fremdgefährdung besteht und nicht-pharmakologische Interventionen ineffektiv oder unzureichend sind, sollte eine medikamentöse Therapie in Erwägung gezogen werden.

Infobox 21.1: Delirprävention und nicht-medikamentöse Behandlungsoptionen bei postoperativem Delir

- **Umgebungsgestaltung und (Re-)Orientierung:**
  Ruhige, gut beleuchtete Umgebung, räumliche und zeitliche Orientierungshilfen verstärken (Kalender, Uhr, Türschilder, usw.), Brille und Hörgeräte müssen getragen werden (ggf. Transportboxen für Brille, Hörgeräte, Zahnprothesen mit zu

Untersuchungen geben, damit sie erst dort und darin abgelegt werden), ggf. Fotos von Angehörigen, Erinnerungsgegenstände, dem Patienten bekannte Musik, Tageszeitung

- **Sicherstellung eines Tag-Nacht-Rhythmus:**
  am Tag kognitive und körperliche Aktivität und Mobilisation (Pflegekräfte, Physiotherapie und Ergotherapie spielen dabei eine wichtige Rolle. Aktivierungsmaterial wie z. B. Spiele, Kreuzworträtsel, Sudoku, Zeitschriften einsetzen. Die Ressourcen der Patienten müssen erhalten und gefördert werden, Besuch von Angehörigen fördern),
  in der Nacht Ruhe (ruhige, dunkle Umgebung, Schlafhygiene, Geräusch- und Lärmreduzierung, Angebot von Ohrstöpseln und Schlafbrillen)
- **Adäquate Überwachung und Patientensicherung**
  Begleitung von Patienten mit postoperativem Delir zu Untersuchung möglichst durch vertraute Personen, ggf. Sitzwachen organisieren
- Auf ausreichende **Nahrungsaufnahme** und bei Hypovolämie auf ausreichende **Trinkmenge** achten (Trinkprotokoll; Anpassung der Trinkmenge bei chronischer Herzinsuffizienz oder Nierenkrankheit; tägliches Wiegen; Vermeidung langer Nüchternzeiten; möglichst die Zahnprothese tragen; ggf. Wunschkost oder Anpassung der Nahrungskonsistenz je nach Form der Schluckstörung; Vermeidung langer Nüchternzeiten, auf das Tragen der Zahnprothese achten, ggf. Wunschkost,)
- **Flexible Gestaltung von sonst starren Zeitvorgaben** für den Ablauf bestimmter Verrichtungen und Untersuchungen
- Frühzeitige **Entfernung von Zu- und Ableitungen** (z. B. Drainagen, i. v. Medikation und Kathetern)
- **Vermeidung von häufigen personellen Wechseln durch Bezugspflege**
- **Angepasste Kommunikation (z. B. Validation)**
- **Vermeidung von umgebungsbedingten Wechseln wie Zimmer- und Stationswechsel**
- **Abbau von Stress und Ängsten** (z. B. durch Trost schenken, aktives Zuhören, Kontakt mit Angehörigen und Ehrenamtlichen)
- **Angehörige mit einbeziehen**: Ermöglichung von Rooming-in, Informationsmaterial/Flyer für Angehörige zum Thema Delir aushändigen, Anleitung im Umgang mit den Betroffenen
- **Infektbehandlung**
- **Schmerzerfassung und adäquate Schmerztherapie**
- **Vermeiden und Absetzen delirfördernder Medikamente (vgl. auch Kap. 4)**

Medikamentöse Therapie des postoperativen Delirs

Als Regel für eine medikamentöse Therapie empfiehlt sich möglichst die niedrigste effektive Dosis und eine möglichst kurze Anwendung. Prinzipiell muss die spezielle Pharmakotherapie immer individuell angepasst werden. Bei Abklingen des Delirs (Cave: starke Fluktuation der Symptomatik!) sollte eine schnelle Dosisreduktion erfolgen.

Beim hyperaktiven Delir (ohne Alkoholentzug) sind gerade bei geriatrischen Patienten und bei Patienten mit Demenz die sedierenden Neuroleptika Melperon oder Pipamperon geeignet, insbesondere zur Behandlung der psychomotorischen Unruhe bei nächtlich betonten Verwirrtheitsphasen und Schlafstörungen. Bei Risperidon ist die antipsychotische/antihalluzinogene Wirkung stärker als die sedative. Obwohl Risperidon für andere Indikationen, z. B. zur Behandlung der Schizophrenie zugelassen ist, wurde in der Praxis und entsprechend der Leitlinien das Einsatzspektrum unter Berücksichtigung der im Vordergrund stehenden Symptome erweitert, siehe Tab. 21.3.

Tab. 21.3 Medikamentöse Behandlung eines Delirs bei geriatrischen Patienten

Im Vordergrund stehende Symptome/ Patientengruppen	Mittel der ersten Wahl	Dosierung	Bemerkungen/Besonderheiten
Akut hyperaktiv mit psychotischer Symptomatik, Halluzinationen, Aggressionen und Agitation	Risperidon	1–3x tgl. 0,5–1 mg	HWZ 4–24 h
psychomotorische Unruhe oder Schlafstörung	Melperon	bis zu 3x tgl. 25 mg–50 mg	HWZ 4–6 h, daher Gabe eher tagsüber oder als Bedarf zum Einschlafen
	Pipamperon	1–2x täglich 12–40 mg	HWZ bis 17 h, dadurch bei nächtlicher Unruhe, Durchschlafen geeignet, vor 22:00 Uhr geben wegen Überhang am nächsten Tag
Patienten mit M. Parkinson oder Lewy-Body-Demenz	Quetiapin	1–3x täglich 12,5–75 mg	HWZ 7–12 h, geringere extrapyramidal-motorische Nebenwirkungen als atypische Neuroleptika
Patienten mit M. Parkinson und lebhaften Halluzinationen	Clozapin	Testdosis 6,25–12,5 mg, Tagesdosis 25–50 mg anstreben.	10–24 h, geringere extrapyramidal-motorische Nebenwirkungen als atypische Neuroleptika UAW: Agranulozytose starke sedierende und anticholinerge Wirkung, prokonvulsive Effekte, erhöhter Speichelfluss

HWZ: Halbwertszeit

Melperon oder Pipamperon können auch mit Risperidon kombiniert werden, allerdings unter Berücksichtigung der extrapyramidalen Nebenwirkungen. Bei der Kombination ist zu beachten, dass aufgrund additiver kardiotoxischer Effekte beider Substanzen maximal 1 mg Risperidon pro Tag und 75 mg Melperon pro Tag eingesetzt werden kann. Zudem sollte unter der Therapie ein EKG erfolgen (QTc-Zeit).

▶ **MERKE: Die Leitlinien empfehlen eine antipsychotische Therapie mit der niedrigsten Initialdosis mit langsamer Dosissteigerung, die insgesamt nicht länger als 1 Woche gegeben werden sollte.**

Eine Kontraindikation für Melperon, Pipamperon und Risperidon besteht bei Patienten mit M. Parkinson oder Lewykörperchen-Demenz. Bei diesen Patienten kommen Clozapin und Quetiapin in Frage, da diese geringere extrapyramidal motorische Nebenwirkungen aufweisen, siehe Tab. 21.3.

Gerade bei älteren und geriatrischen Patienten sollte auf Benzodiazepine wegen der Erhöhung der Sturzgefahr und möglicher paradoxer Wirkung sowie auf Haloperidol aufgrund der Nebenwirkungen und der geringen Wirksamkeit verzichtet werden.

Bei Intensivpatienten mit Delir war in einer großangelegten Metaanalyse unter Monitorbedingungen der Alpha-2-Agonist Dexmedetomidin am wirksamsten, gefolgt von atypischen Neuroleptika, Opioiden und typischen Neuroleptika. Haloperidol und das atypische Neuroleptikum Zisapridon führten bei Intensivpatienten nicht dazu, ein Delir zu verkürzen (Girard et al. 2018; Leitlinie für Diagnostik und Therapie in der Neurologie: Delir und Verwirrtheitszustände inklusive Alkoholentzugsdelir (DGN e.v. (Hrsg.) 2021).

21.4 Multidisziplinäres Delirkonzept

Berufsgruppenübergreifende Delirkonzepte in Krankenhäusern ermöglichen es, die optimale Patientenbetreuung sicherzustellen. Die Schulung von allen Berufsgruppen im Umgang mit Delirsymptomen und Kommunikation mit den Betroffenen ist hierbei von entscheidender Bedeutung. Hierzu gehören auch stukturiert ausgebildete **Demenz- und Delirbeauftragte**, die zentral oder auf den Stationen, in den Leitstellen oder Funktionsbereichen oder als Therapeuten arbeiten und u. a. für folgende Aufgabenbereiche verantwortlich sind:

- Innerhalb des interdisziplinären Teams: Beratung zum Umgang mit dem zu betreuenden Patienten mit Delir, ggf. mit Fallbesprechungen, Hilfe bei Delirabklärung, ggf. mithilfe von Assessments
- Patientenbetreuung ggf. mit Krisenmanagement; Orientierung sowie Aktivierung bei Betroffenen fördern
- Beratung der Angehörigen über das Krankheitsbild Delir und zum Umgang mit Betroffenen

Wertvoll im Delirmanagement sind auch **ehrenamtliche Helfer/Besuchsdienste/Begleitdienste**. Diese können mit folgenden Aufgabengebiete betraut werden:

- Begleitung der Menschen mit Delir zu Untersuchungen
- Aktivierung der Patienten durch Gespräche oder Beschäftigungen (Gemeinschaftsspiele, Vorlesen, …).

Sitzwachen können während der Nachtdienstzeit eingesetzt werden bei Delirpatienten mit

- Sturzrisiko mit Eigengefährdung
- dem Risiko, dass medizinisch notwendigen Zu- und Ableitungen entfernt werden
- psychomotorischer Unruhe/Angst
- Risiko einer Gefährdungssituation, die eine 1:1- Betreuung notwendig machen, um eine Pflegekraft frühzeitig informieren zu können

21.5 Screening zur Verlaufskontrolle

Kognitiv auffällige Patienten sollen täglich einmal pro Schicht durch das Pflegepersonal mittels NU-DESK (Nursing Delirum Screening Scale) gescreent werden. Bei positivem Screening werden alle Behandelnden/Pflegenden informiert und o.g. Maßnahmen durchgeführt.

21.6 Verlauf

Die Prognose bei älteren Patienten mit postoperativem Delir ist unterschiedlich. Während das Delir häufig durch o.g. Maßnahmen während des Krankenhausaufenthaltes selbstlimitierend ist, dauert es manchmal solange an, bis der Patient wieder zurück in seiner häuslichen Umgebung ist. Nach einer Episode eines Delirs erreichen einige Patienten nicht mehr den kognitiven Zustand, den sie zuvor hatten. Zudem gibt es eine Assoziation mit dem Risiko, im Verlauf an einer Demenz zu erkranken (Goldberg et al. 2020). Wenn die Diagnose Demenz im Verlauf nach Ausschluss von anderen Faktoren fach-neurologisch gestellt ist, sollten die Therapiemaßnahmen, die in Abschn. 4.2.5 genannt sind, erwogen werden.

Ein routinemäßiges Follow-up von Patienten mit Delir ist von daher essenziell, um Patienten und deren Angehörige zu unterstützen. Auf die Dokumentation und die Nennung der Diagnose im Arztbrief sollte bei der Entlassung unbedingt geachtet werden, um an der Schnittstelle Krankenhaus zur weiteren ambulanten Versorgung eine optimale Kommunikation zu gewährleisten.

21.7 Fazit für die Praxis

- Da ein postoperatives Delir häufig auftritt und eine hohe Auswirkung auf den weiteren Gesundheitsverlauf älterer Menschen hat, ist ein regelmäßiges Screening notwendig.
- Eine einfache Diagnostik mittels Anamnese und körperlicher Untersuchung ist oft ausreichend, um die Ursachen des Delirs zu identifizieren.
- In der Behandlung sind vor allem nicht-medikamentöse Strategien mit Umgebungsgestaltung und (Re-)Orientierung wirksam.
- Multidisziplinäre Delirkonzepte mit Delirbeauftragten im Krankenhaus sind hilfreich, damit die Patienten und Angehörigen optimal betreut werden.
- Damit das Delirmanagement gelingt, sind alle Schnittstellen inclusive der poststationären Versorgung äußerst wichtig.

Literatur

Aldecoa C, Bettelli G, Bilotta F, Sanders RD, Aceto P, Audisio R, Cherubini A, Cunningham C, Dabrowski W, Forookhi A, Gitti N, Immonen K, Kehlet H, Koch S, Kotfis K, Latronico N, MacLullich AMJ, Mevorach L, Mueller A, Neuner B, Piva S, Radtke F, Blaser AR, Renzi S, Romagnoli S, Schubert M, Slooter AJC, Tommasino C, Vasiljewa L, Weiss B, Yuerek F, Spies CD (2024) Update of the European Society of Anaesthesiology and Intensive Care Medicine evidence-based and consensus-based guideline on postoperative delirium in adult patients. Eur J Anaesthesiol 41(2):81–108. https://doi.org/10.1097/EJA.0000000000001876

Dilmen OK, Meco BC, Evered LA, Radtke FM (2024) Postoperative neurocognitive disorders: a clinical guide. J Clin Anesth 92:111320. https://doi.org/10.1016/j.jclinane.2023.111320

Empfehlungen für das Delir- und Demenz-Screening sowie Delir-Management im Krankenhaus (Konsensuspapier der DGPPN e.V., DGGPP e.V., DGG e.V., DGGG e.V. und DGN e.V.) (2023)

Girard TD, Exline MC, Carson SS, Hough CL, Rock P, Gong MN, Douglas IS, Malhotra A, Owens RL, Feinstein DJ, Khan B, Pisani MA, Hyzy RC, Schmidt GA, Schweickert WD, Hite RD, Bowton DL, Masica AL, Thompson JL, Chandrasekhar R, Pun BT, Strength C, Boehm LM, Jackson JC, Pandharipande PP, Brummel NE, Hughes CG, Patel MB, Stollings JL, Bernard GR, Dittus RS, Ely EW (2018) Haloperidol and ziprasidone for treatment of delirium in critical illness. N Engl J Med 379(26):2506–2516. https://doi.org/10.1056/NEJMoa1808217

Goldberg TE, Chen C, Wang Y, Jung E, Swanson A, Ing C, Garcia PS, Whittington RA, Moitra V (2020) Association of Delirium With Long-term Cognitive Decline: A Meta-analysis. JAMA Neurol 77(11):1373–1381. https://doi.org/10.1001/jamaneurol.2020.2273

Leitlinie für Diagnostik und Therapie in der Neurologie: Delir und Verwirrtheitszustände inklusive Alkoholentzugsdelir (DGN e.v). (Hrsg) (2021)

MacLullich AM, Shenkin SD, Goodacre S, Godfrey M, Hanley J, Stiobhairt A, Lavender E, Boyd J, Stephen J, Weir C, MacRaild A, Steven J, Black P, Diernberger K, Hall P, Tieges Z, Fox C, Anand A, Young J, Siddiqi N, Gray A (2019) The 4 'A's test for detecting delirium in acute medical patients: a diagnostic accuracy study. Health Technol Assess 23(40):1–194. https://doi.org/10.3310/hta23400

Saller T (2015) 4 AT-Score: Test zur Bewertung von Delir und kognitiver Einschränkung. Deutsche Übersetzung. https://static1.squarespace.com/static/543cac47e4b0388ca43554df/t/58219f9fd1758e7a255932a0/1478598561271/4ATgerman.pdf. Zugegriffen am 01.07.2025.

Geriatrische Rehabilitation nach gefäßmedizinischen Eingriffen (inklusive Hilfsmittelversorgung)

22

Gesine Dörr und Manuel Anhold

Inhaltsverzeichnis

22.1 Geriatrische frührehabilitative Komplexbehandlung mit Fokus Gefäßmedizin

In der stationären Versorgung werden vor allem Kliniken für Geriatrie gemäß § 39 und § 109 SGB V sowie geriatrische Rehabilitationskliniken gemäß § 40 und § 111 SGB V neben optionalen spezialisierten geriatrischen Versorgungseinheiten (SGV) unterschieden. Daneben bestehen im nichtstationären Bereich weitere Versorgungsangebote, die sich im Sinne „ambulanter geriatrischer Zentren" (AGZ) entwickeln könnten (Bundesverband Geriatrie, BVG, 2022).

G. Dörr (✉)
Klinik für Innere Medizin, Alexianer St. Josef Potsdam, Potsdam, Deutschland
E-Mail: G.Doerr@alexianer.de

M. Anhold
Alexianer Evangelisches Zentrum für Altersmedizin GmbH, Potsdam, Deutschland
E-Mail: M.Anhold@alexianer.de

M. Steinbauer et al. (Hrsg.), *Gefäßmedizin im Alter*,
https://doi.org/10.1007/978-3-662-71191-0_22

22.2 Allokation gefäßmedizinischer Patient*innen in geriatrische Behandlung

Wie und in welche (früh-)rehabilitativen Bereiche werden alte und hochaltrige Gefäßpatient*innen nun nach rationalen Gesichtspunkten zugewiesen? Im Regelfall darf davon ausgegangen werden, dass ältere gefäßmedizinische Patient*innen im periinterventionellen Setting schwerpunktmäßig einer stationären geriatrischen frührehabilitativen Komplexbehandlung (GFK) zugeführt werden dürften. Auf diese wird nachfolgend ausführlich, auch unter Nennung von Spezifika von Gefäßpatient*innen, eingegangen.

Wichtig ist, dass neben der stationären auch die teilstationäre geriatrische frührehabilitative Komplexbehandlung (OPS 8-98a*) und im nichtstationären Bereich die ambulante geriatrische Rehabilitation (AGR), inkl. der Sonderform mobile geriatrische Rehabilitation (MGR), existieren (BVG, 2022). Die ambulante geriatrische Rehabilitation findet mit anteiliger Tageszeit an geriatrischen Rehabilitationskliniken, jedoch weitgehender und sichergestellter Tagesgestaltung, zu Hause statt. Bei der mobilen geriatrischen Rehabilitation handelt es sich um eine Sonderform der ambulanten geriatrischen Rehabilitation im Sinne einer aufsuchenden Behandlung im Wohnumfeld von Patient*innen. Das setzt das Entsenden von Fachkräften des geriatrischen Teams in die Häuslichkeit voraus (GKV-Spitzenverband 2015; Hertelendy-Vogl 2025).

22.3 Geriatrische frührehabilitative Komplexbehandlung und Akutgeriatrie

Die Durchführung der geriatrischen frührehabilitativen Komplexbehandlung unterliegt diversen formalen Kriterien, umfasst inhaltliche Aspekte gemäß dem (operativen) Prozedurenschlüssel (OPS) 8-550* und kann als spezifische Versorgungsform innerhalb der Akutversorgung geriatrischer Patient*innen definiert werden. Die hierzu gehörenden Anforderungen an Struktur- und Prozessqualität werden kontinuierlich weiterentwickelt und sind insbesondere in den Auslegungshinweisen des Bundesverbandes Geriatrie konkretisiert. Grundlegend ist die nur einmal je stationärem Aufenthalt bestehende Codierfähigkeit und nur, solange eine Gültigkeit und akutstationäre Behandlungsbedürftigkeit bestehen (BfArM 2025; BVG 2024; Krollner 2025).

Strukturmerkmale der geriatrischen frührehabilitativen Komplexbehandlung nach OPS 8-550*

Die Strukturmerkmale des OPS 8-550* setzen die Vorhaltung eines multiprofessionellen Teams voraus (BfArM 2025; BVG 2024).

Dieses umfasst eine **fachärztliche Leitung** mit geriatrischer Qualifikation und persönlicher Anwesenheit im zeitlichen Umfang von mindestens 21 h sowie mindestens 4 von 7

Tagen pro Woche in der geriatrischen Einheit. Es ist das Vorliegen einer der Qualifikationen Zusatzbezeichnung Geriatrie, Schwerpunktbezeichnung Geriatrie oder Facharztbezeichnung im Bereich Geriatrie (Innere Medizin und Geriatrie) gemäß Weiterbildungsordnung erforderlich. Es wird deutlich, dass eine mehrheitliche Tätigkeit der ärztlich-geriatrischen Leitung notwendig, zudem Vertretungsregelungen vonnöten sind.

Des Weiteren ist das Vorhandensein von **„besonders geschultem Pflegepersonal für aktivierend-therapeutische Pflege“** grundlegend. Dabei ist der Erwerb einer pflegerisch-geriatrischen Zusatzqualifikation im Mindestumfang von 180 h sowie 6 Monaten spezifischer Erfahrung bei mindestens einer Pflegefachkraft des multiprofessionellen Teams nachzuweisen. Die aktivierend-therapeutische Pflege ist konzeptionell umzusetzen und spezifisch geschulte Pflegefachkräfte sind an den Behandlungen zu beteiligen.

Das geriatrische Team hat darüber hinaus im Mindestmaß die folgenden therapeutischen Bereiche personell vorzuhalten: **Physiotherapie bzw. physikalische Therapie, Ergotherapie, Logopädie bzw. fazioorale Therapie** sowie **(Neuro-)Psychologie**.

Diese Mindestvorgaben werden auf der Basis von Richtlinien im Rahmen der „Begutachtung von Strukturmerkmalen von abrechnungsrelevanten Operationen- und Prozedurenschlüsseln (OPS)“ (StrOPS-RL 2025) geprüft, die künftig als „Prüfung von Leistungsgruppen und OPS-Strukturmerkmalen (LOPS-RL)“ entsprechend dem 2024 verabschiedeten Krankenhausversorgungsverbesserungsgesetz (KHVVG) durch den Medizinischen Dienst umgesetzt werden (Medizinischer Dienst Bund 2025). Insofern strukturieren diese Vorgaben die Leistungserbringung und haben direkte Auswirkungen auf die Codierfähigkeit, Prüfsicherheit und Erlösrelevanz innerhalb des aG-DRG-Systems.

Mindestmerkmale der geriatrischen Frührehabilitation nach OPS 8-550*

Die Durchführung einer patientenindividuellen GFK ist an die Umsetzung sogenannter Mindestmerkmale (BfArM 2025; BVG 2024) gebunden, die im Folgenden aufgeführt werden sollen:

- Ein standardisiertes geriatrisches Assessment wird zu Beginn der Behandlung in mindestens vier Dimensionen (Mobilitätsgrad, Selbsthilfestatus, kognitive Fähigkeiten, Emotionalität) sowie zum Abschluss der geriatrischen Frührehabilitation in mindestens zwei Bereichen (Selbsthilfefähigkeit, Mobilität) eingeteilt. Übliche verwendete und hier exemplarisch genannte Assessmentinstrumente der Stufe 2 sind bezogen auf die Selbsthilfefähigkeit der Barthel-Index (Mahoney und Barthel 1965) in Verbindung mit dem Hamburger Einstufungsmanual, bezogen auf die Mobilität der Timed-Up-and-Go-Test sowie der Mobilitätstest nach Tinetti (Tinetti 1986), für die Kognition der Mini-Mental-Status (Folstein et al. 1975) und der Demtect (Kessler et al. 2000) sowie für die Emotionalität die geriatrische Depressionsskala (Yesavage et al. 1982) und die Demenz-im-Alter-Skala (DIA-S) (Heidenblut und Zank 2009). Diese können anhand der

Originalpublikationen, aber auch in der S1-Leitlinie „Geriatrisches Assessment“ oder dem Kompetenz-Centrum Geriatrie abgerufen werden (DDG 2024; Kompetenz-Centrum Geriatrie o. J.).

- Es wird zudem ein soziales Assessment zum bisherigen Status, bezogen auf die im Minimum fünf folgenden Bereiche, verbindlich erhoben: „soziales Umfeld, Wohnumfeld, häusliche und außerhäusliche Aktivitäten, Pflege-/Hilfsmittelbedarf (sowie) rechtliche Verfügungen“.
- Im Rahmen der geriatrischen Frührehabilitation erfolgen je vollständiger Behandlungswoche unter Einbezug der Teammitglieder (fachärztliche Behandlungsleitung, Pflege, Physiotherapie/physikalische Therapie, Ergotherapie, Logopädie/fazioorale Therapie und Psychologie/Neuropsychologie) geriatrische Teambesprechungen. Hier sind in der Dokumentation die Ergebnisse der bisherigen Behandlung und die weiteren Behandlungsziele so zu dokumentieren, dass die Anteile der patientenbezogen adressierten Berufsgruppen hinterlegt werden.
- Die zeitgleich dauernde oder intermittierende akutmedizinische Behandlung ist gesondert zu dokumentieren.
- Im OPS 8-550.0 werden mindestens 7 Behandlungstage und 10 Therapieeinheiten erbracht, im OPS 8-550.1 sind bei mindestens 14 Behandlungstagen 20 Therapieeinheiten festgelegt und beim OPS 8-550.2 mindestens 30 Therapien bei einer Behandlungsdauer von mindestens 21 Tagen. Es sind je mindestens 90 % der Therapien als Einzeltherapie durchzuführen, die aus mindestens zwei unterschiedlichen Therapiebereichen stammen.

22.4 Geriatrische frührehabilitative Komplexbehandlung bei Gefäßpatient*innen

Es soll nun das für die GFK Ausgeführte auf alte und hochaltrige Gefäßpatient*innen bezogen und konkretisiert werden. Geriatrische Patient*innen mit Indikation zur Behandlung in diesem Setting sind durch ein kalendarisch höheres Lebensalter (i. d. R. über 70-Jährige) mit alterstypischer Multimorbidität, alternativ mit Vorliegen von Hochaltrigkeit (über 80-Jährige), definiert (DGG o. J.; Mayet 2021). Die Indikation zur geriatrischen Frührehabilitation besteht für Hochaltrige und ältere multimorbide Patient*innen z. B. bei pAVK, die aufgrund ihres Alltags- und Pflegebedarfs sowie weiterer Einschränkungen einer engmaschigen medizinischen Behandlung bedürfen (BVG 2022).

Indikation zur geriatrischen frührehabilitativen Komplexbehandlung für Gefäßpatient*innen

Als prinzipielle Konstellationen werden derzeit die Intermittent Claudication (IC) und Chronic Limb Threatening Ischemia (CLTI) unterschieden. Im geriatrischen Patient*innenkollektiv handelt es sich dabei überwiegend um CLTI-Patienten, zumeist nach Gefäßrekonstruktion oder Amputation, mit residuellen Wunden oder konservativ-palliativem Versorgungsaspekt. Bei diesen älteren Gefäßpatient*innen liegen gehäuft zugrundeliegende Krankheitsentitäten wie Nikotinabusus, Lipidstoffwechselstörungen, arterieller Hypertonus und Diabetes mellitus vor sowie begleitende kardiovaskuläre Komorbiditäten wie koronare Herzkrankheit, hypertensive Herzkrankheit, COPD, Niereninsuffizienz und zerebrovaskuläre Veränderungen. Neben diesen komplexen Mehrfacherkrankungen mit einer Behandlungsbedürftigkeit liegen funktionelle Einschränkungen vor, die nicht allein auf die Gefäßerkrankung zurückzuführen sind, sondern z. B. auch durch vorbestehende geriatrische Syndrome wie etwa chronische Schmerzstörungen, multifaktorielle Gangstörungen, Sturzsyndrome, Malnutrition sowie kognitive und affektive Störungen entstehen.

Strukturmerkmale der geriatrischen frührehabilitativen Komplexbehandlung für Gefäßpatient*innen

Entsprechend dürfte es sich gemäß Definition zumeist um geriatrische Patient*innen, zudem mit akutmedizinisch-stationärer Behandlungsindikation sowie verzögerter Rekonvaleszenz, handeln. Eben diese Patient*innen dürften im Besonderen von den strukturellen Voraussetzungen geriatrischer Behandlungseinheiten und insbesondere dem geriatrischen Team mit dem Potenzial zur patientenindividuellen Versorgung unter multimodalem Ansatz profitieren.

Mindestmerkmale der geriatrischen frührehabilitativen Komplexbehandlung OPS 8-550* für Gefäßpatient*innen

Neben der rein medizinischen Einschätzung haben die Erhebung des geriatrischen Basisassessments und des sozialen Assessments durch das geriatrische Team mit Beginn der frührehabilitativen Behandlung die Bedeutung, wesentliche Interventionsbereiche zu erkennen und Beeinträchtigungsgrade zu parametrisieren.

Im typischen Fall dürften geriatrische Gefäßpatient*innen folgende exemplarische Problembereiche einzeln oder in Kombination detektier- bzw. dokumentierbar zeigen:

- Ärztlicher Dienst: analgetische Optimierung, laborchemische Verlaufskontrollen bezogen auf renale Funktion, Optimierung des Volumenstatus mit z. B. Rekompensationsziel, Therapie chronischer Wunden, bildgebende Verfahren, Delirbehandlung, Medikamentenpriorisierung und Reduktion kardiovaskulärer Risiken, Therapie von Malnutrition
- Pflegerischer Dienst: Teilhabe an Frühmobilisation, Lagerungsmaßnahmen betroffener Extremitäten, Delirmanagement, Sturzprophylaxe, Dekubitusbehandlung/-prävention, Ernährungsmanagement, Förderung der Selbsthilfefähigkeit bezüglich Körperpflege und Nahrungsaufnahme.

- Physiotherapie: Erfassung der operationalisierten Mobilität (z. B. schmerzfreie Gehstrecke im gewohnten Aktionsradius bzw. Gehfähigkeit am Hilfsmittel), Gehtraining mit dem Ziel funktionell relevanter Laufleistung, Transferverbesserungen, Hilfsmittelanpassungen und -training, Kraftaufbau untere und obere Extremitäten, Rollstuhlhandling, Prothesentraining.
- Ergotherapie: Abklärung von Basis- und instrumentellen Aktivitäten des täglichen Lebens, Hilfsmittelerprobung, Wasch- und Anziehtraining, Verbesserung der Greiffähigkeit, Wohnumfeldberatung.
- Logopädie: insbesondere bei neurodegenerativen Erkrankungen Schluckdiagnostik und -therapie, Kostanpassungen, Verbesserung von Stimmkraft
- Psychologie: Krankheitsverarbeitung, Delirmanagement, kognitive Testungen, Adressierung affektiver Symptome, Schmerzverarbeitung
- Sozialdienst: Implementierung ambulanter Dienste zur nachstationären Versorgung, Beantragung und Höherstufungen Pflegegrad, Mitwirkung bei rechtlichen Betreuungen, Hilfe bei notwendiger Wohnformänderung. Einleitung geeigneter Anschlussbehandlungen (Rehabilitation)

22.5 Hilfsmittel für geriatrische Patient*innen mit Gefäßproblemen

Es soll aufgrund der Besonderheiten gefäßmedizinischer Patient*innen auch auf spezifisch relevante Hilfsmittel eingegangen werden.

Orthopädietechnische Hilfsmittel

Geriatrische Patientinnen mit peripherer arterieller Verschlusskrankheit (pAVK) können von spezifischen orthopädietechnischen Hilfsmitteln profitieren, die ihre Mobilität unterstützen und Beschwerden lindern. Eine maßgefertigte Unterschenkelorthese (Ankle Foot Orthosis, AFO) mit dynamischem Knöchelgelenk kann beispielsweise die Schwäche der Fußheber- und Wadenmuskulatur ausgleichen, die bei einer pAVK häufig auftritt. Diese Orthese reduziert den Druck auf den Fuß, verbessert die Stabilität und fördert ein physiologisches Gangbild (Fior-Gentz 2025).

Zudem ist die Verwendung von geeignetem Schuhwerk nach Minoramputationen essenziell, um den Fuß zu entlasten und weiteren Komplikationen vorzubeugen. Die Auswahl der Hilfsmittel sollte individuell erfolgen und den spezifischen Bedürfnissen der Patientin entsprechen (Deutsche Gesellschaft für Angiologie, Deutsche Gesellschaft für Gefßchirurgie und Gefäßmedizin 2015).

Weitere Hilfsmittel nach SGB XI und G-BA

Die Versorgung geriatrischer Patient*innen mit Gefäßproblemen orientiert sich an der Hilfsmittelrichtlinie des Gemeinsamen Bundesausschusses (G-BA) sowie den Vorgaben des Elften Sozialgesetzbuches (SGB XI). Das Hilfsmittelverzeichnis des GKV-Spitzenverbandes listet verordnungsfähige Hilfsmittel systematisch auf und dient als Orientierung für eine zweckmäßige und wirtschaftliche Versorgung.

1. Hilfsmittel für Transfer und Lagerung
Geeignete Hilfsmittel unterstützen pflegebedürftige Personen mit eingeschränkter Mobilität und erleichtern pflegenden Angehörigen oder Fachkräften die Versorgung.

- **Hebe- und Umsetzhilfen**
  - Rutschbretter und Drehscheiben für erleichterten Transfer
  - Transfergurte zur Stabilisierung und Unterstützung
  - Patientenlifter und Personenlifter zur kraftschonenden Umlagerung
- **Aufstehhilfen**
  - Bettgalgen oder Aufrichthilfen für das selbstständige Aufsetzen
  - Haltegriffe und Aufstehhilfen für Stuhl, Bett oder Badewanne
  - elektrische Aufstehsessel für sicheres Aufstehen
- **Sitzkissen & Anti-Dekubitus-Matratzen**
  - Druckentlastende Sitzkissen zur Vermeidung von Dekubitus
  - Wechseldruckmatratzen zur Druckverteilung bei bettlägerigen Personen
  - Inkontinenzfreundliche Pflegematratzen für hygienische Pflege

2. Hilfsmittel für Mobilität
Mobilitätshilfen helfen, Bewegungseinschränkungen zu überwinden und soziale Teilhabe zu erhalten.

- **Gehhilfen**
  - Gehstöcke, Krücken und Gehgestelle zur Unterstützung beim Gehen
  - Rollatoren (Standard, Leichtgewicht, Outdoor) für mehr Sicherheit
  - Gehrahmen mit Unterarmstützen für entlastendes Gehen
- **Rollstühle und Krankenfahrzeuge**
  - Manuelle Rollstühle für Mobilität im Innen- und Außenbereich
  - Elektrorollstühle für Personen mit eingeschränkter Armkraft
  - Rollstuhlrampen oder Hublifte zur Überwindung von Barrieren

3. Hilfsmittel für die Körperpflege
Sicherheitsvorkehrungen und unterstützende Hilfsmittel ermöglichen eine selbstständige oder erleichterte Körperpflege.

- **Hilfsmittel für die Dusche**
  - Rutschfeste Haltegriffe und Anti-Rutschmatten
  - Duschhocker oder Duschstuhl für sicheres Sitzen
  - Duschrollstühle für Personen mit stärkerer Mobilitätseinschränkung
- **Hilfsmittel für die Badewanne**
  - Badewannenlifter für sicheres Ein- und Aussteigen
  - Badewannensitze und -bretter zur Unterstützung beim Waschen
  - Verkürzte Wannen-Einsätze zur besseren Stabilität
- **Hilfsmittel für das WC**
  - Erhöhte Toilettensitze für leichteres Hinsetzen und Aufstehen
  - Toilettenstühle für flexible Nutzung außerhalb des Badezimmers
  - Wand- oder Standhaltegriffe für mehr Sicherheit

4. Inkontinenzhilfen
Zur Versorgung einer Inkontinenz stehen verschiedene Einweg- und Mehrwegprodukte zur Verfügung. Gemäß § 78 SGB XI erstellt der GKV-Spitzenverband ein Pflegehilfsmittelverzeichnis, das Pflegehilfsmittel aufführt, die in die Leistungspflicht der Pflegeversicherung mit eingeschlossen sind. Dieses Verzeichnis ergänzt das Hilfsmittelverzeichnis nach § 139 SGB V und berücksichtigt spezifische Anforderungen der Pflege. Die Auswahl und Verordnung der Hilfsmittel sollten stets individuell erfolgen, basierend auf einer umfassenden Beurteilung des persönlichen Bedarfs und unter Berücksichtigung der aktuellen Richtlinien und Verzeichnisse.

- **Inkontinenzmaterialien**
  - Einlagen und Vorlagen für leichte bis mittlere Inkontinenz
  - Inkontinenzhosen und Pants für höheren Schutz
  - Windeln und Inkontinenzunterlagen für bettlägerige Personen
- **Kathetersysteme**
  - Urinbeutel und Beinbeutel für mobile oder bettlägerige Personen
  - Katheterversorgung für medizinisch erforderliche Entleerung

Diese Hilfsmittel tragen dazu bei, die Selbstständigkeit und Lebensqualität geriatrischer Patient*innen mit Gefäßproblemen zu erhalten oder zu verbessern (DVfR 2013; G-BA 2021; Pflege.de 2025; SGB XI o. J.; Weidemann-Wendt 2017).

22.6 Entlassmanagement für geriatrische Gefäßpatient*innen

Die Hilfsmittelversorgung ist im Rahmen des Entlassmanagements eine wichtige Säule im Übergang von der Krankenhausversorgung zu weiterführender medizinischer, rehabilitativer und/oder pflegerischer Betreuung. Hierbei sollen Versorgungslücken vermieden werden. Durch das GKV-Versorgungsstärkungsgesetz (2015) wurden die Möglichkeiten der Krankenhäuser erweitert, notwendige Nachbehandlungen zu veranlassen, während ein verbindlicher Rahmenvertrag vom 01.07.2023 sicherstellt, dass Krankenhäuser den individuellen Bedarf frühzeitig erfassen, einen Entlassplan erstellen und die erforderliche Anschlussversorgung in Zusammenarbeit mit Kranken- und Pflegekassen rechtzeitig organisieren (BMG 2024).

22.7 Entwicklungspotenziale bezogen auf Versorgungsformen

Fachliche und konzeptionelle Entwicklungen bzw. Fortschritte der Gefäßmedizin einerseits sowie der Geriatrie andererseits verlaufen derzeit weitgehend im Sinne einer „Parallelexistenz". Im Gegensatz zur Alterstraumatologie mit erwiesenen Benefits bezogen auf Patientenoutcomes sind vergleichbare „Crossover" und Synergien im Überschneidungsbereich von Geriatrie und Gefäßmedizin zumeist nicht vorhanden. Diese strukturell und im Klinikalltag gelebte fachliche Distanz verwundert, da Entitäten wie das Bauchaortenaneurysma und Manifestationen der Atherosklerose zentrale Betätigungsfelder der Gefäßmedizin darstellen, die sich typischerweise bei alten und hochaltrigen Patient*innen mit über lange Zeit bestehender „arteriosklerotische(r) Beeinträchtigung von Körperfunktion und Körperstruktur" finden (Maassen et al. 2021). Es bestehen zudem codier- und erlösbezogene Limitationen mit Potenzial zur Weiterentwicklung.

Abbildung der Finanzierung

Die GFK gemäß OPS 8-550* hat mit der Zunahme der Codierhäufigkeit, einer validen Dokumentation und qualifizierten Strukturvoraussetzungen in geriatrischen Kliniken an erheblicher Bedeutung in der Kalkulation gewonnen. Das aG-DRG-System (aG = aG-DRG: allgemeines DRG-System) basiert auf kontinuierlicher Analyse und Auswertung von Leistungsdaten, die über Codierungen (ICD/OPS) in Kalkulationshäusern an das Institut für das Entgeltsystem im Krankenhaus (InEK) übermittelt werden. Damit stellt es ein selbstlernendes und entwicklungsfähiges System dar, das auf realen Versorgungsdaten beruht (InEK 2023). Rückmeldungen von Fallkosten und Fallverteilungen aus InEK-Häusern fließen dabei in die jährliche Neubewertung der Bewertungsrelationen ein.

Bei einrichtungsinternen Übernahmen von Gefäßpatient*innen in geriatrische Abteilungen bestehen derzeit oft Limitationen nach erfolgten Interventionen bzw. codierten Prozeduren, diagnoseabhängigen Restriktionen und langen Vorverweildauern, die zum Erlöschen von Entgelten bezogen auf die GFK nach OPS 8-550* führen können. In der Folge verbleiben Erlöseinbußen in den versorgenden Einrichtungen.

Dennoch kann gelten, dass häufige und konsistent codierte OPS-Codes, auch wenn sie in einer Einführungsphase keine Erlösrelevanz zeigen, eine mittelfristige wirtschaftliche Abbildung im Sinne erhöhter Chancen auf die zukünftige Abbildung in eigenen DRGs oder Zusatzentgelten erwarten lassen. Insofern kann eine professionelle Codierpraxis einen perspektivischen und strategischen Faktor für die Weiterentwicklung geriatrischer Versorgung in der Krankenhauslandschaft darstellen.

Integrative geriatrisch-gefäßmedizinische Versorgungsmodelle

Die GFK eröffnet inhaltlich innovative Möglichkeiten für eine übergreifende integrative Versorgung, die geriatrische und gefäßchirurgisch-gefäßmedizinische Expertise von Beginn an in einem interdisziplinären sowie multiprofessionellen Behandlungspfad sowie in einer geeigneten Teamstruktur vereint. Eine integrative Behandlung hat dabei ähnlich den alterstraumatologischen Zentren das Ziel, geriatrische Assessments, multimodale Therapieangebote und frührehabilitative Maßnahmen bereits ab dem ersten Tag der stationären Behandlung zu implementieren und insbesondere prognostische Aspekte und Entscheidungsfindungen konsentiert zu gestalten. Abhängig von regionalen Aspekten sind auch andere Kooperationsformen, wie z. B. konsiliarische Strukturen, denkbar.

Ungeachtet der Frage der spezifischen Ausgestaltung bzw. des konkretisierbaren Settings besteht seitens der Autor*innen Einigkeit, dass ältere Gefäßpatient*innen am intensivsten von frühzeitiger Unterstützung und im Idealfall mittels synchroner und integrativer Versorgung profitieren.

Literatur

BfArM – Bundesinstitut für Arzneimittel und Medizinprodukte (2025) OPS Version 2025. https://klassifikationen.bfarm.de/ops/kode-suche/htmlops2025/block-8-55...8-60.htm#code8-55. Zugegriffen am 13.06.2025

BMG – Bundesministerium der Gesundheit (2024) Entlassmanagement. https://www.bundesgesundheitsministerium.de/service/begriffe-von-a-z/e/entlassmanagement.html. Zugegriffen am 02.02.2025

BVG – Bundesverband Geriatrie e.V. (2022) Bundesweites Geriatriekonzept. Beschlossen durch die Mitgliederversammlung des Bundesverbandes Geriatrie 2022. https://www.bv-geriatrie.de/images/INHALTE/Aktuelles/BVG_Geriatriekonzept_WEB.pdf. Zugegriffen am 02.02.2025.

BVG – Bundesverband Geriatrie e.V. (2024) Auslegungshinweise OPS 8-550 Version 2024. https://www.bv-geriatrie.de/images/INHALTE/Verbandsarbeit/DRG-Projektgruppe/Auslegungshinweise_2024/2024-Auslegungshinweise%20OPS%208-550_BV%20Geriatrie_final.pdf. Zugegriffen am 13.06.2025

DDG – Deutsche Gesellschaft für Geriatrie (2024) S1-Leitlinie Geriatrisches Assessment der Stufe 2, Living Guideline. AWMF-Register-Nr. 084-002LG. Version 5.0. https://register.awmf.org/assets/guidelines/084-002l_S1_Geriatrisches-Assessment-Stufe-2_2025-02.pdf. Zugegriffen am 13.06.2025

DDG – Deutsche Gesellschaft für Geriatrie (o.J.) Was ist Geriatrie? https://www.dggeriatrie.de/ueber-uns/was-ist-geriatrie. Zugegriffen am 11.06.2025

Deutsche Gesellschaft für Angiologie, Deutsche Gesellschaft für Gefäßmedizin (2015) S3-Leitlinie zur Diagnostik, Therapie und Nachsorge der peripheren arteriellen Verschlusskrankheit. AWMF-

Register Nr. 065/003 Entwicklungsstufe 3. https://register.awmf.org/assets/guidelines/065-003l_S3_PAVK_periphere_arterielle_Verschlusskrankheit_2020-05.pdf. Zugegriffen am 01.1.2024.

DVfR – Deutsche Vereinigung für Rehabilitation (2013) Empfehlungen zur Verbesserung des teilhabeorientierten Versorgungsprozesses für Menschen mit Beinamputationen unter besonderer Berücksichtigung der Prothesenversorgung. https://www.dvfr.de/fileadmin/user_upload/DVfR/Downloads/Stellungnahmen/DVfR-Empfehlungen_Versorgungsprozess_Amputation_-_Nov_Copy.pdf. Zugegriffen am 13.05.2025.

Fior & Gentz Gesellschaft für Entwicklung und Vertrieb von orthopädietechnischen Systemen mbH (2025) Periphere arterielle Verschlusskrankheit (pAVK). https://www.fior-gentz.de/orthetik/indikationen-und-krankheitsbilder/peripheren-arteriellen-verschlusskrankheit.html. Zugegriffen am 31.01.2025

Folstein MF, Folstein SE, Mc Mugh PR (1975) „Mini-mental state“: a practical method for grading the cognitive state of patients for the clinician. J Psychiatr Res 12:189–198

G-BA – Gemeinsamer Bundesausschuss (2021) Hilfsmittel-Richtlinie – Richtlinie über die Verordnung von Hilfsmitteln in der vertragsärztlichen Versorgung. https://www.g-ba.de/richtlinien/13/. Zugegriffen am 04.12.2024

getABI Study group (2002) getABI: German epidemiological trial on ankle brachial index for elderly patients in family practice to dedect peripheral arterial disease, significant marker for high mortality. Vasa. 31(4):241–248. https://doi.org/10.1024/0301-1526.31.4.241

GKV-Spitzenverband (2015) Rahmenempfehlungen zur ambulanten geriatrischen Rehabilitation des GKV-Spitzenverbandes und der Verbände der Krankenkassen auf Bundesebene vom 02.01.2018. https://www.gkv-spitzenverband.de/media/dokumente/krankenversicherung_1/rehabilitation/richtlinien_und_vereinbarungen/2018_01_15__Re_amb_ger_Reha_02012018.pdf. Zugegriffen am 05.04.2025.

Heidenblut S, Zank S (2009) Entwicklung eines neuen Depressionsscreenings für den Einsatz in der Geriatrie – Die „Depression-im-Alter-Skala“ (DIA-S). Z Gerontol Geriatr 43:170–176

Hertelendy-Vogl L (2025). Formen der Geriatrischen Rehabilitation. https://www.dasrehaportal.de/ratgeber/geriatrische-reha#formen-der-geriatrischen-rehabilitation. Zugegriffen am 05.04.2025

InEK GmbH – Institut für das Entgeltsystem im Krankenhaus (2023) Fallpauschalen-Katalog 2023 https://www.g-drg.de/ag-drg-system-2023/fallpauschalen-katalog/fallpauschalen-katalog-2023. Zugegriffen am 12.06.2025

Kessler J et al (2000) DemTect: A new screening method to support diagnosis of dementia. Psycho 26:343–347

Kompetenz-Centrum Geriatrie (o.J.) Assessmentbereiche. https://www.kcgeriatrie.de/assessments-in-der-geriatrie/assessmentbereiche/selbstversorgung#c34244. Zugegriffen am 13.06.2025

Krollner – TA Developer Pty Ltd (2025) OPS 8-550. https://www.icd-code.de/ops/code/8-550.html. Zugegriffen am 13.06.2025

Maassen B, Chondros K, Bollheimer LC (2021) Innovative geriatric concepts for vascular medicine and vascular surgery. Gefasschirurgie 26(5):366–371. German. https://doi.org/10.1007/s00772-021-00806-9. Epub 2021 Aug 18. PMID: 34426719; PMCID: PMC8372223

Mahoney FI, Barthel DW (1965) Functional Evaluation. The Barthel Index. MD State Med J 14:61–65

Mayet WJ (2021) Definition des geriatrischen Patienten, Bedeutung für die Gastroenterologie und geriatrisches Assessment. Gastroenterologe 16:317–323

Medizinischer Dienst Bund (2025) Richtlinie des Medizinischen Dienstes Bund nach § 283 Absatz 2 Satz 1 Nr. 3 SGB V Regelmäßige Begutachtungen zur Einhaltung von Strukturmerkmalen von OPS-Kodes nach § 275d SGB V (StrOPS-RL) (OPS-Version 2025) https://md-bund.de/aktuell/aktuelle-meldungen/strops-richtlinie-2025-veroeffentlicht.html. Zugegriffen am 13.06.2025

Medizinischer Dienst Bund (2025) StrOPS-Richtlinie 2025 veröffentlicht. https://md-bund.de/aktuell/aktuelle-meldungen/strops-richtlinie-2025-veroeffentlicht.html. Zugegriffen am 13.06.2025

pflege.de – web care LBJ GmbH (2025) Hilfsmittel für Senioren & Pflege. https://www.pflege.de/hilfsmittel/. Zugegriffen am 01.02.2025

Ploenes C, Görtz H, Heimig T et al (2009) Evidenzbasierte Empfehlungen zur Basisdiagnostik der peripheren arteriellen Verschlusskrankheit bei geriatrischen Patienten. Z Gerontol Geriat 43:165–169

Sozialgesetzbuch (SGB) – Elftes Buch (XI) Soziale Pflegeversicherung (o.J.) § 40. www.gesetze--im-internet.de/sgb_11/__40.html. Zugegriffen am 01.12.2024.

Tinetti ME (1986) Performance-oriented assessment of mobility problems in elderly patients. J Am Geriatr Soc 34:119–126

Weidemann-Wendt, N (2017) Hilfsmittelversorgung, Unterstützungssysteme und Barrierefreiheit. In: Weidemann-Wendt, N (2017): Der ältere Mensch in der Physiotherapie. Springer, Berlin, Heidelberg. https://doi.org/10.1007/978-3-662-50466-6_7. Zugegriffen am 12.12.2024

Yesavage JA, Brink TL, Rose TL et al (1982–83) Development and validation of a geriatric depression screening scale: a preliminary report. J Psychiatr Res 39:37–49

Behandlungsergebnisse multimorbider gefäßchirurgischer Patienten mit und ohne Majoramputation in der stationären geriatrischen Rehabilitation

23

Stefan Grund

Inhaltsverzeichnis

23.1 Einleitung

Das folgende Kapitel beschreibt die Ergebnisse der stationären geriatrischen Rehabilitation (postakut) bei multimorbiden gefäßchirurgischen Patienten und entspricht in angepasster Form dem Artikel von Grund et al. (2018). Die vorgestellten Ergebnisse basieren auf einer vergleichenden und retrospektiv erhobenen Fallserie von 107 stationären Rehabilitanden nach gefäßchirurgischer Operation.

S. Grund (✉)
Geriatrisches Zentrum der Universität Heidelberg, Agaplesion Bethanien Krankenhaus Heidelberg, Heidelberg, Deutschland
E-Mail: stefan.grund@agaplesion.de

M. Steinbauer et al. (Hrsg.), *Gefäßmedizin im Alter*,
https://doi.org/10.1007/978-3-662-71191-0_23

Tab. 23.1 Beschreibung der untersuchten Rehabilitandengruppen hinsichtlich Anzahl, Geschlechterverteilung, Alter, Kognition (SFT), der Polypharmazie als Ausdruck von Multimorbidität und der Wohnsituation vor der Rehabilitation

	Nicht majoramputierte Rehabilitanden	Majoramputierte Rehabilitanden
Anzahl (n)	77	30
Geschlecht m/w	34 (44 %)/43 (56 %)	15 (50 %)/15 (50 %)
Alter in Jahren (Median)	78	78
SFT in Punkten (Median)	5	5
Aufnahmemedikation, Anzahl (Median)	10	11
Wohnsituation vor Krankenhausaufenthalt	100 % von zu Hause	100 % von zu Hause

Gefäßchirurgische Rehabilitanden

Dabei wurde eine Gruppe von 77 nicht majoramputierten Rehabilitanden mit einer Gruppe von 30 majoramputierten Rehabilitanden verglichen (siehe Tab. 23.1).

Die Hauptdiagnosen der nicht majoramputierten Rehabilitanden umfassten Bauchaortenaneurysmaoperationen, Bypassoperationen, sonstige Operationen inkl. Thrombendarteriektomie, Unterschenkel-/Oberschenkelthrombose und Minoramputationen. Zu den Hauptdiagnosen der majoramputierten Rehabilitanden zählten die einseitige/beidseitige Unterschenkel- und/oder Oberschenkelamputation (n = 13 und n = 17). Die Nebendiagnosen sowie die Verlegungsorte können Tab. 23.2 entnommen werden.

Alle Rehabilitanden wurden nahtlos im Anschluss an die akutstationäre Versorgung der gefäßchirurgischen Abteilung in die geriatrische Rehabilitation aufgenommen. Die Prothesenversorgung erfolgte leitliniengerecht im Rahmen der stationären Rehabilitationsbehandlung (Leitlinien der Deutschen Gesellschaft für Orthopädie und Orthopädische Chirurgie, DGOOC, und des Berufsverbandes der Ärzte für Orthopädie, BVO, 2009).

Multimorbidität

Die von Jamour et al. (2014) beschriebene Polypharmazie bei geriatrischen Rehabilitanden (im Median acht Medikamente bei Aufnahme in die Rehabilitationsklinik) wurde von den untersuchten gefäßchirurgischen Rehabilitandengruppen noch übertroffen (im Median 10/11 Medikamente). Am ehesten ist dieses Ergebnis mit der erheblichen Multimorbidität der gefäßchirurgischen Rehabilitanden (siehe auch Nebendiagnosen, Tab. 23.2) und der leitlinienorientierten Therapie (vgl. Boyd et al. 2005) zu erklären.

Geriatrisches Assessment

Bei allen Rehabilitanden wurden unverblindet bei Aufnahme und Entlassung die folgenden Assessments durchgeführt: Barthel-Index (BI), Sechs-Fragen-Test (SFT, Screening zur Kognition), Anzahl der Medikamente (Maß der Multimorbidität), Five Chair Rising (FCR) (Guralnik et al. 1995), Timed Up and Go (TUG) (Podsiadlo und Richardson 1991), Gehgeschwindigkeit (Guralnik et al. 1995), modifiziert mit Gehstrecke von 4 m. Zudem

Tab. 23.2 Beschreibung der untersuchten Rehabilitandengruppen hinsichtlich der Nebendiagnosen, Verlegungen ins Akutkrankenhaus, Verlegungsort im Akutkrankenhaus

Tab. 2	Nicht majoramputierte Rehabilitanden (n = 77) [%]	Majoramputierte Rehabilitanden (n = 30) [%]
Liste der Nebendiagnose		
Zustand nach Myokardinfarkt	16,9	20,0
Zustand nach koronarer Bypassoperation	3,9	10,0
Chronische Herzinsuffizienz	28,6	16,7
Vorhofflimmern	18,2	13,3
Anämie	16,9	23,3
COPD	18,2	6,7
Diabetes mellitus/PNP	41,6	50,0
Chronische Niereninsuffizienz	41,6	26,7
Zustand nach Schlaganfall	7,8	3,3
Zustand nach Knie-/Hüft-TEP	10,4	6,7
Arterielle Hypertonie	76,6	60,0
Verlegungshäufigkeit ins Akutkrankenhaus		
0	74,0	56,7
1	22,1	33,3
2	3,9	6,7
3	0,0	3,3
Verlegungsort im Akutkrankenhaus		
GCH	60,90	75
Innere	34,80	25
Gerontopsychiatrie	4,30	0

COPD: chronisch obstruktive Lungenerkrankung; **PNP**: Polyneuropathie; **TEP**: Totalendoprothese; **GCH**: Gefäßchirurgie

wurden folgende weitere Assessments durchgeführt: Gehstrecke, Treppensteigen. Des Weiteren wurde der Entlassort dokumentiert. Dabei wurde zwischen Entlassung nach Hause, Entlassung ins Pflegeheim oder Sonstigem (z. B. Verlegung ins Krankenhaus ohne überprüfbaren letztendlichen Entlassort) unterschieden. Eine zwischenzeitliche Verlegung ins Krankenhaus mit anschließender Fortführung der Rehabilitationsbehandlung wurde nicht als Entlassung gewertet und eine Verlegung ins Krankenhaus mit nachweisbarem Entlassort nicht unter Sonstiges subsumiert.

Therapieeinheiten

Alle Rehabilitanden erhielten werktäglich mindestens zwei bis maximal fünf Therapieeinheiten. Zu den werktäglichen Einzeltherapien (Physiotherapie durchschnittlich 30 min und Ergotherapie durchschnittlich 30 min) zählten zudem Motomedtraining (5–15 min), physikalische Maßnahmen (durchschnittlich 20 min) und 3-mal pro Woche Gruppentherapie

(z. B. als Kreativgruppe oder Gymnastikgruppe zu durchschnittlich 45 min). Durchschnittlich ergab sich somit eine werktägliche Therapiedauer von 65–113 min. Zusätzliches Eigentraining mittels Therabändern und selbstständiges Gehen am Hilfsmittel (soweit möglich) wurden von den genannten Therapieeinheiten unabhängig durchgeführt.

Datenerfassung und Statistik
Die Datenerfassung und statistische Auswertung erfolgten mit Excel (Fa. Microsoft). Die Analyse wurde im deskriptiven Ansatz durchgeführt, und die angegebenen p-Werte und Signifikanzen sind entsprechend zu interpretieren (Abt 1987). Als deskriptiv signifikant wurden zweiseitige p-Werte unter 0,05 bezeichnet. Die p-Werte für Veränderungen zwischen Aufnahme und Entlassung wurden mit dem Wilcoxon-Vorzeichen-Rang-Test (stetige Variable) bzw. mit dem McNemar-Test (binäre Variable) unter Verwendung des Statistikprogramms SPSS (Fa. IBM, Version 21) berechnet.

23.2 Wie stark verbessern sich funktionelle Routine-Assessment-Parameter im Verlauf der stationären geriatrischen Rehabilitation?

In der vorliegenden Untersuchung zeigte sich bei der Mehrzahl der multimorbiden gefäßchirurgischen Rehabilitanden mit Majoramputation eine Verbesserung der Mobilität im Verlauf der stationären geriatrischen Rehabilitation (siehe Abb. 23.1).

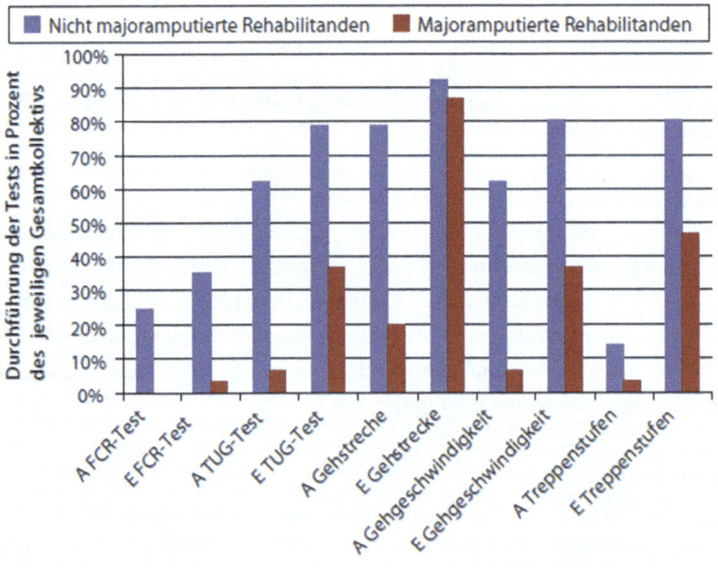

Abb. 23.1 Rehabilitationsergebnisse von nicht major- und majoramputierten Rehabilitanden. Anteile der Rehabilitanden der jeweiligen Grundgesamtheit, die einen Test durchführen konnten (n = 77 nicht majoramputierte Rehabilitanden; n = 30 majoramputierte Rehabilitanden). A: Aufnahme; E: Entlassung; FCR-Test: Five-Chair-Rising-Test; TUG-Test: Timed-Up-and-Go-Test

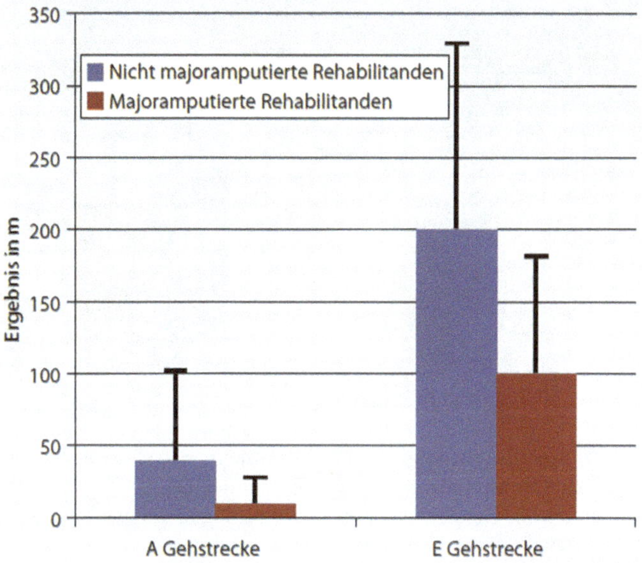

Abb. 23.2 Mittlere Gehstrecke im Verlauf (n = 71 nicht majoramputierte Rehabilitanden; n = 26 majoramputierte geriatrische Rehabilitanden). A: Aufnahme; E: Entlassung; FCR-Test: Five-Chair-Rising-Test; TUG-Test: Timed-Up-and-Go-Test

Das Vergleichskollektiv der multimorbiden gefäßchirurgischen Rehabilitanden ohne Majoramputation übertraf diese Ergebnisse, bei häufig besseren Ausgangswerten (Abb. 23.2). Trotz der schlechteren Ausgangslage der majoramputierten Rehabilitanden gegenüber den nicht majoramputierten Rehabilitanden erreichte die Mehrzahl der majoramputierten Rehabilitanden (86,7 %) eine signifikante Gehstreckenerweiterung bzw. überhaupt die Fähigkeit, zu gehen. Dieses Ergebnis liegt im Bereich von bisher publizierten Rehabilitationsergebnissen anderer Untersuchungen (Gehfähigkeit 56–97 %) mit jedoch jüngeren majoramputierten Rehabilitanden (van Velzen et al. 2006). Im Vergleich zu früheren Erfahrungen in der geriatrischen Rehabilitationsklinik (Rath et al. 2002) zeigt sich eine bessere Mobilität auch bei Oberschenkelamputierten.

Nachdem Müller-Bühl et al. (2003) eine Korrelation der Gehstrecke mit der Lebensqualität von Patienten mit pAVK zeigen konnten, ist auch in diesem Patientenkollektiv eine deutliche Verbesserung der Lebensqualität zu vermuten. Während bei 36,7 % der majoramputierten Rehabilitanden bei Entlassung eine Gehgeschwindigkeit gemessen werden konnte, war dies bei 80 % der nicht amputierten Rehabilitanden möglich (Abb. 23.3). Beide untersuchten Gruppen befanden sich jedoch hinsichtlich der Gehgeschwindigkeit noch im Bereich der von Fried et al. (2001) publizierten Frailty-Kriterien, zu denen unter anderem eine langsame Gehgeschwindigkeit von 0,64–0,75 m/s zählt.

Da viele Menschen in ihrer häuslichen Umgebung Treppenstufen zu bewältigen haben, stellt die fehlende Möglichkeit zum Gehen von Treppenstufen oft ein Hindernis zur Rückkehr ins häusliche Umfeld dar bzw. führt sie zu einer Verminderung der Teilhabe am

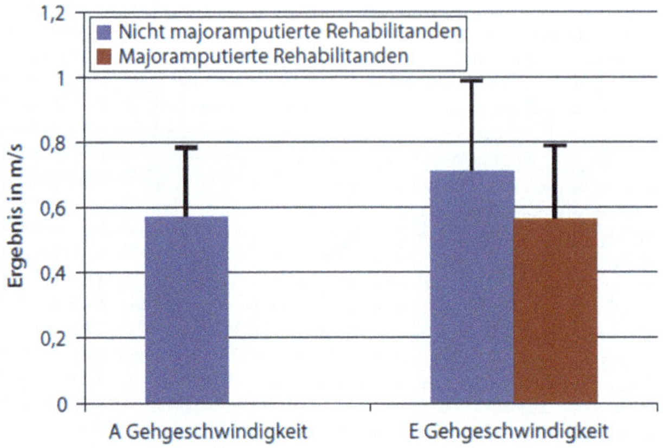

Abb. 23.3 Mittlere Gehgeschwindigkeit im Verlauf (n = 62 nicht majoramputierte Rehabilitanden; n = 11 majoramputierte geriatrische Rehabilitanden). A: Aufnahme; E: Entlassung. Der Zugewinn im Bereich der Gehgeschwindigkeit bei nicht majoramputierten Rehabilitanden war hochsignifikant ($p < 0{,}001$)

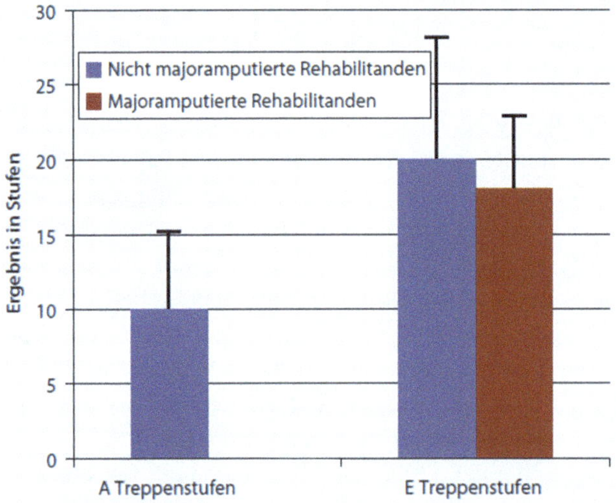

Abb. 23.4 Mittlere Treppenstufen im Verlauf (n = 62 nicht majoramputierte Rehabilitanden; n = 14 majoramputierte geriatrische Rehabilitanden). Der Zugewinn an der Anzahl steigbarer Treppenstufen war in beiden Gruppen hochsignifikant ($p < 0{,}001$). A: Aufnahme; E: Entlassung

alltäglichen gesellschaftlichen Leben trotz Wohnungsmobilität. Von den majoramputierten Rehabilitanden konnte knapp die Hälfte (46,7 %) bei Entlassung in Begleitung Treppen steigen (Abb. 23.4). Dies ist eine hochsignifikante Verbesserung im Vergleich zur Aufnahmesituation, bei der lediglich ein majoramputierter Rehabilitand 10 Stufen hüpfend bewältigen konnte. In den von Jamour et al. (2014) publizierten Versorgungsdatensätzen von 23.824 geriatrischen Rehabilitanden mit gemischten Rehabilitationsdiagnosen aus Baden-Württemberg (Prä-post-Analyse) konnten zu Beginn 4,3–7,6 % und bei Entlassung 24,4–41,5 % (je nach Altersgruppe) Treppenstufen bewältigen. Das Ergebnis der hier untersuchten majoramputierten Rehabilitanden lag im Vergleich dazu im oberen Bereich, wohingegen die hier untersuchten nicht majoramputierten Rehabilitanden bei Entlassung zu 80,5 % Treppen steigen konnten. Am ehesten ist dieser hohe Wert durch die bessere Ausgangssituation (Treppensteigen bei 14,3 % zu Beginn möglich) zu erklären.

In der Analyse von Jamour et al. (2014) bei 70–99-jährigen geriatrischen Rehabilitanden mit gemischten Hauptdiagnosen konnten 12,2–20,6 % bei Aufnahme und 26,8–39,5 % bei Entlassung den FCR-Test ausführen. Im Unterschied dazu war dieser Test für keinen der majoramputierten Rehabilitanden aus dem Patientenkollektiv der Autoren möglich. Da der FCR-Test zu den Routineassessmentinstrumenten des KODAS-Manuals für die stationären Rehabilitationskliniken in Baden-Württemberg gehört (Marburger et al. 2008), wurde er in der vorliegenden Untersuchung bei allen Rehabilitanden durchgeführt. Jedoch scheint er aufgrund der fehlenden Ausführbarkeit für ein Patientenkollektiv majoramputierter Rehabilitanden – wie in der vorliegenden Untersuchung – nicht sinnvoll zu sein. Im Unterschied zum FCR-Test konnte der TUG-Test von einigen amputierten Patienten ausgeführt werden, wenn auch deutlich weniger majoramputierte Rehabilitanden (36,7 %) den Test ausführen konnten, als nicht majoramputierte gefäßchirurgische Rehabilitanden (80 %) (Abb. 23.5). Damit liegt die Ausführbarkeit des Testes für nicht majoramputierte Rehabilitanden im Bereich der Ausführbarkeit für das allgemeine geriatrische Rehabilitandenkollektiv (70–99 Jahre) der o. g. Analyse von Jamour et al. (76,4–82,2 %) Wenn der TUG-Test bei Entlassung ausgeführt werden konnte, lag das Ergebnis bei den

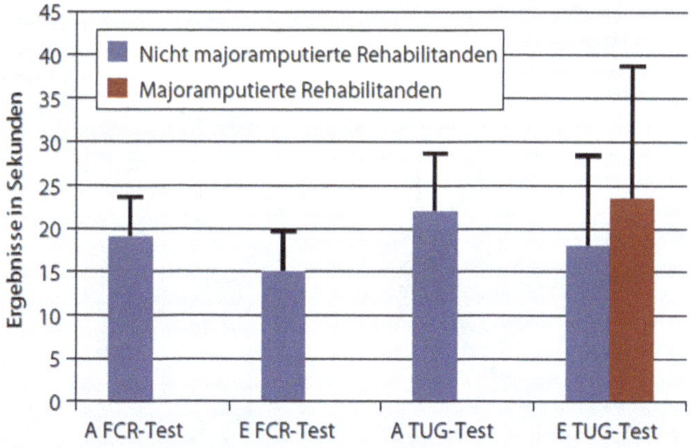

Abb. 23.5 Funktionelle Rehabilitationsergebnisse (Five-Chair-Rising-Test und Timed-Up-and-Go-Test im Verlauf) von nicht majoramputierten und majoramputierten geriatrischen Rehabilitanden. Anteile der Rehabilitanden der jeweiligen Grundgesamtheit, die einen Test durchführen konnten (n = 77 nicht majoramputierte Rehabilitanden; n = 30 majoramputierte Rehabilitanden). A: Aufnahme; E: Entlassung; FCR-Test: Five-Chair-Rising-Test; TUG-Test: Timed-Up-and-Go-Test

hier untersuchten majoramputierten Rehabilitanden im Mittel bei 23,5 s. Damit erreichen diese Rehabilitanden gemäß den Erläuterungen des Kompetenz-Centrum-Geriatrie (KCG) zum TUG-Test eine Verbesserung der Mobilität von einer „ausgeprägten" auf eine „funktionell relevante Mobilitätseinschränkung" (20–29 s) (Kompetenz-Centrum Geriatrie 2008). Die nicht amputierten Rehabilitanden erreichten hingegen im Mittel eine Verbesserung auf 18 s, welche gemäß den Erläuterungen des KCG lediglich der einer „geringen Mobilitätseinschränkung, in der Regel noch ohne Alltagsrelevanz" (Kompetenz-Centrum Geriatrie 2008) entspricht.

23.3 In welchem Ausmaß verbessert sich die Selbsthilfefähigkeit im Alltag (Barthel-Index) im Verlauf der stationären geriatrischen Rehabilitation?

Im Bereich der Selbsthilfefähigkeit im Alltag zeigte sich in der vorliegenden Untersuchung ein stärkerer Anstieg des Barthel-Index (BI) bei den majoramputierten als bei den nicht majoramputierten Rehabilitanden (Abb. 23.6). Das Rehabilitationsergebnis der majoramputierten Rehabilitanden von 50 auf 75 Punkte liegt hiermit im Bereich der bereits genannten Untersuchungen an gemischten geriatrischen Rehabilitandenkollektiven mit einem Anstieg des BI von 50–55 auf 75–80 (Median je nach Altersgruppe) (Jamour et al. 2014). Damit besteht weiterhin eine Hilfsbedürftigkeit, jedoch mit deutlicherem Abstand

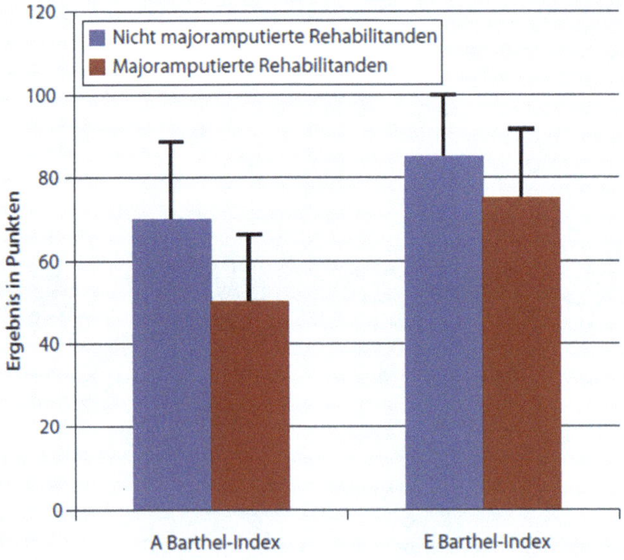

Abb. 23.6 **Mittlerer Barthel-Index im Verlauf** (n = 66 nicht majoramputierte Rehabilitanden; n = 28 majoramputierte geriatrische Rehabilitanden). Der Zugewinn an BI-Punkten war in beiden Gruppen hochsignifikant (p < 0,001) A: Aufnahme; E: Entlassung

zum Bereich der weitgehenden Pflegeabhängigkeit (≤ 30 Punkte) bei Aufnahme (Kompetenz-Centrum Geriatrie 2007). Im Vergleich dazu erreichten die nicht majoramputierten Rehabilitanden mit 85 Punkten den Status der punktuellen Hilfsbedürftigkeit (Kompetenz-Centrum Geriatrie 2007).

23.4 Wie hoch ist die durchschnittliche effektive Verweildauer (ohne intermittierend akutmedizinische Krankenhausaufenthalte) von hochbetagten multimorbiden gefäßchirurgischen Patienten in der stationären geriatrischen Rehabilitation?

Effektive Verweildauer

Die durchschnittliche Verweildauer in der geriatrischen Rehabilitation (exklusive intermittierender Verlegung) lag insgesamt bei 28,7 Tagen. Dabei lag sie für die majoramputierten Rehabilitanden signifikant höher als für die nicht majoramputierten Rehabilitanden (41,9 vs. 23,9 Tage) und auch höher als die des Allgemeinkollektivs geriatrischer Rehabilitanden (Median 21 Tage) (Jamour et al. 2014). Die Verweildauer der majoramputierten Rehabilitanden lag gemäß den Leitlinien zur Rehabilitation nach Majoramputation im Rahmen der üblichen Verweildauer von 4 bis 8 Wochen.

Unterbrechungshäufigkeit und -ursachen der geriatrischen Rehabilitationsbehandlung

Die Häufigkeit einer Unterbrechung der Rehabilitation bei den nicht majoramputierten gefäßchirurgischen Rehabilitanden lag mit 26 % (siehe Tab. 23.2) im Bereich der Unterbrechungshäufigkeit eines allgemeinen geriatrischen Rehabilitandenkollektivs in einer Studie von Mas et al. (22 %) (2009), eines nichtgeriatrischen Rehabilitandenkollektivs (33 %) in einer Untersuchung von Siegler et al. (1994) sowie eines Kollektivs jüngerer amputierter Rehabilitanden in einer Untersuchung von Meikle et al. (30 %) (2002). Die häufigsten Gründe für Verlegungen waren Wundheilungsstörungen und kardiovaskuläre Erkrankungen.

Bei den majoramputierten Rehabilitanden kam es dagegen häufiger zu einer Unterbrechung (43,3 %) (siehe Tab. 23.2). Am ehesten ist dieses im Vergleich zu allen anderen genannten Rehabilitandenkollektiven schlechtere Ergebnis auf die ausgeprägte Multimorbidität der Rehabilitanden sowie auf den größeren Einfluss der Wundheilung auf die Rehabilitationsfähigkeit majoramputierter Rehabilitanden zurückzuführen.

Die mittlere Verweildauer im Akutkrankenhaus bei Verlegung lag bei den nicht majoramputierten Rehabilitanden bei 17,3 Tagen und bei majoramputierten Rehabilitanden bei 20,8 Tagen.

23.5 Wie hoch ist die Rate gefäßchirurgischer Rehabilitanden, die nach der stationären geriatrischen Rehabilitation wieder nach Hause entlassen werden können?

Aufgrund der Verbesserungen im Bereich der Selbstversorgung und der Mobilität konnten sowohl in der Gruppe der nicht majoramputierten als auch in der Gruppe der majoramputierten Rehabilitanden über 90 % (93,5 vs. 93,3 %) in die häusliche Umgebung entlassen werden.

23.6 Einschränkungen der Untersuchung und weiterer Forschungsbedarf

Die vorgestellte Untersuchung weist folgende Stärken auf: Es fand keine Selektion der Rehabilitanden statt, sondern es wurden alle Rehabilitanden (nicht majoramputierte und majoramputierte Rehabilitanden) eines definierten Zeitraums und einer externen gefäßchirurgischen Zuweiserklinik untersucht. Zudem wurde ein umfassender Vergleich von alltagseinschränkenden Defiziten im Bereich Mobilität und Selbstversorgung inklusive der Berücksichtigung der Nebendiagnosen und des Entlassortes als Maß der verbesserten Selbstständigkeit durchgeführt. Eine multimodale Untersuchung zur Evaluation der Effektivität der stationären geriatrischen Rehabilitation von nicht majoramputierten geriatrischen Rehabilitanden vs. majoramputierten geriatrischen Rehabilitanden direkt im Anschluss an die akutmedizinische Versorgung wurde für deutsche Versorgungsverhältnisse bisher nicht durchgeführt.

Als Schwäche der vorliegenden Untersuchung sind die fehlende Berücksichtigung von kognitiv eingeschränkten Rehabilitanden bzw. die fehlende Messung z. B. des „Mini-Mental-State-Examination" (MMSE) zu werten. Somit ist keine Aussage über Rehabilitanden mit kognitiven Einschränkungen möglich. Ebenso ist der retrospektive Charakter dieser Untersuchung als Schwäche anzusehen. Aufgrund der geringen Zahl an majoramputierten Rehabilitanden und der Beschränkung auf eine Zuweiserklinik sowie der unmittelbaren Möglichkeit zur intermittierenden akutmedizinischen Verlegung und Rückübernahme (Fortführung der Rehabilitationsbehandlung) in die einweisende geriatrische Rehabilitationsklinik ist das Ergebnis nicht uneingeschränkt generalisierbar.

Aufgrund der eingeschränkten Datenlage und der sehr hohen Vulnerabilität gefäßchirurgischer Patienten in der geriatrischen Rehabilitation, jedoch bei ermutigenden Ergebnissen, wie in der vorliegenden Erhebung gezeigt, sind umfangreichere und prospektive Analysen dringend notwendig. Nur hierdurch lassen sich für zukünftige strukturelle Anpassungen im Gesundheitssystem die richtigen Weichen stellen.

Literatur

Abt K (1987) Descriptive data analysis: a concept between confirmatory and exploratory analysis. Methods Inf Med 26:77–88

Boyd CM et al (2005) Clinical practice guidelines and quality of care for older patients with multiple comorbid diseases: implications for pay for performance. JAMA 294(6):716–724. https://doi.org/10.1001/jama.294.6.716

Fried LP et al (2001) Frailty in older adults: evidence for a phenotype. J Gerontol A Biol Sci Med Sci 56(3):M146–M156. https://doi.org/10.1093/gerona/56.3.m146

Grund S, Mettlach M, Kieser M, Rath K, Schäfer HG (2018) Ergebnisvergleich von multimorbiden gefäßchirurgischen Patienten mit und ohne Majoramputation in einer deutschen stationären geriatrischen Rehabilitationsklinik [Outcomes of multimorbid vascular surgery patients with and without major amputation in a German geriatric rehabilitation clinic]. Z Gerontol Geriatr 51(3):335–342. https://doi.org/10.1007/s00391-014-0848-x

Guralnik JM et al (1995) Lower-extremity functions in persons over the age of 70 years as a predictor of subsequent disability. N Engl J Med 332:556–561. https://doi.org/10.1056/NEJM199503023320902

Jamour et al (2014) Wirksamkeit geriatrischer Rehabilitation bei Hochbetagten. Eine Auswirkung süddeutscher Versorgungsdaten. Z Gerontol Geriatr 47(5):389–396. https://doi.org/10.1007/s00391-014-0662-5

Kompetenz-Centrum Geriatrie (2007) INFO – service/Assessmentinstrumente in der Geriatrie, Barthel-Index (Hamburger-Einstufungsmanual). http://www.kcgeriatrie.de/downloads/instrumente/barthel-index.htm. Zugegriffen am 10.04.2014 und 12.08.2025

Kompetenz-Centrum Geriatrie (2008) INFO – service/Assessmentinstrumente in der Geriatrie, Timed „up and go" – Test. http://www.kcgeriatrie.de/downloads/instrumente/tug.htm. Zugegriffen am 10.04.2014 und 12.08.2025

Leitlinien der Deutschen Gesellschaft für Orthopädie und Orthopädische Chirurgie (DGOOC) und des Berufsverbandes der Ärzte für Orthopädie (BVO) (2009) Rehabilitation nach Majoramputation an der unteren Extremität (proximal des Fusses). Deutsche Gesellschaft für Orthopädie und Orthopädische Chirurgie, Berlin

Marburger C et al (2008) KODAS – Instrument zur Erfassung von Qualitätsmerkmalen. Geriatr J 1(08):31–36

Mas MA et al (2009) Interruptions to rehabilitation in a geriatric rehabilitation unit: associated factors and consequences. Age Ageing 38(3):346–349. https://doi.org/10.1093/ageing/afp010

Meikle B, Devlin M, Garfinkel S (2002) Interruptions to amputee rehabilitation. Arch Phys Med Rehabil 83:1222–1228. https://doi.org/10.1053/apmr.2002.33657

Müller-Bühl U, Engeser P, Klimm H-D, Wiesemann A (2003) Quality of life and objective disease criteria in patients with intermittent claudication in general practice. Fam Pract 20:36–40. https://doi.org/10.1093/fampra/20.1.36

Podsiadlo D, Richardson S (1991) The timed „Up and Go": a test of basic functional mobility for frail elderly persons. JAGS 39:142–148. https://doi.org/10.1111/j.1532-5415.1991.tb01616.x

Rath K, Schäfer HG, Mörl H (2002) Prävention und Rehabilitation von arteriellen peripheren Durchblutungsstörungen im Alter. Internist 44:949–958. https://doi.org/10.1007/s00108-002-0618-5

Siegler EL, Stineman MG, Maislin G (1994) Development of complications during rehabilitation. Arch Intern Med 154:2185–2190. https://doi.org/10.1001/archinte.1994.00420190085010

van Velzen JM et al (2006) Physical capacity and walking ability after lower limb amputation: a systematic review. Clin Rehabil 20(11):999–1016. https://doi.org/10.1177/0269215506070700

Besonderheiten der Schmerztherapie bei Gefäßpatienten im Alter

24

Ulrike Fritz

Inhaltsverzeichnis

24.1 Bedeutung der Schmerztherapie im Alter

Eine adäquate Schmerztherapie geriatrischer Gefäßpatientinnen und -patienten ist eine Herausforderung. Beachtet werden müssen nicht nur altersbezogene physiologische, pharmakodynamische und pharmakokinetische Veränderungen, sondern auch koexistente, in dieser Patientengruppe häufig schwer ausgeprägte Komorbiditäten und Medikamenteninteraktionen. Hinzu kommen kognitive Beeinträchtigungen, die eine Schmerzerfassung komplizieren.

Konsequenzen einer unzureichenden Schmerztherapie im Alter sind neben der Einschränkung der Lebensqualität auch die Zunahme von Angst, Depressionen, Mangelernährung, Schlafstörungen, Verschlechterung der Aktivitäten des täglichen Lebens (ADLs) und damit eine Steigerung der Behandlungskosten (Hadjistavropoulos et al. 2007; Robinson 2007).

U. Fritz (✉)
Klinik für Anästhesiologie, KH Barmherzige Brüder Regensburg, Regensburg, Deutschland
E-Mail: ulrike.fritz@barmherzige-regensburg.de

M. Steinbauer et al. (Hrsg.), *Gefäßmedizin im Alter*,
https://doi.org/10.1007/978-3-662-71191-0_24

24.2 Grundlagen der Schmerztherapie

Schmerzwahrnehmung im Alter

Im Alter verändert sich die Nozizeption. Ältere Patienten scheinen leichte Schmerzen etwas später wahrzunehmen (Lautenbacher et al. 2017). Bezüglich starker Schmerzen und der postoperativen Schmerzintensität liegen in diesem Patientenkollektiv allerdings widersprüchliche Daten vor. Eine retrospektive Kohortenstudie an 11.510 älteren Patienten konnte nach verschiedenen Eingriffen etwas weniger Schmerzen und einen niedrigeren Opioidbedarf mit zunehmendem Alter feststellen, wobei die Autoren die klinische Signifikanz angesichts eines postoperativ häufig hohen Schmerzniveaus auch bei älteren Patienten infrage stellen (van Dijk et al. 2021). Eine **individuelle** Herangehensweise mit Beachtung von **Risikofaktoren** (weibliches Geschlecht, chronische präoperative Schmerzen, präoperativ Opioide) ist daher unumgänglich.

Assessment des Schmerzstatus bei älteren Patientinnen und Patienten

Die Schmerzerfassung im Alter kann ebenfalls eine Herausforderung darstellen. Ältere Patienten berichten häufig nicht über Schmerzen, sodass diese oftmals unerkannt bleiben, ungenügend behandelt werden und im Verlauf chronifizieren. In der OSiA-Studie gaben 68 % der kognitiv kompetenten Heimbewohnerinnen an, dass Schmerzen im Alter „einfach dazugehören", und 40 % hatten Schmerzen bereits einmal verschwiegen, teils um der Pflegekraft nicht zur Last zu fallen (64 %) oder aus Angst vor Nebenwirkung der Analgetika (27 %) oder Abhängigkeit (16 %) (Schreier et al. 2015).

Die klassische **NRS-Skala**, auf der die Patienten angeben sollen, wie stark die Schmerzen auf einer Skala von 0 bis 10 sind (0 = kein Schmerz, 10 = die stärksten vorstellbaren Schmerzen), kann bei älteren Patientinnen mit kognitiven Einbußen besser durch eine **verbale Rating-Skala** ersetzt werden. Hier werden Schmerzen anhand von Kategorien beurteilt („kein Schmerz", „leichter Schmerz", „mäßiger Schmerz", „starker Schmerz", „sehr starker Schmerz").

Neben der Schmerzintensität sollte auch die **Schmerzqualität** erfasst werden („Wie fühlt sich der Schmerz an?", z. B. dumpf, stechend, brennend, wie Ameisenlaufen), um einen nozizeptiven vs. neuropathischen Schmerz differenzieren zu können.

Idealerweise sollte zumindest die initiale Schmerzanamnese zur besseren Therapieplanung zudem evaluieren:

- Schmerzbedingte Ein- und Durchschlafstörungen
- Bisherige Medikation und Maßnahmen (erfolgreich/nicht erfolgreich)
- Nebenwirkungen bisheriger Medikation

- Auswirkungen der Schmerzen auf den Alltag: schmerzbedingte Einschränkungen bei Haushaltstätigkeiten, An-/Ausziehen, Körperpflege, Toilettengang, sozialen Aktivitäten wie Familie/Freunde/Hobbies

Bei kognitiven Beeinträchtigungen und Demenz kann zur Einschätzung der Schmerzintensität die **BESD-Skala** verwendet werden. Hier werden fünf Verhaltenskategorien beobachtet, wobei jeweils 0 bis 2 Punkte (insgesamt max. 10 Punkte) vergeben werden:

- Atmung
- Negative Lautäußerungen
- Körperhaltung
- Mimik
- Reaktion auf Trost

Die Beobachtung sollte in einer eindeutigen Situation (z. B. in Ruhe/während der Mobilisierung) erfolgen und ca. 2 min dauern und kann z. B. vom Pflegepersonal während Routinetätigkeiten angewendet werden. Ab einem Wert von 2 Punkten sind Schmerzen wahrscheinlich (Schuler 2014).

Empfehlungen zur Auswahl von standardisierten Assessmentinstrumenten für ältere Patientinnen zu Schmerzen, Kognition, Sturzrisiko, Alltagskompetenz etc. finden sich als Praxiswerkzeug bei Häuser, 2022.

Schmerzmechanismen und deren Relevanz für die Gefäßchirurgie

Relevant für gefäßchirurgische Krankheitsbilder sind drei Schmerzmechanismen, die häufig gemischt vorkommen: nozizeptiver, neuropathischer und inflammatorischer Schmerz. Ein Verständnis über den vorherrschenden pathophysiologischen Schmerzmechanismus ist wichtig für die medikamentöse Therapie.

Nozizeptiver Schmerz: Es handelt sich um einen physiologischen Schmerz aufgrund eines Gewebeschadens oder drohenden Gewebeschadens, der nach Beseitigung der Ursache typischerweise reversibel ist. Ein Beispiel ist die intermittierende Claudicatio oder der akute Stumpfschmerz.

Neuropathischer Schmerz: Entsteht durch eine Läsion oder Erkrankung des somatosensorischen Systems und beinhaltet häufig Hypästhesie, Allodynie (Schmerz auf normale Berührung) oder Hyperalgesie (vermehrter Schmerz nach schmerzhaftem Stimulus). Neben reinen neuropathischen Schmerzformen (z. B. Phantomschmerz, schmerzhafte diabetische Polyneuropathie, Schmerzen bei kritischen Extremitätenischämien, Seretny und Colvin 2016) liegen häufig gemischt nozizeptiv-neuropathische Schmerzen vor. Neuropathische Schmerzen spielen bei der Schmerzchronifizierung und bei persistierenden postoperativen Schmerzen eine große Rolle.

Inflammatorischer Schmerz: Antwort des somatosensorischen Systems auf entzündetes Gewebe. Entzündungsmediatoren sensibilisieren lokale Nozizeptoren und senken deren Reizschwelle, woraus eine überschießende Antwort von afferenten Schmerzfasern resultiert. Diese Hochregulation bildet sich nach Abklingen der Entzündung zurück, kann jedoch bei Fortbestehen wie bei vaskulären Wunden zur Schmerzchronifizierung beitragen.

24.3 Konservative Schmerztherapie im Alter

Nichtpharmakologische Schmerztherapie

Bei geriatrischen Patientinnen sollten nichtpharmakologische Maßnahmen und Nichtopioide ausgeschöpft werden, um Nebenwirkungen zu minimieren. Möglich sind unter anderem:

- **Lymphdrainage, Lagerungsmaßnahmen, Kälte-/Wärmeanwendungen** etc.
- **Physiotherapie** mit spezifischem Funktionstraining und Anleitung zu niedrigschwelligen Eigenübungen/Bewegung.
- **Ergotherapie** zur Alltagsbewältigung (Spiegeltherapie oder Motor Graded Imagery bei Phantomschmerz, s. Abschn. 4.1).
- **Kognitive Verhaltenstherapie** bei komorbider Angsterkrankung oder Depression. Auch im Alter können hier Funktionsverbesserungen erwirkt werden.
- **Multimodale stationäre Schmerztherapie**: bei unzureichendem Ansprechen auf nichtpharmakologische und pharmakologische Maßnahmen.

Pharmakologische Therapie

Die Wahl der geeigneten Schmerzmedikamente bei geriatrischen Patienten sollte **individuell** erfolgen, abhängig von

- Schmerzmechanismus (nozizeptiv vs. neuropathisch),
- Nieren- und Leberfunktion,
- kognitivem Status,
- möglichen Interaktionen mit anderen Medikamenten.

Es empfiehlt sich, Angehörige in die Therapie mit einzubinden und eine Aufklärung bezüglich des Nutzens und unerwünschter Wirkungen durchzuführen.

Neu verordnete Medikamente ohne entsprechende **Ankündigung** entfalten eine deutlich geringere Wirkung (Klinger et al. 2018). Die Patientin sollte also wissen, wie die

Schmerzmedikamente aussehen, wann sie eingenommen werden, welche Schmerzart damit behandelt wird und welche Bedarfsmedikation möglich ist.

Nichtopioide (Tab. 24.1)

Als Nichtopioide eignen sich für nozizeptive Schmerzen im Alter v. a. **Paracetamol und Metamizol**, wobei auch hier bei langfristiger Anwendung eine Nutzen-Risiko-Analyse erfolgen sollte. Nichtsteroidale Antrheumatika (NSAR), v. a. Ibuprofen und Naproxen, eignen sich nur für den kurzfristigen Einsatz bei inflammatorischen nozizeptiven Schmerzen (aufgrund des hohen nephrotoxischen, kardiotoxischen und gastrotoxischen Potenzials, kognitiver Dysfunktionen und der Interaktion mit ASS). Da durch Ibuprofen und andere NSAR die Wirkung von ASS auf die Thrombozytenaggregation vermindert wird, sollte bei notwendiger ASS-Einnahme auf NSAR verzichtet werden. Auch eine zeitversetzte Gabe wird nicht empfohlen (Grandt und Gamstätter 2023). Keine wesentlichen Interaktionen mit ASS haben COX-2-Hemmer, die jedoch (wie auch Diclofenac, Piroxicam und Meloxicam) bei geriatrischen Patientinnen laut PRISCUS ebenfalls vermieden werden sollten (Mann et al. 2023).

Erschwerend kommt hinzu, dass auch bei Metamizol eine Interaktion mit ASS besteht, sodass hier zwar eine zeitversetzte Gabe empfohlen wird (ASS-Einnahme 30 min vor Metamizol), jedoch keine Daten zur Dauertherapie vorliegen. Die Indikation sollte sehr genau gestellt und die Dosis und Dauer der Einnahme so kurz wie möglich gehalten werden (Schnabel und Rittner 2019). Paracetamol als Nichtopioid ist auch bei älteren Patienten meist gut verträglich, wobei ein längerfristiger Einsatz aufgrund des nephrotoxischen Potenzials vermieden werden sollte.

Damit sind Nichtopioide bei geriatrischen Gefäßpatienten für den längerfristigen Gebrauch allesamt problematisch und sollten nur in der **kleinstmöglichen Dosis und für eine kurze Behandlungsdauer** eingesetzt werden.

Opioide (Tab. 24.2)

Opioide in angepasster Dosierung können auch bei älteren Patientinnen für anderweitig nicht kontrollierbare nozizeptive Schmerzen eingesetzt werden. Ein Vorteil ist die geringe Organtoxizität (Hunold et al. 2013). Bei schmerzhafter diabetischer Polyneuropathie, Phantomschmerzen und chronischem Extremitätenschmerz bei ischämischen und entzündlichen arteriellen Verschlusskrankheiten stellen Opioide leitliniengerecht ebenfalls eine Therapieoption dar (Häuser 2020). Empfehlenswert sind im Alter am ehesten **Tilidin, Hydromorphon und Buprenorphin**.

Zu bedenken sind häufige Nebenwirkungen (NW) bei geriatrischen Patienten:

- Erhöhtes **Sturzrisiko**: keine Kombination von Opioiden mit Benzodiazepinen (Grandt und Gamstätter 2023; Häuser 2020), außer im palliativmedizinischen und intensivmedizinischen Setting.
- **Obstipation**: auch in niedrigen Dosen möglich, **keine** Toleranzentwicklung – Laxans begleitend immer nötig, z. B. Macrogol, Flohsamen oder Lactulose.

Tab. 24.1 Nichtopioide bei älteren Patientinnen und Patienten

Medikament	Dosierung bei älteren Patienten (nach PRISCUS: Mann et al. 2023 und dosing.de)	Anmerkungen
Paracetamol	500 mg p.o. 4 x tgl.	• Für nichtinflammatorische Schmerzen • Kein Einfluss auf Thrombozytenaggregation • Hepatotoxizität bei Alkoholabusus, Herzinsuffizienz, Malnutrition bereits bei 2 g/d möglich (Mitchell et al. 2011) • Nierenversagen bei dauerhafter Einnahme möglich • Bei Einnahme > 1 Woche Verstärkung der Wirkung von Antikoagulantien, insbes. Warfarin • Dauertherapie vermutlich problematisch
Metamizol	500 mg 4–6 x tgl, max. 2–3 g/Tag Niereninsuffizienz: hohe Dosen vermeiden, max. 2 g/Tag	• Bei gleichzeitiger ASS-Therapie: Reduktion der ASS-Wirkung möglich, relative KI für Dauertherapie • Hypotonie, selten Verschlechterung der Nierenfunktion möglich • Dauertherapie vermutlich problematisch
Ibuprofen	200–400 mg 3 x tgl. kurzzeitig möglich in Kombination mit PPI Niereninsuffizienz: bei GFR < 30 ml/min kontraindiziert, bei GFR < 60 ml/min erhöhte Vorsicht, Laborkontrollen	• Bei gleichzeitiger ASS-Therapie Kontraindikation (Reduktion der ASS-Wirkung) • Vermeiden: triple whammy = NSAR + ACE-Hemmer/Sartan + Diuretikum: Nierenversagen möglich • Blutdrucksteigerung möglich • Bei gleichzeitiger Gabe von Selectiven Serotonin Wiederaufnahme Inhibitoren (SSRI), Kortikosteroiden und Antikoagulantien erhöhtes Blutungsrisiko • Keine Dauertherapie
Naproxen	250 mg 2 x tgl. kurzzeitig möglich in Kombination mit PPI Niereninsuffizienz: bei GFR < 30 ml/min kontraindiziert, bei GFR<60 ml/min erhöhte Vorsicht, Laborkontrollen	• Bei gleichzeitiger ASS-Therapie Kontraindikation (Reduktion der ASS-Wirkung) • Kardiovaskuläres Risiko etwas geringer als bei Ibuprofen • Gastrointestinales Blutungsrisiko im Vergleich zu Ibuprofen erhöht • Blutdrucksteigerung möglich • Bei gleichzeitiger Gabe von SSRI, Kortikosteroiden und Antikoagulantien erhöhtes Blutungsrisiko • Vermeiden: triple whammy = NSAR + ACE-Hemmer/Sartan + Diuretikum: Nierenversagen möglich • Keine Dauertherapie

Tab. 24.2 Opioide bei geriatrischen Patientinnen und Patienten

Opioid	Dosierung (individuelle Anpassung nötig)	Anmerkungen
Tilidin	Beginn mit 50/4 mg p.o. 2 x tgl. Bedarf: Piritramid s. c. oder i.v. bis zur Dosisfindung	• Schwaches Opioid der 1. Wahl • Bei Niereninsuffizienz möglich • Nicht geeignet bei ausgeprägter Leberinsuffizienz • Unretardiert nur als Tropfen verfügbar, hier hohes Sturzrisiko und Suchtpotential
Hydromorphon	Beginn mit 2 mg ret. p.o. 2 x tgl. Bedarf: Hydromorphon akut 1,3 mg p.o., b. Bed. bis 4(– 6) x tgl., Abstand mind. 1 h	• Starkes Opioid der 1. Wahl • Bei Niereninsuffizienz und Leberinsuffizienz möglich • Häufig gut verträglich • Geringes Akkumulations- und Interaktionsrisiko • Manche retardierte Mikropellets können aus der Kapsel entfernt und per PEG verabreicht werden (Fachinformation beachten)
Buprenorphin transdermal	Beginn mit Pflaster 5 µg/h, Wechsel alle 7 Tage (während Titrationsphase alle 3 Tage möglich) Bedarf: Buprenorphin 0,2 mg s. l., b. Bed. bis 6 x tgl., Abstand mind. 1 h	• Starkes Opioid der 1. Wahl • Bei Niereninsuffizienz inkl. Dialyse möglich • Häufig gut verträglich • Geringeres Risiko der Atemdepression • Geringere Toleranzentwicklung • Erhältliche Pflastergrößen: 5–70 mcg/h, Pflasterwechsel meist alle 7 Tage, bei 35, 52,5 und 70 mcg/h Pflasterwechsel alle 3–4 Tage, Fachinfo beachten • Manchmal End-of-dose-failure und früherer Wechsel nötig
Oxycodon/ Naloxon	Beginn mit 5/2,5 mg ret. p.o. 2 x tgl. Bedarf: Oxycodon akut 5 mg p. o., b. Bed. bis 4(– 6) x tgl., Abstand mind. 1 h	• Nicht geeignet bei Leberinsuffizienz • Bei hochgradiger Niereninsuffizienz Dosisanpassung nötig • Serotoninsyndrom in Kombination mit SSRI möglich
Morphin	Beginn mit 10 mg ret. p.o. 2 x tgl. Bedarf: Morphin akut 5 mg p. o., b. Bed. bis 4(– 6) x tgl., Abstand mind. 1 h	• Mehr Obstipation • Etwas sedierender im Vergleich • Cave: bei Niereninsuffizienz Akkumulation des aktiven Metaboliten, Auftreten von NW zeitlich verzögert • Dosisreduktion bei Niereninsuffizienz: bereits bei GFR < 50 ml/min Reduktion 75 %, bei GFR < 10 ml/min 50 % unter engmaschiger Überwachung • Bei fortgeschrittener Leberinsuffizienz Dosisanpassung nötig

(Fortsetzung)

Tab. 24.2 (Fortsetzung)

Opioid	Dosierung (individuelle Anpassung nötig)	Anmerkungen
Fentanyl transdermal	Beginn mit Pflaster 12,5 mcg/h Bedarf: anderes nichtretardiertes Opiat wie Hydromorphon akut 1,3 mg p.o., b. Bed. bis 4(– 6) x tgl., Abstand mind. 1 h (schnellwirksames Fentanyl nur bei palliativen Tumorschmerzen)	• Eher der palliativen Therapie vorbehalten • Perioperativ/für Akutschmerzen nicht indiziert • Bei opioidnaiven Patienten ungünstig • Nicht geeignet bei starken Schwankungen der Schmerzintensität • Bei Kachexie verminderte Resorption • Bei Niereninsuffizienz möglich, bei hochgradiger vorsichtigere Titration • Serotoninsyndrom in Kombination mit SSRI möglich • Pflastergrößen: 12,5, 25, 50, 75, 100 und 150 mcg/h • Pflasterwechsel alle 3 Tage
Tapentadol	Beginn mit 25 mg ret. p.o. 2 x tgl. Bedarf: • Tapentadol 20 mg als Lösung, b. Bed. bis 4–6 x tgl., Abstand mind 1 h • Alternativ Tapentadol retard 25 mg p.o. nach mindestens 1 h bis 4 x tgl., Abstand mind. 1 h • Alternativ anderes kurzwirksames Opioid	• Dualer Wirkmechanismus durch Noradrenalin-wiederaufnehmenden Effekt • Dadurch Option bei neuropathischen Schmerzen • Bei hochgradiger Niereninsuffizienz Dosisanpassung • Weniger Übelkeit und Obstipation • Serotoninsyndrom in Kombination mit SSRI möglich • Unretardiert als Lösung verfügbar

Abkürzungen: ret.: retardiert, s.c.: subkutan, p.o.: peroral, i.v.: intravenös, mind. mindestens, tgl.: täglich, s.l.: sublingual

- **Benommenheit** (nimmt meist über Tage bis Wochen ab, kann persistieren), kognitive Veränderungen, Delir, Halluzinationen, Albträume, Myoklonien, Hyperalgesie.
- Atemdepression: selten bei vorsichtiger Dosistitration. In Kombination mit obstruktivem Schlafapnoe-Syndrom (OSAS) erhöht.
- Übelkeit zu Beginn der Therapie, ggf. antiemetische Prophylaxe für maximal 2–4 Wochen.
- Harnverhalt (Cave: nicht anderweitig erklärbare Unruhe bei kognitiv beeinträchtigten Patienten).

Generelle Prinzipien zur Opioidtherapie bei geriatrischen Patientinnen:

- Vereinbarung eines **Therapieziels** (z. B. wieder zum Einkaufen gehen können)
- **Start low, go slow**
  - Niedrige Angangsdosis: Dosisreduktion um –30 bis –50 % im Vergleich zu Jüngeren.

  - Langsame Dosissteigerungen. Die optimale Dosis liegt bei Erreichen des Therapieziels mit möglichst geringen NW.
  - Engmaschige Überwachung: Die richtige Dosis kann erst nach mindestens fünf Dosen beurteilt werden (Schuler 2014).

- **Retardierte** Präparate (niedrigeres Sturzrisiko) nach festem Zeitplan einsetzen; unretardierte Präparate nur in der Einstellungsphase im Krankenhaus und in der onkologischen bzw. palliativen Schmerztherapie
- Dosisintervall: häufig längere Intervalle möglich
- Nur ein Medikament zu einem Zeitpunkt verändern
- Bei unzureichendem Ansprechen: Absetzen bzw. Ausschleichen des Opioids oder Opioidrotation (siehe Praxiswerkzeug 10: Opioidrotation der AWMF-Leitlinie bei Häuser 2020)
- Regelmäßige kritische Evaluation, ob das Opioid noch einen Nutzen erbringt, besonders, wenn nichtpharmakologische oder koanalgetische Alternativen nach längerer Aufdosierungsphase helfen
- Bei hohen Dosen (bei geriatrischen Patienten > 60 mg Morphinäquivalent tgl.) oder Toleranz ggf. schmerztherapeutische Konsiliarberatung

Folgende Opioide können vorzugsweise bei älteren Patienten eingesetzt werden: Tilidin, Hydromorphon oder Buprenorphin.

Koanalgetika (Tab. 24.3)

Bei geriatrischen chronischen Schmerzpatientinnen ist fast immer eine **neuropathische** Schmerzkomponente vorhanden, sodass der Einsatz von Antikonvulsiva (Gabapentin oder Pregabalin) oder Antidepressiva (Serotonin-Noradrenalin-Wiederaufnahmehemmer (SNRI): Duloxetin) als Koanalgetika oftmals gerechtfertigt ist. Duloxetin kann auch bei älteren Patienten gut für die schmerzhafte diabetische Polyneuropathie eingesetzt werden (Goldstein et al. 2005). **Gabapentin und Pregabalin** können Benommenheit verursachen und müssen im Alter besonders vorsichtig eindosiert werden. Beide Substanzen eignen sich jedoch für die Anwendung bei Phantomschmerzen und chronischen Schmerzen wie bei chronischer Extremitätenischämie, chronischen vaskulären Wunden oder chronischem Stumpfschmerz mit neuropathischen Anteilen.

Das bei jüngeren Patienten häufig verwendete trizyklische Antidepressivum **Amitriptylin** sollte im Alter aufgrund anticholinerger Nebenwirkungen und eines um das 2,5-fach erhöhten Risikos für Sturzverletzungen leitliniengerecht nicht eingesetzt werden (Grandt und Gamstätter 2023). Laut PRISCUS-Liste und Expertenkommentar ist eine koanalgetische Therapie von Amitriptylin im niedrig dosierten Bereich bei kognitiv unauffälligen älteren Patientinnen unter Umständen möglich. In der Praxis wird dies durch langsames Eindosieren in Tropfenform gerade bei nächtlichen neuropathischen Schmerzen häufig gut möglich.

Lokales Capsaicin 8 % (Qutenza®) ist als aktiver Bestandteil der Chilischote bei neuropathischen Schmerzen zugelassen und als Pflaster der Größe 14 x 20 cm verfügbar, das von Fachpersonal 30–60 min auf das schmerzhafte intakte Areal geklebt wird. Bis auf

Tab. 24.3 Koanalgetika bei älteren Patienten und Patientinnen

Medikament	Dosis (Maximaldosen nach dosing.de)	Anmerkungen
Gabapentin	Beginn mit 100 mg 1–3 x tgl. (bei > 80 J, Frailty und kognitiven Defiziten eher 1 x tgl., bei Niereninsuffizienz s. u.) Aufdosieren alle 1–2 Tage um 100–300 mg tgl. **Dosierung und Maximaldosen nach GFR (ml/min):** GFR > 80: max. 3600 mg/d, d. h. 1200 mg alle 8 h GFR 50–79: max. 1800 mg/d, d. h. 600 mg alle 8 h GFR 30–49: max. 800 mg/d, d. h. max. 400 mg alle 12 h GFR 15–29: initial 100 mg alle 24 h, max. 600 mg alle 24 h GFR 7,5–14: initial 100 mg alle 48 h, im Verlauf max. 300 mg alle 24 h GFR < 7,5: initial 100 mg alle 48 h, im Verlauf max. 300 mg alle 48 h Hämodialyse-Patienten: initial einmalig 100 mg, danach nur nach Hämodialyse (im Verlauf max. 300 mg, nur nach Dialyse)	• Bei neuropathischen Schmerzen oder chronischen Schmerzen mit neuropathischer Komponente • Häufige NW: Schwindel, Müdigkeit, Gangunsicherheit, selten akutes Nierenversagen • Sturzrisiko erhöht, bes. in Kombination mit Opioid • Titration bis zur Maximaldosis bei NW häufig nicht möglich • Geringes Interaktionspotential
Pregabalin	Beginn mit 25 mg 1–2 x tgl. (bei > 80 J, Frailty, kogn. Defiziten eher 1 x, tgl., bei Niereninsuffizienz s. u.) Steigerung im stationären Setting alle 2–3 Tage um 25–50 mg tgl., ambulant alle 3–7 Tage um 25–50 mg tgl. **Dosierung und Maximaldosen nach GFR (ml/min):** GFR ≥ 60: Maximaldosis 600 mg, d. h. 300 mg alle 12 h GFR 30–59: Maximaldosis 300 mg, d. h. maximal 150 mg alle 12 h GFR 15–29: Maximaldosis 150 mg, d. h. maximal 75 mg alle 12 h GFR < 15: Maximaldosis 75 mg alle 24 h Hämodialyse-Patienten: initial 25 mg alle 24 h (maximal 75 mg alle 24 h), am Dialysetag nach Dialyse zusätzlich 25–100 mg	• Bei neuropathischen Schmerzen oder chronischen Schmerzen mit neuropathischer Komponente • Häufige NW: Schwindel, Müdigkeit, Gangunsicherheit • Auch anxiolytisch wirksam → bei komorbider Angsterkrankung vorteilhaft • Kontraindikation (KI) bei Z. n. Substanzabusus oder Medikamentenmissbrauch • Geringes Interaktionspotential

Tab. 24.3 (Fortsetzung)

Medikament	Dosis (Maximaldosen nach dosing.de)	Anmerkungen
Duloxetin	Beginn mit 20–30 mg morgens Steigerung auf max. 60 mg/d nach 7–14 Tagen Keine Anpassung bei Niereninsuffizienz, aber keine Anwendung bei GFR < 30 ml/min	• Bes. bei schmerzhafter diabetischer PNP geeignet und zugelassen • Häufige NW: Schwindel, Benommenheit, Übelkeit, Mundtrockenheit • KI: unkontrollierte Hypertonie, Leberinsuffizienz, GFR < 30 ml/min • Bei komorbider Depression vorteilhaft; für antidepressive Dosissteigerungen > 60 mg/d gerontopsychiatrische Einschätzung einholen
Amitriptylin	Beginn in Tropfenform: 2–3 gtt (4–6 mg bei 40 mg/ml) zur Nacht Steigerung langsam auf maximal 10–25 mg zur Nacht (als Tbl. möglich ab 10 mg)	• Insgesamt problematisch bei geriatrischen Patienten • Ausgeprägte anticholinerge NW möglich: Verwirrtheit, Müdigkeit, Harnverhalt, Obstipation, Hypotonie • Vor Erstanwendung EKG empfohlen zum Ausschluss eines AV-Blocks und Long-QT-Syndroms • KI: kürzlich zurückliegender Herzinfarkt, AV-Block jeden Grades, Herzrhythmusstörung und Koronarinsuffizienz • Vorsicht bei Prostatahyperplasie mit Restharnbildung, Glaukom
Lokales Capsaicin 8 % (Qutenza®)	Bis vier Pflaster auf schmerzhaftes Areal kleben für 30–60 Minuten, Sicherheitshinweise beachten bei Ansprechen Wdh. nach 3 Monaten	• Bei schmerzhafter diabetischer Polyneuropathie (PNP) und anderen neuropathischen Schmerzen, besonders wenn oberflächlich lokalisiert • Anwendung nur durch qualifiziertes medizinisches Fachpersonal (meist Schmerzmediziner) • Nebenwirkungsarm • Evaluation der Wirkung nach 5–7 Tagen möglich • Wiederholung nach 3 Monaten nötig bei Ansprechen • Relativ teuer

vorübergehende lokale Schmerzen ist lokales Capsaicin nebenwirkungsarm und kann daher gut bei älteren Patienten eingesetzt werden. Gut untersucht ist Qutenza® für die schmerzhafte diabetische Polyneuropathie, wofür es als Monotherapie oder in Kombination mit anderen Medikamenten wie Duloxetin oder Pregabalin oder Gabapentin bei chronischen leichten bis moderaten Schmerzen empfohlen wird (Ziegler et al. 2019). Bei

Multimorbidität und insbesondere oberflächlichen chronischen neuropathischen Schmerzen kann Qutenza® jedoch auch eine gute Option bei anderen gefäßtypischen Krankheitsbildern sein, z. B. bei chronischen Stumpfschmerzen. Hier empfiehlt sich das Hinzuziehen eines Schmerzmediziners zur Einschätzung und ggf. Therapieplanung.

Die Kombination von mehreren analgetischen Substanzen ist prinzipiell möglich. Bei älteren Patientinnen gilt jedoch:

- **Start low, go slow** (so niedrig wie möglich und so hoch wie nötig) – auch hier niedrige Ausgangsdosis und langsame Dosissteigerung nötig.
- Die vorsichtige Titration von **1–2 Medikamenten (inkl. Opioid) bis zur Wirkschwelle** bzw. Nebenwirkungsschwelle ist sinnvoller, als mehrere Medikamente gleichzeitig anzusetzen (erhöhtes Sturzrisiko und unübersichtliche Medikamenteninteraktionen).

24.4 Postoperative Schmerztherapie

Die postoperative Schmerztherapie unterscheidet sich hinsichtlich der konservativen Schmerztherapie in mehreren Punkten:

- Teils sind **regionale Verfahren** möglich und sollten bei älteren Patienten bevorzugt eingesetzt werden (s. Kap. Henze).
- Nach Nutzen-Risiko-Abwägung kann **ggf. eine kurzfristige medikamentöse Therapie mit einem NSAR** erfolgen (Tab. 24.1, ansonsten Paracetamol/Metamizol), um im Rahmen einer multimodalen Schmerztherapie Opioide einzusparen.
- Der Opioidbedarf kann bei vorbestehender Opioidtherapie höher oder ggf. postoperativ reduziert sein (z. B. nach Revaskularisation) und muss **individuell** angepasst werden.
- Eine **Bedarfsmedikation** sollte vorhanden sein und erklärt werden.
- Die **Aufklärung** über ein angesetztes Medikament und die Kommunikation während der Verabreichung sind essenziell. Zum Beispiel konnte gezeigt werden, dass postoperativ die offen kommunizierte Verabreichung zu einer deutlich besseren Schmerzreduktion führt als die verdeckte Verabreichung über eine Infusionspumpe ohne entsprechende Kommunikation (Colloca et al. 2004).

Neuropathische Schmerzen können auch akut auftreten und stellen einen Risikofaktor für die Entwicklung chronischer Schmerzen dar (Schug et al. 2020). Bei Hinweisen kann ggf. auch postoperativ individuell Gabapentin oder Pregabalin bzw. Tapentadol einer Chronifizierung entgegenwirken (z. B. nach Majoramputation).

Postamputationsschmerz

Phantomschmerzen bestehen aus schmerzhaften sensorischen Phänomenen im fehlenden Körperteil, meistens distal lokalisiert. Prädiktive Faktoren sind starke präoperative Schmerzen, starke postoperative Stumpfschmerzen und eine komorbide Depression/ Angsterkrankung. Eine **gute perioperative Schmerzkontrolle** ist daher essenziell, besonders als **Katheterverfahren peripher oder epidural** (s. Henze). Pharmakologisch kommen die o. g. Opioide und Koanalgetika infrage. Positive Daten gibt es auch für Ketamin (Alviar et al. 2016), dessen Verabreichung aufgrund der i.v.-Gabe jedoch unter Überwachung eingesetzt werden sollte und Nebenwirkungen wie Orientierungsstörungen hervorrufen kann.

Nichtpharmakologische Optionen sollten aufgrund des niedrigen Nebenwirkungsspektrums und opioidsparenden Effekts bei geriatrischen Patientinnen ausgeschöpft werden. Für die Anwendung von **TENS** gibt es positive Daten bei akuten (Albright-Trainer et al. 2022) und chronischen Postamputationsschmerzen (Gilmore et al. 2019). Die transkutane elektrische Nervenstimulation (TENS) kann z. B. 2 x 20 min tgl. durch den Patienten angewandt werden.

Auch eine **Spiegeltherapie** zeigt positive Effekte (Herrador Colmenero et al. 2018) und sollte zu Hause selbst oder im Rahmen einer Ergotherapie über Wochen bis Monate fortgeführt werden. Alternativ oder im Idealfall ergänzend kann ergotherapeutisch die **Graded Motor Imagery** eingesetzt werden (Batsford et al. 2017), die ambulant jedoch nicht flächendeckend verfügbar ist. Für handy-/tabletaffine Senioren kommen kostenpflichtige, **appbasierte Anwendungen** wie Recognise oder Orientate infrage, die ebenfalls visuelle Techniken anwenden und sich gerade bei Frailty positiv auswirken könnten (Beier et al. 2023).

Literatur

Albright-Trainer B, Phan T, Trainer RJ, Crosby ND, Murphy DP, Disalvo P, Amendola M, Lester DD (2022) Peripheral nerve stimulation for the management of acute and subacute postamputation pain: a randomized, controlled feasibility trial. Pain Manag 12(3):357–369. https://doi.org/10.2217/pmt-2021-0087

Alviar MJ, Hale T, Dungca M (2016) Pharmacologic interventions for treating phantom limb pain. Cochrane Database Syst Rev 10(10):CD006380. https://doi.org/10.1002/14651858.CD006380.pub3

Batsford S, Ryan CG, Martin DJ (2017) Non-pharmacological conservative therapy for phantom limb pain: a systematic review of randomized controlled trials. Physiother Theory Pract 33(3):173–183. https://doi.org/10.1080/09593985.2017.1288283

Beier F, Löffler M, Nees F, Bekrater-Bodmann R, Silvoni S, Desch S, Löffler A, Hausner L, Frölich L, Flor H (2023) Effects of an app-based sensorimotor training in promoting neuroplasticity and neuropsychological functioning in frailty: a randomized controlled trial. Arch Gerontol Geriatr. 115:105202. https://doi.org/10.1016/j.archger.2023.105202

Colloca L, Lopiano L, Lanotte M, Benedetti F (2004) Overt versus covert treatment for pain, anxiety, and Parkinson's disease. Lancet Neurol 3(11):679–684. https://doi.org/10.1016/S1474-4422(04)00908-1

van Dijk JFM, Zaslansky R, van Boekel RLM, Cheuk-Alam JM, Baart SJ, Huygen FJPM, Rijsdijk M (2021) Postoperative pain and age: a retrospective cohort association study. Anesthesiology 135(6):1104–1119. https://doi.org/10.1097/ALN.0000000000004000

Gilmore C, Ilfeld B, Rosenow J, Li S, Desai M, Hunter C, Rauck R, Kapural L, Nader A, Mak J, Cohen S, Crosby N, Boggs J (2019) Percutaneous peripheral nerve stimulation for the treatment of chronic neuropathic postamputation pain: a multicenter, randomized, placebo-controlled trial. Reg Anesth Pain Med 44(6):637–645. https://doi.org/10.1136/rapm-2018-100109

Goldstein DJ, Lu Y, Detke MJ, Lee TC, Iyengar S (2005) Duloxetine vs. placebo in patients with painful diabetic neuropathy. Pain 116(1–2):109–118. https://doi.org/10.1016/j.pain.2005.03.029

Grandt, G, Gamstätter, T (2023) S2k-Leitlinie Arzneimitteltherapie bei Multimorbidität – Living Guideline, 1, AWMF-Registernummer: 100 – 001. https://register.awmf.org/de/leitlinien/detail/100-001. Zugegriffen am 03.10.024

Hadjistavropoulos T, Herr K, Turk DC, Fine PG, Dworkin RH, Helme R, Jackson K, Parmelee PA, Rudy TE, Lynn Beattie B, Chibnall JT, Craig KD, Ferrell B, Ferrell B, Fillingim RB, Gagliese L, Gallagher R, Gibson SJ, Harrison EL, Katz B, Keefe FJ, Lieber SJ, Lussier D, Schmader KE, Tait RC, Weiner DK, Williams J (2007) An interdisciplinary expert consensus statement on assessment of pain in older persons. Clin J Pain. 23(1 Suppl):1–43. https://doi.org/10.1097/AJP.0b013e31802be869

Häuser W (2020) 2. Aktualisierung der S3 Leitlinie „Langzeitanwendungen von Opioiden bei chronischen nicht-tumorbedingten Schmerzen" „LONTS". Der Schmerz 34:204–244. https://register.awmf.org/de/leitlinien/detail/145-003. Accessed 03 Oct 2024

Herrador Colmenero L, Perez Marmol JM, Martí-García C, Querol Zaldivar MLÁ, Tapia Haro RM, Castro Sánchez AM, Aguilar-Ferrándiz ME (2018) Effectiveness of mirror therapy, motor imagery, and virtual feedback on phantom limb pain following amputation: a systematic review. Prosthet Orthot Int 42(3):288–298. https://doi.org/10.1177/0309364617740230

Hunold KM, Esserman DA, Isaacs CG, Dickey RM, Pereira GF, Fillingim RB, Sloane PD, McLean SA, Platts-Mills TF (2013) Side effects from oral opioids in older adults during the first week of treatment for acute musculoskeletal pain. Acad Emerg Med. 20(9):872–879. https://doi.org/10.1111/acem.12212

Klinger R, Stuhlreyer J, Schwartz M, Schmitz J, Colloca L (2018) Clinical use of placebo effects in patients with pain disorders. Int Rev Neurobiol 139:107–128. https://doi.org/10.1016/bs.irn.2018.07.015

Lautenbacher S, Peters JH, Heesen M, Scheel J, Kunz M (2017) Age changes in pain perception: a systematic-review and meta-analysis of age effects on pain and tolerance thresholds. Neurosci Biobehav Rev 75:104–113. https://doi.org/10.1016/j.neubiorev.2017.01.039

Mann NK, Mathes T, Sönnichsen A, Pieper D, Klager E, Moussa M, Thürmann PA (2023) Potentially inadequate medications in the elderly: PRISCUS 2.0 – first update of the PRISCUS list. Dtsch Arztebl Int 120:3–10. https://doi.org/10.3238/arztebl.m2022.0377. https://www.priscus2-0.de/index.html. Accessed 03 Oct 2024

Mitchell SJ, Hilmer SN, Murnion BP, Matthews S (2011) Hepatotoxicity of therapeutic short-course paracetamol in hospital inpatients: impact of ageing and frailty. J Clin Pharm Ther 36(3):327–335. https://doi.org/10.1111/j.1365-2710.2010.01193.x

Robinson CL (2007) Relieving pain in the elderly. Health Prog 88(1):48–53. 70

Schnabel A, Rittner HL (2019) Interaktion von Metamizol und ASS: Reicht die Evidenz für klinische Konsequenzen? Arzneiverordnung in der Praxis 46(1–2). Arzneimittelkommission der Deutschen Ärzteschaft. https://www.akdae.de/. Zugegriffen am 27.04.2026

Schreier MM, Stering U, Pitzer S, Iglseder B, Osterbrink J (2015) Schmerz und Schmerzerfassung in Altenpflegeheimen: Ergebnisse der OSiA-Studie [Pain and pain-assessment in nursing homes: results of the OSiA study]. Schmerz 29(2):203–210. https://doi.org/10.1007/s00482-014-1509-0
Schug SA, Palmer GM, Scott DA, Alcock M, Halliwell R, Mott JF, APM:SE Working Group of the Australian and New Zealand College of Anaesthetists and Faculty of Pain Medicine (2020) Acute pain management: scientific evidence, 5. Aufl. ANZCA & FPM, Melbourne
Schuler M (2014) Wie man Schmerzen auch bei Demenz erkennen kann. Dtsch Ärztebl 111(41):4
Seretny M, Colvin LA (2016) Pain management in patients with vascular disease. Br J Anaesth 117(Suppl 2):ii95–ii106. https://doi.org/10.1093/bja/aew212
Ziegler D, Keller J, Maier C, Pannek J (2019) DDG Praxisempfehlung: Diabezische Neuropathie. Diabetologie 14(Suppl 2):S243–S257. https://doi.org/10.1055/a-0899-0129

Teil VI

Palliative Konzepte in der vaskulären Altersmedizin

Palliativversorgung in der vaskulären Altersmedizin 25

Katharina Rockmann

Inhaltsverzeichnis

25.1 Allgemeines

> „Palliativmedizin/Palliative Care ist ein Ansatz zur Verbesserung der Lebensqualität von Patienten und ihren Familien, die mit Problemen konfrontiert sind, welche mit einer lebensbedrohlichen Erkrankung einhergehen. Dies geschieht durch Vorbeugen und Lindern von Leiden durch frühzeitige Erkennung, sorgfältige Einschätzung und Behandlung von Schmerzen sowie anderen Problemen auf körperlicher, psychosozialer und spiritueller Ebene." (WHO 2002)

Obgleich die Definition der WHO schon etwas älter ist, hat sie über die Zeit nicht an Gültigkeit verloren. Ganz im Gegenteil: In dieser Definition werden alle relevanten und aktuellen Merkmale der Palliativversorgung hervorgehoben. Zum einen steht die individuelle Lebensqualität im Fokus der Betrachtung, lebensverlängernde Maßnahmen treten in

K. Rockmann (✉)
Palliamo, Regensburg, Deutschland
k.rockmann@palliamo.de

M. Steinbauer et al. (Hrsg.), *Gefäßmedizin im Alter*,
https://doi.org/10.1007/978-3-662-71191-0_25

den Hintergrund. Zum anderen wird deutlich, dass palliativmedizinische Ansätze nicht nur für onkologische Erkrankungen gelten, sondern unabhängig von der Diagnoseart Anwendung finden. Außerdem kommt zum Ausdruck, dass in dieser Krankheitsphase neben der Lebensqualität des Patienten auch die Bedürfnisse der Familien bei Planungen und Therapieentscheidungen berücksichtigt werden sollen. Patient und Angehörige können dementsprechend als „Unit of Care" verstanden werden, eine Formulierung, die den Bedarf an Betreuung und Begleitung von Patienten und Angehörigen gleichermaßen zum Ausdruck bringt. Die diagnostischen und therapeutischen Schwerpunkte in der Palliativversorgung sind somit auf individuelle Therapieziele ausgerichtet; diese sollten in einer gemeinsamen Entscheidungsfindung mit den Patienten und ihren Angehörigen festgelegt werden. Schließlich nimmt die WHO-Definition noch Bezug auf das sogenannte „total pain concept" (Saunders 2001), welches Cicely Saunders (1918–2005, Gründerin der modernen Palliativ- und Hospizbewegung) in den 1960er-Jahren geprägt hat: Demnach ist die Erfahrung des Schmerzes am Lebensende nicht nur vom physischen Ausmaß abhängig. Das (Gesamt-)Leid wird wesentlich durch psychische, soziale und spirituelle Dimensionen erfahren. Daher versteht sich die Palliativmedizin[1] als ganzheitlicher und entsprechend multiprofessioneller Ansatz.

Wenn die kurativen Behandlungsmöglichkeiten ausgeschöpft sind, beginnt definitionsgemäß der palliative Versorgungsansatz. Allerdings kann meist weder der Zeitpunkt der Therapiezieländerung eindeutig festgelegt werden, noch gibt es **die** (eine) Palliativversorgung. Der Krankheitsverlauf verläuft vielmehr in Phasen (Aulbert et al. 2012). Die Rehabilitationsphase definiert die Phase der letzten Monate, in der trotz der Erkrankung ein noch weitgehend normales Leben möglich ist. Die sich anschließende Terminalphase beschreibt den Zeitraum von einigen Wochen bis Monaten vor dem Tod, in dem die Aktivität aufgrund der Symptomlast trotz optimierter Therapie zunehmend eingeschränkt ist. Die (Prä-)Finalphase entspricht der eigentlichen Sterbephase. Von ihr wird in den letzten 3 Tagen des Lebens gesprochen. In allen Phasen ist es die Aufgabe der palliativmedizinisch Tätigen, die vorhandenen Symptome umfassend zu lindern und die Patienten und deren Angehörige zu beraten und zu begleiten. Dabei sei betont, dass die Palliativmedizin in jeder Phase ausdrücklich das Leben bejaht, das Sterben aber als normalen Prozess ansieht.

25.2 Palliativmedizinische Versorgungsstrukturen

In Deutschland wird zwischen der allgemeinen und der spezialisierten Palliativversorgung unterschieden. Die Mehrheit der Patienten wird im Rahmen der allgemeinen Palliativversorgung betreut. Nur, wenn in besonders komplexen und aufwendigen Fällen eine besondere Expertise erforderlich ist, übernehmen spezialisierte Einrichtungen die weitere

[1] Die deutschsprachige Übersetzung Palliativmedizin wird der Bedeutung des internationalen Begriffs Palliative Care nicht gerecht. Die Deutsche Gesellschaft für Palliativmedizin empfiehlt daher die Verwendung des Ausdruckes Palliativversorgung.

Tab. 25.1 Übersicht ambulanter und stationärer palliativmedizinischer Versorgungsstrukturen

	Allgemeine Palliativversorgung	Spezialisierte Palliativversorgung
Stationär	Krankenhäuser (allgemeine Stationen); Alten- und Pflegeheime	Palliativstationen, Palliativeinheiten, palliativmedizinische Konsildienste
Ambulant	AAPV	SAPV
Leistungserbringer	Haus- und Fachärzte; ambulant ergänzt durch Pflegedienste.	Multiprofessionelle Teams: Fachärzte mit Zusatzbezeichnung Palliativmedizin, Palliativ-Care-Fachkräfte
Stationäre Hospize: medizinische Betreuung durch niedergelassene Haus- und Fachärzte. Palliativpflegerische und psychosoziale Leistungen werden im Rahmen von hauseigenen multiprofessionellen Teams erbracht.		
Zusätzliche Unterstützung durch ehrenamtliche Hospizbegleiter		

Versorgung. Allgemeine und spezielle Palliativversorgung werden grundsätzlich sowohl stationär als auch ambulant angeboten.

Im stationären Bereich kann die allgemeine Palliativversorgung auf allen Krankenhausstationen angeboten werden; die zuständigen Klinikärzte übernehmen hier die palliativmedizinische Betreuung entsprechend ihren palliativen Grundkenntnissen und Basisfertigkeiten. Im ambulanten Setting bzw. in stationären Pflegeeinrichtungen (Alten- und Pflegeheime) sorgen niedergelassene Haus- und Fachärzte gemeinsam mit geschulten Pflege- und Hospizdiensten für eine bedarfsgerechte Palliativversorgung der Patienten. Viele niedergelassene Kollegen haben fundierte palliativmedizinische Kenntnisse oder verfügen über palliativmedizinische Qualifikationen; sie gewährleisten dann die sogenannte **AAPV** (**allgemeine ambulante Palliativversorgung**). Für die Berechnung bestimmter Leistungen in diesem Zusammenhang benötigen sie eine Genehmigung der zuständigen Kassenärztlichen Vereinigung.[2]

Reichen die Behandlungsmöglichkeiten der allgemeinen Palliativversorgung nicht mehr aus, können spezialisierte Fachkräfte hinzugezogen werden (spezialisierte Palliativversorgung). Im stationären Setting wird diese Art der Versorgung auf Palliativstationen, in Palliativeinheiten und durch palliativmedizinische Konsildienste angeboten. Im ambulanten Bereich gibt es seit 2009 den gesetzlichen Anspruch auf die sogenannte **spezialisierte ambulante Palliativversorgung** (**SAPV**), die in Deutschland mittlerweile nahezu flächendeckend etabliert ist. Die SAPV wird von spezialisierten multiprofessionellen Teams angeboten, die eigenständig oder an Trägerinstitutionen angebunden sein können und ergänzend zu Hausarzt und Pflegedienst tätig sind (Tab. 25.1).

[2] https://www.kbv.de/media/sp/PraxisWissen_Palliativversorgung.pdf.

Allen spezialisierten Versorgungsangeboten ist gemeinsam, dass sie von hoch qualifizierten und erfahrenen Fachkräften durchgeführt werden, die ihren Tätigkeitsschwerpunkt in der Palliativversorgung haben und multiprofessionell arbeiten. Das bedeutet, dass neben Fachärzten mit der Zusatzbezeichnung Palliativmedizin und Pflegefachkräften mit anerkannter Weiterbildung auch weitere qualifizierte Berufsgruppen, wie beispielsweise Physiotherapeuten, Atem-, Kunst- oder Musiktherapeuten, Psychologen, Sozialarbeiter und Seelsorger gemeinsam und umfassend die Patienten und ihre Angehörigen am Lebensende begleiten. Eine weitere Gemeinsamkeit besteht darin, dass das Sozialgesetzbuch klare Voraussetzungen für den Anspruch festlegt. Die SAPV steht demnach denjenigen Versicherten zu, die an einer nicht heilbaren, progredienten und weit fortgeschrittenen Erkrankung mit begrenzter Lebenserwartung leiden und die eine besonders aufwendige Versorgung benötigen (§ 37b SGB V).

Unterstützt werden alle Formen der Palliativversorgung von ehrenamtlichen Angeboten regionaler Hospizdienste bzw. Hospizvereine: Speziell ausgebildete Ehrenamtliche ermöglichen zusätzliche (Haus-)Besuche und bieten individuelle und vielfältige Unterstützungen im Alltag an. Die Angebote der Hospizvereine sind kostenfrei; Patienten und ihre Familien können direkt anfragen.

Hospize

Eine Sonderrolle nehmen stationäre Hospize ein: Als stationäre Einrichtungen mit einem eigenständigen Versorgungsauftrag erbringen sie pflegerische, medizinische und psychosoziale Leistungen für diejenigen Patienten („Gäste"), bei denen die Versorgung zu Hause auch mit externer Unterstützung (z. B. SAPV-Leistungserbringer) nicht mehr sichergestellt werden kann und bei denen eine Krankenhausbehandlung im Sinne von § 39a SGB V nicht erforderlich ist. Die Unterbringung im Hospiz ist für die Gäste kostenlos, die anfallenden Kosten werden zu 95 % von der jeweiligen Kranken- und Pflegekasse übernommen. 5 % der Kosten werden durch das stationäre Hospiz bzw. den Träger (durch Spenden) erbracht. Die Notwendigkeit einer stationären Hospizversorgung ist durch einen Vertragsarzt (Hausarzt) oder Krankenhausarzt schriftlich zu bestätigen. Die Leistung ist häufig zunächst auf 4 Wochen befristet.

SAPV

Die spezialisierte ambulante Palliativversorgung (SAPV) verfolgt das Ziel, die Lebensqualität und Selbstbestimmung von Palliativpatienten so lange wie möglich zu erhalten und ein Versterben in der gewohnten Umgebung, also meist zu Hause, aber auch in stationären Pflegeeinrichtungen, zu ermöglichen. Sie umfasst ärztliche und pflegerische Leistungen, insbesondere zur Schmerztherapie und Symptomkontrolle. Sie wird von ausschließlich auf Palliativversorgung ausgerichteten Teams erbracht und stellt eine Leistung der gesetzlichen Krankenkassen dar (§ 132d Abs. 1 Satz 6 SGB V). Da der der Großteil aller ambulant zu betreuenden Palliativpatienten durch die AAPV (allgemeine ambulante Palliativversorgung) versorgt wird, benötigt nur ein kleiner Anteil aller Sterbenden die zusätzliche Unterstützung der SAPV. Dies ist dann der Fall, wenn die Komplexität der vorliegenden Symptome den Einsatz eines spezialisierten Palliativteams notwendig macht und ein Versterben zu Hause ermöglicht werden soll bzw. unnötige Notarzteinsätze und Krankenhauseinweisungen verhindert werden sollen. Die SAPV wird entsprechend des individuellen Bedarfs als Beratungsleistung, Koordination der Versorgung, additiv unterstützende Teilversorgung oder vollständige Versorgung erbracht und beinhaltet die Möglichkeit einer 24-h-Ruf- und -Einsatzbereitschaft. Verordnet wird sie vom Vertragsarzt bzw. vom Klinikarzt mit dem Formular 63,[3] welches anschließend von den Leistungserbringern bei den Krankenkassen eingereicht wird. Anfang 2023 wurde eine bundeseinheitliche Rahmenvereinbarung zur SAPV beschlossen, die zum aktuellen Zeitpunkt auf Landesebene umgesetzt wird. In dieser werden Mindestmerkmale der SAPV geregelt, die erforderlich sind, um das Qualitätsniveau der Versorgung sicherzustellen.[4]

> „Es wird zwischen der allgemeinen und ambulanten Palliativversorgung unterschieden, beide werden sowohl ambulant als auch stationär angeboten. Reichen die Unterstützungsmöglichkeiten der allgemeinen ambulanten Palliativversorgung (AAPV) in besonders komplexen und aufwändigen Fällen nicht mehr aus, so kann die spezialisierte ambulante Palliativversorgung (SAPV) in Anspruch genommen werden."

25.3 Palliativmedizin bei nichtonkologischen Erkrankungen

In Deutschland liegt der Anteil nichtonkologischer Diagnosen bei palliativmedizinisch betreuten Patienten bei ca. 10 % (Hess et al. 2014). Dies ist umso bedauerlicher, da davon ausgegangen werden kann, dass die Symptomlast bei Patienten mit nichtonkologischen Diagnosen im Vergleich zu Patienten mit onkologischen Erkrankungen nicht geringer und der Bedarf an einer umfassenden Begleitung am Lebensende vergleichbar ist. Es konnte gezeigt werden, dass Patienten mit internistischen und neurologischen Erkrankungen im Vergleich zu Patienten mit Krebserkrankungen sogar eine höhere Symptomlast aufweisen (Moens et al. 2014; Ostgathe et al. 2011; Bausewein 2018). Es kommt verhältnismäßig häufiger zu Atemnot, Schwäche und Verwirrtheit. Zudem ist die Lebensqualität nichtonkologischer Patienten häufig aufgrund psychosozialer Belastungen stark beeinträchtigt, und nicht selten fehlt es an Aufklärung und Zugang zu palliativmedizinischen Einrichtungen (Selman et al. 2007; Boyd et al. 2004; Luddington et al. 2001; Bausewein 2018).

Gefäßmedizinische Patienten sind häufig multimorbide; mit zunehmendem Alter kommen erschwerend weitere geriatrische Symptome hinzu. Daher weisen sie nicht nur eine

[3] https://www.dgpalliativmedizin.de/images/stories/pdf/000000_Verordnung_Muster_63_4_2009.pdf.

[4] https://www.dgpalliativmedizin.de/neuigkeiten/sapv-und-aapv.html.

erhöhte Morbidität und Mortalität auf, auch die Lebensqualität ist mit fortschreitender Erkrankung zunehmend beeinträchtigt. Eine regelmäßige Überprüfung des Therapieziels mit Evaluation etwaiger palliativmedizinischer Bedürfnisse ist erforderlich, um eine bedarfsorientierte, patientenzentrierte Versorgungsqualität zu gewährleisten.

Eine große Herausforderung bei der Begleitung von Patienten mit nichtonkologischen Diagnosen liegt in der Wahl des Zeitpunktes der Palliation. Während Krebserkrankungen häufig über einen längeren Zeitraum stabil sind, bevor eine plötzliche und starke Verschlechterung eintritt, verlaufen vor allem internistische Erkrankungen häufig in Phasen. Exazerbationen und Komplikationen (z. B. Exazerbation einer COPD, Dekompensation einer Herzinsuffizienz etc.) führen zu einer akuten Verschlechterung, von der sich die Patienten dennoch eine lange Zeit wieder erholen können (Lynn und Adamson 2003). Die Einschätzung der Prognose ist daher deutlich erschwert.

Einige internationale Fachgesellschaften haben die palliative Mitbetreuung bereits in ihr Leitlinienprogramm aufgenommen oder Empfehlungen ausgesprochen (Hill et al. 2020; Braun et al. 2016; Heidenreich et al. 2022). Überdies gibt es allgemeine Screening-Tools, die dabei helfen können, diejenigen Patienten zu identifizieren, die von einer palliativen Mitbetreuung profitieren (Walsh et al. 2015; Maas et al. 2013; Coventry et al. 2005). Dennoch fehlt es an zuverlässigen Modellen oder Prädiktoren. In der gefäßmedizinischen Praxis empfiehlt es sich, auf besondere Hinweise und klinische Befunde zu achten. So können etwa die Nachfrage seitens des Patienten oder seiner Angehörigen nach palliativmedizinischer Versorgung bzw. das eigene ärztliche Nachdenken darüber ein guter Indikator für den richtigen Zeitpunkt sein. Folgende, klinisch messbare Parameter oder Verläufe können außerdem weiterhelfen (Bausewein 2018):

- Zunehmender Gewichtsverlust (> 10 %) in den letzten 6 Monaten, oder ein niedriges Serumalbumin, ein schlechter Funktionszustand (Barthel-Score < 25; Karnofsky < 50 %; ECoG > 2; Verlust von ≥ 2 ADL)
- ≥ 2 der folgenden Indikatoren in den letzten 6 Monaten: Dekubitus, rezidivierende Infektionen, Delir, anhaltende Dysphagie, wiederholte Stürze
- ≥ 2 ungeplante Krankenhauseinweisungen in den letzten 6 Monaten
- Betreuung im Pflegeheim oder zunehmender häuslicher Betreuungsbedarf
- Komorbiditäten: ≥ 2 gleichzeitige Erkrankungen

Die Einführung der sogenannten „surprise question" oder „double surprise question" kann ebenfalls hilfreich sein, um die Prognose bzw. den richtigen Zeitpunkt der Palliation zu bestimmen (Ermers et al. 2021). Demnach kann die (Überraschungs-)Frage, ob man überrascht wäre, wenn der Patient in den nächsten 12 Monaten versterben würde, bzw. bei Verneinung die anschließende Frage, ob man überrascht wäre, wenn er noch leben würde, aufschlussreich sein. Allerdings variieren Spezifität und Sensitivität dieses Tools erheblich und unterscheiden sich bei onkologischen und nichtonkologischen Diagnosen.

Zusammenfassend lässt sich feststellen, dass in der gefäßchirurgischen Praxis die Evaluation der individuellen Symptomlast, die kritische Beobachtung des Verlaufs der

Erkrankung sowie das offen geführte Gespräch mit dem Patienten und seinen Angehörigen erforderlich sind, um den richtigen Zeitpunkt für eine palliativmedizinische Mitbetreuung zu bestimmen.

> „Patienten mit nicht-onkologischen Diagnosen, einschließlich gefäßmedizinischer Patienten weisen am Lebensende vergleichbare körperliche Symptome und psychosoziale Probleme wie Krebspatienten auf. Dennoch haben sie oft erschwerten Zugang zu palliativmedizinischen Angeboten. Eine frühzeitige Reflexion über palliative Therapieansätze und das Anbieten entsprechender Versorgungsmöglichkeiten ist sic! sinnvoll."

25.4 Besonderheiten der palliativen Symptomkontrolle

Palliativmedizinische Ansätze stellen die individuelle Lebensqualität der Patienten in den Mittelpunkt des Therapiekonzeptes. Es vollzieht sich ein Perspektivwechsel, und anstelle des Befundes rückt zunehmend das Befinden des Patienten in den Fokus der Behandlung. Da es zunehmend nur noch um die Linderung belastender Symptome geht, oft unabhängig von der vorliegenden Grunderkrankung, spricht man von Symptomlinderung bzw. Symptomkontrolle.

Off-Label-Use

Eine Besonderheit der palliativen Symptomkontrolle stellt der routinemäßige Einsatz von Fertigarzneimitteln im sogenannten Off-Label-Use dar, was bedeutet, dass Medikamente außerhalb des entsprechenden Zulassungsbereichs angewendet werden (Hagemann et al. 2019). Die Zulassungsüberschreitung kann sich auf die Indikation, die Applikationsart, aber auch auf die Dosierung, die Therapiedauer oder die Zielgruppe (z. B. Kinder) beziehen. Auch das Mischen von Substanzen entspricht einer Therapie außerhalb des Zulassungsbereiches. Der Einsatz von Arzneimitteln im Off-Label-Bereich lässt sich häufig mit guten wissenschaftlichen Daten rechtfertigen (z. B. Morphin bei Atemnot oder Haloperidol bei Übelkeit gemäß S3-Leitlinie Palliativmedizin für Patienten mit einer nicht heilbaren Krebserkrankung; AWMF 2020), manchmal ist die Evidenzlage aber eher dünn, vor allem dann, wenn es sich um subkutane Anwendungen handelt (Jensen und Sjøgren 2022). Um Patientensicherheit und Verordnungsqualität zu gewährleisten, ist ein bewusster Umgang mit Verschreibungen von Arzneimitteln im Off-Label-Use unumgänglich. Denn, auch wenn Zulassungsüberschreitungen in der palliativmedizinischen Praxis sehr häufig sind (es werden schätzungsweise ein Drittel der verordneten Medikamente außerhalb des Zulassungsbereiches verordnet, Saiyed et al. 2017), so obliegt es stets der Verantwortung des verschreibenden Arztes, die Risiko-Nutzen-Relation im Individualfall sorgfältig abzuwägen und die entsprechende Therapie zu begründen. Aus rechtlicher Sicht sind dabei besonders die Aufklärung des Patienten und Haftungs- bzw. Erstattungsfragen zu berücksichtigen (Rémi und Gerlach 2021). Daher ist neben der Kenntnis der verfügbaren alternativen Therapieoptionen das Wissen um die Datenlage des Off-Label-Medikamentes unabdingbar. Wenn aufgrund dieser eine begründete Aussicht auf Therapieerfolg besteht, dann ergibt sich daraus eine wertvolle und sichere Erweiterung des individuellen Therapiespektrums.

Subkutane Medikamentengabe

Eine weitere Besonderheit der palliativen Symptomkontrolle ist die Applikationsart. Da Patienten am Lebensende entweder nicht mehr zuverlässig schlucken können, orale Medikamente ablehnen, die gastrointestinale Resorption gestört ist oder rezidivierendes Erbrechen vorliegt, müssen zur effektiven Symptomkontrolle alternative Applikationswege gefunden werden. Fehlt ein praktikabler und sicherer intravenöser Zugang, wird neben mukosalen, rektalen oder intranasalen Applikationswegen vor allem die routinemäßige Subkutangabe empfohlen (Hense et al. 2024). Sie ist sicher, einfach und effektiv, auch kann sie von jeder examinierten Pflegekraft durchgeführt und Angehörigen beigebracht werden. Medikamente können auf diese Weise sowohl als Einzelgaben oder kontinuierlich (Infusionen, Perfusoren, Pumpensysteme) verabreicht werden. Bevorzugte Injektionsstellen sind der anteriore obere Thorax (Pektoralisregion), das Abdomen und die Vorderseite proximaler Extremitäten. Voraussetzung ist ein ausreichend vorhandenes subkutanes Fettgewebe. Ödematöse Stellen, und Weichteilinfekte sollten vermieden werden. Ferner muss die Volumenmenge beachtet werden, Einzelgaben unter 2 ml und Infusionsvolumen von 500–1000 ml/24 h werden in der Regel gut toleriert. Für Fragen bezüglich pharmakologischer Eigenschaften und der damit einhergehenden Gewebeverträglichkeit, Wirksamkeit und Mischbarkeit von Medikamenten stehen auserwählte Positivlisten zur Verfügung, auch findet sich für viele Medikamente eine ausreichende Evidenz, auch wenn die Applikationsweise außerhalb des Zulassungsbereiches liegt (Hense et al. 2024; Wilcock et al. 2020).

Vorsorge- und Notfallplanung

Palliativversorgung bedeutet patientenzentrierte Kommunikation. Diese beinhaltet nicht nur den Aufklärungsprozess und das Thematisieren von Sterben und Tod mit dem Patienten bzw. seinen Angehörigen, sondern hebt explizit auch die Notwendigkeit der Vorsorge- bzw. Notfallplanung hervor (AWMF 2020). Diese verfolgt das Ziel, Handlungssicherheit in antizipierten Notfallsituationen zu geben, aber auch grundsätzliche Patientenpräferenzen und Überlegungen zu besprechen und festzuhalten. Im ambulanten Bereich steht dabei das Vermeiden unnötiger oder ungewollter Notarzteinsätze bzw. Krankenhauseinweisungen im Vordergrund; stationär geht es vorrangig um Sicherheit und Klarheit bezüglich des Vorgehens im Fall einer akuten Verschlechterung, insbesondere in Hinblick auf lebensverlängernde Maßnahmen wie Intubation und Reanimation.

Die Festlegung des Therapieziels ist dabei die wesentliche Grundlage der Vorsorge- und Notfallplanung. Die Dokumentation des Therapieziels bzw. des besprochenen Vorgehens im Falle einer akuten Verschlechterung sollte in einem schriftlichen palliativen Behandlungsplan erfolgen. Je nach Umsetzung kann dieser einer ärztlichen Anweisung oder auch einer schriftlichen Dokumentation des Patientenwillens entsprechen. In jedem Fall stellt er ein sinnvolles Instrument für Notfallsituationen dar, welches neben wertvollen Informationen auch rechtliche Sicherheit schaffen kann.

Eine Sonderform der Vorsorgeplanung stellt das BVP (Behandlung im Voraus planen), international bekannt unter Advance Care Planning, dar (Sudore et al. 2017). Dabei handelt es sich um ein systematisches Beratungs- und Kommunikationskonzept für Menschen in stationären Pflegeeinrichtungen. In wiederholten Gesprächen mit Patienten, Angehörigen, Behandlungsteam und geschulten Gesprächsbegleitern werden individuelle Patientenpräferenzen bezüglich zukünftiger Behandlungen herausgearbeitet, dokumentiert und regelmäßig evaluiert.[5] Der Paragraf § 132g (SGB V) spricht von „Gesundheitlicher Versorgungsplanung für die letzte Lebensphase" und regelt die rechtlichen Rahmenbedingungen dazu.

> „In der Palliativversorgung findet sich meist ein Perspektivenwechsel, anstelle des *Befundes* steht das *Befinden* im Vordergrund
>
> Es werden häufig Medikamente im off label use eingesetzt. Eine Aufklärung des Patienten und ggf. Beantragung der Kostenübernahme bei den Krankenkassen wird empfohlen.
>
> Wenn die orale Medikamentengabe nicht möglich ist, werden Medikamente in der Palliativmedizin routinemäßig subkutan verabreicht, sowohl in Form von Einzelgaben als auch kontinuierlich.
>
> Das Vorgehen im Notfall bzw. Patientenpräferenzen sollen besprochen und schriftlich festgehalten werden."

25.5 Ausgewählte Symptome bei Gefäßpatienten aus palliativmedizinischer und -pflegerischer Perspektive

Spezielle Aspekte der Schmerztherapie

Die Schmerztherapie in der palliativmedizinischen Versorgung schwerstkranker und sterbender Patienten richtet sich unabhängig von der zugrunde liegenden Erkrankung nach dem WHO-Stufenschema.

Ergänzend zu den Informationen aus Kap. 24 sollen im Folgenden ein paar Besonderheiten der palliativen Schmerzbehandlung vaskulärer Patienten hervorgehoben werden.

---

[5] www.advancecareplanning.de.

Bei gefäßmedizinischen, geriatrischen Patienten liegen häufig ausreichend Gründe vor, warum die orale Einnahme der Schmerzmedikation nicht zu dem gewünschten Therapieeffekt führt, die intravenöse Administration aber keine praktikable oder dauerhafte Alternative darstellt. Werden Opiate der WHO-Stufe III eingesetzt, so ist es grundsätzlich möglich, analog der onkologischen Vorgehensweise transdermale Präparate (Fentanyl-, Buprenorphinpflaster) einzusetzen. Sie sind meist sicher, effektiv und praktikabel und können zudem auch bei höhergradiger Niereninsuffizienz verordnet werden. Der Nachteil von Transdermalpflastern ist eine schlechte Steuerbarkeit sowie eine möglicherweise herabgesetzte Wirksamkeit bei Kachexie (Carlini et al. 2024). Daher werden sie in der Sterbephase nicht mehr empfohlen.

Zur mukosalen bzw. bukkalen oder nasalen Applikation stehen Fertigarzneimittel mit den Wirkstoffen Fentanyl und Buprenorphin zur Verfügung. Hierbei handelt es sich um sehr schnell bioverfügbare Arzneimittel, die sich vor allem zur Bedarfstherapie eignen und zur Behandlung von Durchbruchschmerzen bei Tumorpatienten etabliert sind (Bennett et al. 2005). Die subkutane Schmerztherapie ist eine gute Möglichkeit, Opiate in regelmäßigen Abständen, kontinuierlich und bedarfsweise zu verabreichen. Wenn von der oralen zur subkutanen (oder intravenösen) Morphinapplikation gewechselt wird, sollte dies entsprechend der analgetischen Potenz von 3:1 oder 2:1 erfolgen (Radbruch et al. 2011). Die Dosis der Bedarfsmedikation richtet sich nach der Gesamttagesdosis und beträgt in der Regel 1/6–1/10 der Gesamttagesdosis.

Patienten mit vaskulären Erkrankungen, insbesondere mit peripheren Gefäßerkrankungen wie pAVK, haben häufig gemischt nozizeptive und neuropathische Schmerzen. Hier sollte bei einem Nichterreichen einer zufriedenstellenden Symptomkontrolle mit Opiaten an eine Kombinationstherapie gedacht werden. Neben etablierten Koanalgetika sind hier vor allem das Ketamin und das S(+)-Enantiomer Esketamin hervorzuheben (Bell und Kalso 2019). Ursprünglich als Anästhetikum entwickelt, welches seine Wirkung über einen nichtkompetitiven Glutamat/NMDA (N-Methyl-D-Aspartat-)-Rezeptorantagonismus entfaltet (Mion und Villevieille 2013), ist Ketamin mittlerweile als potentes und sicheres Analgetikum in der Notfallmedizin und perioperativen Versorgung etabliert (Brinck et al. 2018). Auch in der Palliativmedizin wird es als potentes Schmerzmittel eingesetzt, beispielsweise bei therapierefraktären Schmerzen bei (opiatinduzierter) Hyperalgesie, bei Toleranzentwicklung sowie bei Ischämieschmerzen (Cohen et al. 2018; Cheung et al. 2019; Bell und Kalso 2019; Mitchell und Fallon 2002). Auch gegen Phantomschmerzen nach Extremitätenamputation kann Ketamin effektiv eingesetzt werden (Alviar et al. 2016). Insgesamt liegen gute praktische Erfahrungen und vielversprechende Daten vor, auch wenn die Studienlage nicht einheitlich ist (Goldman et al. 2019; Bell et al. 2017).

Da die orale Bioverfügbarkeit von Ketamin gering ist, kommen vor allem parenterale Applikationswege (intravenös, subkutan, intranasal) in Betracht. Im praktischen Alltag ist die subkutane Applikation vor allem im ambulanten Setting von großem Vorteil. Die Dosierungsempfehlungen variieren erheblich; als Einzelgaben werden 2,5–25 mg Ketamin s. c. verabreicht. Als kontinuierliche subkutane Infusion wird Ketamin meist mit einer Anfangsdosis von 1–2,5 mg/kg je 24 h subkutan begonnen, eine Erhöhung um 50–100 mg/24 h erfolgt im weiteren Verlauf entsprechend dem klinischen Ansprechen bis zu einer Höhe von 500 mg/24 h (Wilcock et al. 2020). Für das doppelt potente Enantiomer Esketamin halbieren sich die Dosierungsangaben entsprechend. Da Ketamin das Gewebe reizt, sollte es mit physiologischer Kochsalzlösung höchstmöglich verdünnt werden.

„Ketamin und das Enantiomer Esketamin können ergänzend zur Opioidtherapie bei therapierefraktären Schmerzen effektiv eingesetzt werden. Der bevorzugte Applikationsweg ist dabei subkutan."

Linderung wundassoziierter Symptome

Palliative Wunden unterscheiden sich von anderen Wundheilungsstörungen nicht nur darin, dass keine kausale Heilung mehr möglich ist, sondern häufig auch bezüglich der Ausprägung. Sind kurative Therapieziele nicht mehr erreichbar, so müssen die im Zusammenhang mit chronischen Wunden und Weichteildefekten einhergehenden Symptome gelindert, und die Lebensqualität so lange wie möglich aufrechterhalten werden. Dabei ist auch eine psychosoziale Unterstützung mit entsprechender Aufklärung der Angehörigen relevant. Eine individuelle und bedarfsgerechte Wundversorgung kann bedeuten, dass der Verbandswechsel seltener oder nur noch teilweise durchgeführt wird, etwa weil er für den Patienten zu schmerzhaft oder zu belastend ist. In jedem Fall sollte bei Vorliegen einer Wunde das individuelle Therapieziel regelmäßig besprochen und festgehalten werden. An ihm orientieren sich die Intensität der lokalen Wundreinigung, die Verbandwechselintervalle, sowie weiterführende pflegerische Maßnahmen, wie z. B. die Lagerung und angepasste Positionierung, bzw. der Einsatz entsprechender Hilfs- und Arzneimittel.

Allen lokalen Wundversorgungen gemeinsam sind die Notwendigkeit eines wundspezifischen Assessments mit entsprechender Dokumentation auf Wunddokumentationsbögen sowie eine sorgfältige Wundanamnese, die gerade im palliativmedizinischen Kontext ein ganzheitliches Assessment umfassen sollte: Neben Wundschmerzen, Geruch, und Exsudation sind Kriterien wie Lebensqualität, Körperbildveränderungen und Auswirkungen auf Angehörige zu erfassen (AWMF 2020; DGfW 2023).

In der Gefäßmedizin sind nicht selten komplexe Wundversorgungen nötig, etwa beim Vorliegen chronischer arteriovenöser Ulzera, Vaskulitiden, Ulzerationen, Dekubiti oder Gangränen. Für die entsprechende lokale Wundbehandlung liegen Empfehlungen von Fachgesellschaften vor (DGfW 2023).

Im Folgenden werden Möglichkeiten der Symptomkontrolle im Falle von Schmerzen, Exsudationen, Blutungen und Geruchsbildung beschrieben.

„Bei der palliativen Versorgung chronischer Wunden stehen eine angemessene Symptomkontrolle und die Aufrechterhaltung der Lebensqualität im Vordergrund. Die Art und Häufigkeit der Wundversorgung richtet sich nur mehr nach dem individuellen Bedarf."

Schmerzhafte Wunden

Zur Behandlung von Wundschmerzen ist prinzipiell eine systemische Schmerztherapie nach dem WHO-Stufenschema empfehlenswert. Bei direkten Wundschmerzen kann auch eine lokale Therapie, z. B. mit Morphin-Gel 0,1 % (Rezeptur nach Herbig, aus S3-Leitlinie, AWMF 2020) oder Lokalanästhetika, erfolgen. Auch sollte zwingend eine regelmäßige Evaluation des Schmerzzustandes stattfinden und bei Bedarf ca. 30 min vor dem Verbandswechsel/der Wundversorgung ein schnellwirksames Analgetikum verabreicht werden. Wundschmerzen beim Verbandswechsel können ferner durch nicht klebende Verbände bzw. angefeuchtete Verbände vor dem Ablösen reduziert werden.

Exsudationen

Mit zunehmender Gewebezerstörung und/oder Infektionen kommt es zu Exsudationen der Wunde. Quantität und Qualität der Exsudationen sollten in einem Wundassessment festgehalten werden.

Sind Kompressen oder Saugkompressen nicht mehr ausreichend, um ein Durchnässen zu verhindern, können sogenannte Superabsorber eingesetzt werden. Um dabei ein Verkleben oder Verhaften mit der Wundfläche zu vermeiden, können Wunddistanzgitter, vorzugsweise auf Silikonbasis (Silikongaze), als Zwischenlage verwendet werden. Diese können mit Hydrogelen und Antiseptika kombiniert werden und mehrere Tage auf der Wunde bleiben. Die angrenzende Umgebungshaut bzw. der Wundrand sollten mit einer Schutzcreme (z. B. Zink), ggf. auch mit Hydrokolloidverbänden versorgt werden. Liegen tiefe, zerklüftete Wundhöhlen vor, so müssen diese vor dem Verbinden ausgefüllt werden, beispielsweise mit Cavity-Schaumverbänden (DGfW 2023; AWMF 2020).

Blutungen

Chronische Wunden können zu Spontan- oder Kontaktblutungen neigen. Bei Letzterem helfen als erster Schritt Wunddistanzgitter, um ein Aufreißen der Wunde während des Verbandswechsels zu vermeiden. Bei leichten Blutungen kommen kühlende Maßnahmen und hämostatische Verbände (Alginate, oxidierte Zellulose wie Tabotamb® oder Kollagenprodukte wie z. B. Lysostypt®) zum Einsatz. Bei stärkeren Blutungen können vasokonstriktiv wirkende Arzneimittel auf Kompressen oder direkt auf die Wunde aufgebracht werden, z. B. Adrenalin (Verdünnung auf Kompresse 1:10.000: 1 Ampulle Suprarenin mit 1 ml mit 9 ml NaCl 0,9 % verdünnt) oder xylometazolinhaltigen Nasensprays (Off-Label-Use). Des Weiteren kann Tranexamsäure zur topischen Blutstillung eingesetzt werden; auch eine systemische Applikation ist unter sorgfältiger Nutzen-Risiko-Abwägung möglich (AWMF 2020).

Bei drohenden stärkeren oder großflächigen Blutungen sollten die Pflegenden bzw. Angehörigen über Verhaltensmaßnahmen aufgeklärt und ein entsprechender schriftlicher Notfallplan erstellt werden. Auch unterstützende Begleitmaßnahmen wie das Verwenden von dunklen Handtüchern und Bettwäsche sowie Medikamente zur Anxiolyse oder Sedierung (z. B. Lorazepam, Midazolam) sollten dabei thematisiert werden.

Geruchsbildung

Durch Wundinfektion und Exsudat entsteht bei chronischen Wunden nicht selten ein ausgeprägter Fäulnisgeruch. In der S3-Leitlinie Palliativmedizin wird ein Stufenschema zu Maßnahmen der Geruchsreduktion maligner Wunden empfohlen, das auch auf die Behandlung nichtmalignen Wunden übertragen werden kann. Demnach folgen auf allgemeine Wundreinigungsmaßnahmen die Infektionsbehandlung mit lokal antiseptisch wirkenden Verbänden. Als nächste Eskalationsstufe ist eine lokale oder systemische Antibiotikatherapie indiziert und als letzte Maßnahme zur Geruchsbildung ist das Abdichten der Wunde nach außen empfohlen (AWMF 2020). Zum Spülen werden physiologische Kochsalzlösungen oder Wundantiseptika (z. B. octenidinhaltige, polihexanidhaltige oder PVP-jodhaltige Produkte) empfohlen. Ein engmaschiger Verbandswechsel mit exsudataufnehmenden und keimbindenden Verbandsmaterialien (z. B. Wundauflagen mit Aktivkohle oder silberhaltigen Wundauflagen, hydrophobe Wundauflagen) kann zur Keimreduktion beitragen, auch Antibiotika werden eingesetzt. Besonders geeignet ist eine Metronidazol-Infusionslösung, welche lokal (getränkte Kompresse, Off-Label-Use) oder systemisch (3 x 400 mg oral oder 500 mg i. v. über 14 Tage) gegeben werden kann (AWMF 2020). Bei der Abdichtung der Wunden muss darauf geachtet werden, dass der direkte Wundkontakt stets nur mit sterilen Materialien entsteht.

Im Rahmen umgebungsbezogener Maßnahmen wie Raumbelüftung und täglichem Wäschewechsel können synthetische Geruchsbinder (z. B. Nilodor®) oder auch geruchsüberdeckende Stoffe im Patientenzimmer verteilt werden, beispielsweise Katzenstreu, Kaffeepulver oder Essigwasser.

25.6 Symptomkontrolle in der Sterbephase

Die Terminalphase beschreibt den Zeitraum von einigen Wochen bis Monaten vor dem Tod. In dieser Zeit tritt die zugrunde liegende Erkrankung zunehmend in den Hintergrund, die vorliegenden Symptome werden bedarfsgerecht und adäquat behandelt. Die Sterbephase, üblicherweise die letzten 3–7 Tage vor dem Tod, ist durch erkennbare physiologische Veränderungen gekennzeichnet (AWMF 2020):

- Veränderung der Atmung (z. B. Cheyne-Stokes-Atmung, rasselnde Atmung)
- Veränderung der Emotionen und des Bewusstseins

- Reduktion der Urinausscheidung unter 100 ml/24 h
- Pulslosigkeit der A. radialis
- Zunehmende Schwäche und reduzierter Allgemeinzustand
- Hautveränderungen; Verwirrtheit; Verlust des Interesses an Nahrungs- und Flüssigkeitszufuhr
- Intuition der an der Behandlung Beteiligten

Neben Schmerzen werden häufig Atemnot und Unruhe in dieser Phase beobachtet. Da das Instrument der Selbsteinschätzung und Selbstauskunft fehlt, ist eine regelmäßige und fachgemäße Evaluation durch Außenstehende erforderlich. Hierzu kann es hilfreich sein, die Angehörigen anzulernen und ihnen physiologische Abläufe zu erklären und sie über Zeichen einer ausreichenden, aber auch einer unzureichenden Symptomkontrolle aufzuklären (z. B. entspannter Gesichtsausdruck).

Atemnot

Atemnot ist ein subjektives Befinden und sollte unabhängig vom Vorliegen messbarer Parameter behandelt werden. Da vor allem akute Atemnot bei vielen Patienten Angst und Panik auslösen kann, ist es wichtig, auch Maßnahmen zur Linderung der Angst festzulegen. Da die Belastung auch für Angehörige oder Pflegekräfte häufig sehr ausgeprägt ist, ist auf eine ausreichende und wiederholte Aufklärung über Symptome und entsprechende Therapiemöglichkeiten zu achten.

Zu den allgemeinen Maßnahmen der Atemnot zählen Aufklärung, Reduktion von Stress und Panik, Lagerung, Atem- und Entspannungstechniken sowie einfache praktische Maßnahmen wie Lüften oder die Verwendung eines Handventilators (Simon et al. 2016b; Galbraith et al. 2010; Rosenbruch et al. 2024). Die Indikation zur Gabe von Langzeitsauerstoff ist bei einer Hypoxämie gegeben, anderweitig ist der Nutzen nicht ausreichend belegt (Abernethy et al. 2010). Medikamentös bieten Opioide bei der Behandlung von Atemnot die beste Evidenz, sowohl bei Tumorerkrankungen als auch bei nicht onkologischen Diagnosen (Jennings et al. 2012). Die Opiatdosis ist meist etwas niedriger als in der Schmerztherapie; bei opiatnaiven Patienten wird mit 2,5–5 mg Morphin oral oder parenteral alle 4 h begonnen, die dauerhafte Dosis richtet sich nach dem klinischen Ansprechen (Rosenbruch et al. 2024). Benzodiazepine können ergänzend eingesetzt werden, sie verbessern den Umgang mit der Atemnot durch ihre anxiolytische

Wirkung (Simon et al. 2016a). Die gleichzeitige Gabe beider Substanzen ist hilfreich; sie können subkutan oder intravenös in einem Mischperfusor verabreicht werden. Zu Beginn wird dabei mit einer niedrigen Dosis, beispielsweise 3–5 mg/24 h parenteral, begonnen (Tranung et al. 2024).

Nicht jede Veränderung der Atmung bedeutet das subjektive Gefühl der Atemnot. In der Sterbephase beobachtet man häufig die sogenannte Rasselatmung, die einer Sekretansammlung in der Trachea bzw. den Bronchien entspricht, subjektiv aber **nicht** als Atemnot wahrgenommen wird (Campbell und Yarandi 2013). Sie kann jedoch so stark ausgeprägt sein, dass sie besonders für Außenstehende als sehr belastend wahrgenommen wird. Daher ist eine gute Aufklärung unumgänglich. Oft sind Lagerungsmaßnahmen ausreichend, alternativ können auch anticholinerge Medikamente zur Sekretminderung gegeben werden (z. B. Buscopan oder Glycopyrroniumbromid) (Wee et al. 2008). Ein endotracheales Absaugen wird nicht regelhaft empfohlen (AWMF 2020).

Unruhe/Delir

Das Delir ist ein häufiges Symptom in der Sterbephase, die Prävalenz wird mit bis zu 88 % angegeben (Perrar et al. 2013). Die Genese ist multifaktoriell, auch Medikamente spielen eine wesentliche Rolle. Führende Symptome des Delirs sind ein plötzlicher Beginn und ein fluktuierender Verlauf, Bewusstseinsstörung und eingeschränkte Kognition/Aufmerksamkeit. Hinsichtlich der Psychomotorik kann ein Delir hypoaktiv, hyperaktiv oder als Mischform auftreten, wobei das hypoaktive Delir mit führender Apathie und Lethargie die häufigste Form darstellt (Hosie et al. 2013). Diagnostisch kann die Confusion Assessment Method (CAM) hilfreich sein (Tab. 25.2); die Diagnose sollte aufgrund der hohen Belastung für Patient und Angehörige frühzeitig gestellt werden. Überdies kann ein Delir im Zusammenhang mit einer weit fortgeschrittenen schweren Erkrankung auch ein Hinweis auf ein baldiges Versterben sein.

Die Therapie des Delirs ist oft nicht einfach. Vorrangig sind zunächst Allgemeinmaßnahmen wie orientierungsfördernde Umgebung, ruhige Kommunikation und Kontinuität der Betreuung. Überdies können Medikamente zur Therapie erforderlich sein. Haloperidol mit einer Anfangsdosierung von 0,5 mg alle 12 h ist das Mittel der Wahl; bei nicht ausreichender Wirkung kann es mit einem Benzodiazepin kombiniert werden (Hui et al. 2017). Eine tabellarische Übersicht zur Behandlung des Delirs findet sich in Tab. 25.3 und 25.4.

Tab. 25.2 Confusion Assessment Method nach Jentschke et al. (2023)

Screening mit Confusion Assessment Method			
Teil 1		*Delir*	
Akuter Beginn und fluktuierender Verlauf	a) Gibt es begründete Anzeichen für eine akute Veränderung im Grundzustand des mentalen Status des Patienten?	Nein	Ja
	b) Fluktuierte das (veränderte) Verhalten während des Tages, das heißt, hatte es die Tendenz, aufzutreten und wieder zu verschwinden, oder wurde es stärker und schwächer?	Nein	Ja
Aufmerksamkeitsstörung	Hatte der Patient Schwierigkeiten, seine Aufmerksamkeit zu fokussieren, war er beispielsweiseleicht ablenkbar oder hatte er Schwierigkeiten, dem Gespräch zu folgen?	Nein	Ja
Teil 2		*Delir*	
Formale Denkstörung	War der Gedankenablauf des Patienten desorganisiert oder zusammenhanglos? Zeigte er einen unklaren oder unlogischen Gedankenfluss oder Gedankensprünge?	Nein	Ja
Veränderte Bewusstseinslage	Wie würden Sie die Bewusstseinslage allgemein beschreiben?		
	Wach – „alert" (normal) oder		Nein
	„Hyperalert" (überspannt)	Nein	Ja
	Somnolent (schläfrig, leicht erweckbar)	Nein	Ja
	Soporös, stuporös (erschwert erweckbar)	Nein	Ja
	Koma (nicht erweckbar)	Nein	Ja
	Wurden die Kriterien von 1. bis 4. angekreuzt?	Nein	Ja
Ergebnis	Werden alle Kriterien in Box 1 und zumindest ein Kriterium in Box 2 angekreuzt, kann auf die Diagnose eines Delirs geschlossen werden		
Sensitivität 94–100 %, Spezifität 90–95 %			

Tab. 25.3 Neuroleptika in der Delirtherapie, modifiziert nach. (Jentschke et al. 2023)

Medikamentöse Therapie – Beispiele für Neuroleptika						
Medikament	Applikation	Einzeldosis	Bei älteren Patienten	Pharmakokinetik	Spezifische Nebenwirkungen	Kommentar
Haloperidol	p. o. s. c.[a] i. v.[b]	0,5–2 mg p. o. 1–2 mg i. v./s. c. (stark agitiert)	Beginn 0,5 mg p. o. (zur Nacht) 0,5–2 mg/Tag	WE: p. o. 1 h, s. c./i. v. 10–15 min WD: bis 24 h	Senkung der Krampfschwelle, EPS, QT-Zeit Verlängerung	KI: Morbus Parkinson, Lewy-Körper-Demenz, EPS Umrechnung: i. v. zu p. o. = 1:1,5 Mittel der Wahl in der Sterbephase
Risperidon	p. o. s. l.	1- bis 3-mal täglich 0,5–1 mg p. o.	0,25–0,5 mg alle 12 h, maximal 0,5–2 mg	WE: Stunden bis Tage WD: 4–24 h	Senkung der Krampfschwelle, EPS, Hypotonie	KI: Lewy-Körper-Demenz, Morbus Parkinson
Levome-promazin	p. o. s. c.[a] i. v.	12,5 mg (6,25–50 mg) kontinuierlich: selten über 100 mg/24 h	6,25 mg	WD: bis über 30 h	Senkung der Krampfschwelle, EPS, starke Sedierung, Kardiotoxizität (v. a. bei i. v.-Gabe)	Sehr lange HWZ, Notfallmedikament bei starker Agitation, potentes Antiemetikum
Pipamperon	p. o.	12–40 mg 1- bis 2-mal täglich, max. 3-mal 120 mg/Tag	1- bis 2-mal täglich 12–40 mg	HWZ: bis 17 h	Senkung der Krampfschwelle, EPS-Risiko geringer	Nächtliches Delir: Pipamperon wegen längerer HWZ besser als Melperon
Quetiapin	p. o.	50 mg 2-mal täglich, Steigerung um 50 mg tägl., max. 400 mg/Tag	12,5–25 mg Startdosis max. 200 mg/Tag	HWZ:7–12 h	Senkung der Krampfschwelle, arterielle Hypotonie	Mittel der Wahl bei Morbus Parkinson
Melperon	p. o.	25–75 mg 1- bis 3-mal täglich, max. 400 mg/Tag	Bis 3-mal täglich 25–50 mg	HWZ: 4–6 h	Senkung der Krampfschwelle, EPS-Risiko geringer	–
Olanzapin	p. o. s. l.	2,5–5 mg p. o.	Geringere Ansprechrate	WE: Stunden bis Tage WD: 6–72 h	Senkung der Krampfschwelle, EPS	Ab 5 mg als Schmelztablette erhältlich, appetitsteigernd

[a]Etablierter Off-Label-Use
[b]Intravenöse Gabe wird offiziell unter Monitoring empfohlen.
EPS: extrapyramidale Störung, HWZ: Halbwertszeit, KI; Kontraindikation, SZ: Sperrzeit, WD: Wirkdauer, WE: Wirkeintritt

Tab. 25.4 Benzodiazepine in der Delirtherapie

Benzodiazepine und andere Wirkstoffe						
Medikament	Applikation	Einzeldosis	Bei älteren Patienten	Pharmakokinetik, WE/WD	Nebenwirkungen	Kommentar
Benzodiazepine						
Midazolam	s. c. i. v. nasal	2,5–5 mg s. c./i. v., 30–60 mg/24 h	0,25–1 mg s. c./i. v., 10–15 mg/24 h	WE: 10–30 min WD: etwa 4 h	Paradoxe Reaktion	Weitere zentralnervöse (dosisabhängige) Nebenwirkungen
Lorazepam	p. o. s. l.	1–2,5 mg p. o., s. l.	0,25–0,5 mg p.o., s. l.	WE: 15–30 min WD: 6–72 h	Paradoxe Reaktion	Substanzresorption auch bei p.o.-/s.l.-Applikation überwiegend gastrointestinal!

[a]Off-Label-Use
WD: Wirkdauer, WE: Wirkeintritt

Literatur

Abernethy APD, McDonald CFM, Frith PAM, Clark KM, Herndon JEP, Marcello JMS, Young IHP, Bull JMD, Wilcock AM, Booth SMD, Wheeler JLM, Tulsky JAP, Crockett AJP, Currow DCP (2010) Effect of palliative oxygen versus room air in relief of breathlessness in patients with refractory dyspnoea: a double-blind, randomised controlled trial. Lancet 376(9743):784–793. https://doi.org/10.1016/S0140-6736(10)61115-4

Alviar MJM, Alviar MJM, Hale T, Lim-Dungca M (2016) Pharmacologic interventions for treating phantom limb pain. Cochrane Database Syst Rev 2020(8):CD006380. https://doi.org/10.1002/14651858.CD006380.pub3

Aulbert E, Nauck F, Radbruch L (2012) Lehrbuch der Palliativmedizin, 3. Aufl. Schattauer, Stuttgart/New York

AWMF (2020) Leitlinienprogramm Onkologie (Deutsche Krebsgesellschaft, Deutsche Krebshilfe, AWMF): Palliativmedizin für Patienten mit einer nicht-heilbaren Krebserkrankung, Langversion 2.1, 2020, AWMF-Registernummer: 128/001OL. AWMF Registernummer: 128/001OL. Zugegriffen am 30.12.2024

Bausewein C (2018) Spezielle Palliativmedizin bei nicht-onkologischen Erkrankungen. Dtsch Med Wochenschr 143(08):566–573. https://doi.org/10.1055/s-0043-115629

Bell RF, Kalso EA (2019) Ketamin in der Schmerztherapie. Schmerz (Berlin, Germany) 33(2):156–164. https://doi.org/10.1007/s00482-019-0364-4

Bell RF, Eccleston C, Kalso EA, Bell RF (2017) Ketamine as an adjuvant to opioids for cancer pain. Cochrane Database Syst Rev 2019(9):CD003351. https://doi.org/10.1002/14651858.CD003351.pub3

Bennett D, Burton A, Fishman S, Fortner B, McCarberg B, Miaskowski C, Nash D, Pappagallo M, Payne R, Viscusi E, Wong W (2005) Consensus panel recommendations for the assessment and management of breakthrough pain PART 2 MANAGEMENT. P and T 30

Boyd KJ, Murray SA, Kendall M, Worth A, Benton TF, Clausen H (2004) Living with advanced heart failure: a prospective, community based study of patients and their carers. Eur J Heart Fail 6(5):585–591. https://doi.org/10.1016/j.ejheart.2003.11.018

Braun LT, Grady KL, Kutner JS, Adler E, Berlinger N, Boss R, Butler J, Enguidanos S, Friebert S, Gardner TJ, Higgins P, Holloway R, Konig M, Meier D, Morrissey MB, Quest TE, Wiegand DL, Coombs-Lee B, Fitchett G, Gupta C, Roach WH (2016) Palliative care and cardiovascular disease and stroke: a Policy Statement From the American Heart Association/American Stroke Association. Circulation (New York, NY) 134(11):e198–e225. https://doi.org/10.1161/CIR.0000000000000438

Brinck ECV, Brinck ECV, Tiippana E, Heesen M, Bell RF, Straube S, Moore RA, Kontinen V (2018) Perioperative intravenous ketamine for acute postoperative pain in adults. Cochrane Database Syst Rev 2021(1):CD012033. https://doi.org/10.1002/14651858.CD012033.pub4

Campbell ML, Yarandi HN (2013) Death rattle is not associated with patient respiratory distress: is pharmacologic treatment indicated? J Palliat Med 16(10):1255–1259. https://doi.org/10.1089/jpm.2013.0122

Carlini A, Scarpi E, Bettini C, Ardizzoni A, Donati CM, Fabbri L, Ghetti F, Martini F, Ricci M, Sansoni E, Tenti MV, Morganti AG, Bruera E, Maltoni MC, Rossi R (2024) Transdermal fentanyl in patients with cachexia-A scoping review. Cancers 16(17):3094. https://doi.org/10.3390/cancers16173094

Cheung KWA, Chan PC, Lo SH (2019) The use of ketamine in the management of refractory cancer pain in a palliative care unit. Ann Palliat Med 9(6):4478–4489

Cohen SP, Bhatia A, Buvanendran A, Schwenk ES, Wasan AD, Hurley RW, Viscusi ER, Narouze S, Davis FN, Ritchie EC, Lubenow TR, Hooten WM (2018) Consensus guidelines on the use of intravenous ketamine infusions for chronic pain from the American Society of Regional Anesthesia and

Pain Medicine, the American Academy of Pain Medicine, and the American Society of Anesthesiologists. Reg Anesth Pain Med 43(5):521–546. https://doi.org/10.1097/AAP.0000000000000808

Coventry PA, Grande GE, Richards DA, Todd CJ (2005) Prediction of appropriate timing of palliative care for older adults with non-malignant life-threatening disease: a systematic review. Age Ageing 34(3):218–227. https://doi.org/10.1093/ageing/afi054

DGfW (2023) Lokaltherapie schwerheilender und/oder chronischer Wunden aufgrund von peripherer arterieller Verschlusskrankheit, Diabetes mellitus oder chronischer, venöser Insuffizienz. Version 2.2. AWMF-Registernummer: 091/001. Deutsche Gesellschaft für Wundheilung und Wundbehhandlung e.V. (DGfW) (Hrsg.). Zugegriffen am 26.11.2024

Ermers DJM, Kuip EJM, Veldhoven CMM, Schers HJ, Perry M, Bronkhorst EM, Vissers KCP, Engels Y (2021) Timely identification of patients in need of palliative care using the Double Surprise Question: a prospective study on outpatients with cancer. Palliat Med 35(3):592–602. https://doi.org/10.1177/0269216320986720

Galbraith SBM, Fagan PGDPM, Perkins PMAMBBMA, Lynch AP, Booth SMDF (2010) Does the use of a handheld fan improve chronic dyspnea? a randomized, controlled, crossover trial. J pain symptom manag 39(5):831–838. https://doi.org/10.1016/j.jpainsymman.2009.09.024

Goldman N, Frankenthaler M, Klepacz L (2019) The efficacy of ketamine in the palliative care setting: a comprehensive review of the literature. J Palliat Med 22(9):1154–1161. https://doi.org/10.1089/jpm.2018.0627

Hagemann V, Bausewein C, Rémi C (2019) Off-label-prescriptions in daily clinical practice – a cross-sectional national survey of palliative medicine physicians. Prog Palliat Care 27(4):154–159. https://doi.org/10.1080/09699260.2019.1646048

Heidenreich PA, Bozkurt B, Aguilar D, Allen LA, Byun JJ, Colvin MM, Deswal A, Drazner MH, Dunlay SM, Evers LR, Fang JC, Fedson SE, Fonarow GC, Hayek SS, Hernandez AF, Khazanie P, Kittleson MM, Lee CS, Link MS, Milano CA, Nnacheta LC, Sandhu AT, Stevenson LW, Vardeny O, Vest AR, Yancy CW (2022) 2022 AHA/ACC/HFSA guideline for the management of heart failure: executive summary: a report of the American College of Cardiology/American Heart Association Joint Committee on Clinical Practice Guidelines. Circulation (New York, NY) 145(18):e876–e894. https://doi.org/10.1161/CIR.0000000000001062

Hense J, Przyborek M, Rosenbruch J, Ostgathe C, Wolf C, Bogner S (2024) SOP – Subkutane Medikamentengabe und Infusionen in der erwachsenen Palliativmedizin. Onkologie (Heidelberg, Germany) 30(Suppl 2):98–105. https://doi.org/10.1007/s00761-022-01181-0

Hess S, Stiel S, Hofmann S, Klein C, Lindena G, Ostgathe C (2014) Trends in specialized palliative care for non-cancer patients in Germany – data from the National Hospice and Palliative Care Evaluation (HOPE). Eur J Intern Med 25(2):187–192. https://doi.org/10.1016/j.ejim.2013.11.012

Hill L, Prager Geller T, Baruah R, Beattie JM, Boyne J, Stoutz N, Di Stolfo G, Lambrinou E, Skibelund AK, Uchmanowicz I, Rutten FH, Čelutkienė J, Piepoli MF, Jankowska EA, Chioncel O, Ben Gal T, Seferovic PM, Ruschitzka F, Coats AJS, Strömberg A, Jaarsma T (2020) Integration of a palliative approach into heart failure care: a European Society of Cardiology Heart Failure Association position paper. Eur J Heart Fail 22(12):2327–2339. https://doi.org/10.1002/ejhf.1994

Hosie A, Davidson PM, Agar M, Sanderson CR, Phillips J (2013) Delirium prevalence, incidence, and implications for screening in specialist palliative care inpatient settings: a systematic review. Palliat Med 27(6):486–498. https://doi.org/10.1177/0269216312457214

Hui D, Frisbee-Hume S, Wilson A, Dibaj SS, Nguyen T, De La Cruz M, Walker P, Zhukovsky DS, Delgado-Guay M, Vidal M, Epner D, Reddy A, Tanco K, Williams J, Hall S, Liu D, Hess K, Amin S, Breitbart W, Bruera E (2017) Effect of lorazepam with haloperidol vs haloperidol alone on agitated delirium in patients with advanced cancer receiving palliative care: a randomized clinical trial. JAMA 318(11):1047–1056. https://doi.org/10.1001/jama.2017.11468

Jennings AL, Davies AN, Higgins JPT, Anzures-Cabrera J, Broadley KE, Jennings AL (2012) Opioids for the palliation of breathlessness in advanced disease and terminal illness. Cochrane Database Syst Rev 2013(7). https://doi.org/10.1002/14651858.CD002066.pub2

Jensen J, Sjøgren P (2022) Administration of label and off-label drugs by the subcutaneous route in palliative care: an observational cohort study. BMJ Support Palliat Care 12(e6):e723–e729. https://doi.org/10.1136/bmjspcare-2020-002185

Jentschke E, Roch C, Reinholz U, Gahr S, Gärtner J, Lewerenz J, Mayer-Steinacker R, Oechsle K, Villalobos M (2023) Akuter Verwirrtheitszustand und Delir in der Palliativmedizin. Onkologie (Heidelberg, Germany) 29(2):141–146. https://doi.org/10.1007/s00761-022-01281-x

Luddington L, Cox S, Higginson I, Livesley B (2001) The need for palliative care for patients with non-cancer diseases: a review of the evidence. Int J Palliat Nurs 7(5):221–226. https://doi.org/10.12968/ijpn.2001.7.5.12635

Lynn J, Adamson DM (2003) Living well at the end of life: adapting health care to serious chronic illness in old age. RAND Corporation, Santa Monica. https://doi.org/10.7249/WP137

Maas EAT, Murray SA, Engels Y, Campbell C (2013) What tools are available to identify patients with palliative care needs in primary care: a systematic literature review and survey of European practice. BMJ Support Palliat care 3(4):444–451. https://doi.org/10.1136/bmjspcare-2013-000527

Mion G, Villevieille T (2013) Ketamine pharmacology: an update (pharmacodynamics and molecular aspects, recent findings). CNS Neurosci Ther 19(6):370–380. https://doi.org/10.1111/cns.12099

Mitchell AC, Fallon MT (2002) A single infusion of intravenous ketamine improves pain relief in patients with critical limb ischaemia: results of a double blind randomised controlled trial. Pain (Amsterdam) 97(3):275–281. https://doi.org/10.1016/S0304-3959(02)00033-7

Moens KM, Higginson IJP, Harding RP (2014) Are there differences in the prevalence of palliative care-related problems in people living with advanced cancer and eight non-cancer conditions? a systematic review. J Pain Symptom Manag 48(4):660–677. https://doi.org/10.1016/j.jpainsymman.2013.11.009

Ostgathe C, Alt-Epping B, Golla H, Gaertner J, Lindena G, Radbruch L, Voltz R (2011) Non-cancer patients in specialized palliative care in Germany: what are the problems? Palliat Med 25(2):148–152. https://doi.org/10.1177/0269216310385370

Perrar KM, Golla H, Voltz R (2013) Medikamentöse Behandlung des Delirs bei Palliativpatienten: Eine systematische Literaturübersicht. Schmerz (Berlin, Germany) 27(2):190–198. https://doi.org/10.1007/s00482-013-1293-2

Radbruch L, Trottenberg P, Elsner F, Kaasa S, Caraceni A (2011) Systematic review of the role of alternative application routes for opioid treatment for moderate to severe cancer pain: an EPCRC opioid guidelines project. Palliat Med 25(5):578–596. https://doi.org/10.1177/0269216310383739

Rémi C, Gerlach C (2021) „Off label use" in der Palliativmedizin. Schmerz (Berlin, Germany) 35(1):61–73. https://doi.org/10.1007/s00482-020-00522-5

Rosenbruch J, Eschbach C, Viehrig M, Ostgathe C, Bausewein C (2024) SOP – Atemnot bei erwachsenen Palliativpatienten. Die Onkologie 30(2):83–86. https://doi.org/10.1007/s00761-022-01178-9

Saiyed MM, Ong PS, Chew L (2017) Off-label drug use in oncology: a systematic review of literature. J Clin Pharm Ther 42(3):251–258. https://doi.org/10.1111/jcpt.12507

Saunders C (2001) The evolution of palliative care. J R Soc Med 94(9):430–432. https://doi.org/10.1177/014107680109400904

Selman L, Harding R, Beynon T, Hodson F, Coady E, Hazeldine C, Walton M, Gibbs L, Higginson IJ (2007) Improving end-of-life care for patients with chronic heart failure: "Let's hope it'll get better, when I know in my heart of hearts it won't". Heart (British Cardiac Society) 93(8):963–967. https://doi.org/10.1136/hrt.2006.106518

Simon ST, Higginson IJ, Booth S, Harding R, Weingärtner V, Bausewein C, Simon ST (2016a) Benzodiazepines for the relief of breathlessness in advanced malignant and non-malignant diseases in adults. Cochrane Database Syst Rev 2016(10):CD007354. https://doi.org/10.1002/14651858.CD007354.pub3

Simon STMDM, Weingärtner VDRM, Higginson IJBMBSBPFF, Benalia HBMA, Gysels MP, Murtagh FEMPMM, Spicer J FPMBBSBA, Linde P, Voltz RMD, Bausewein CPMDM (2016b) "I Can Breathe Again!" Patients' self-management strategies for episodic breathlessness in advanced disease, derived from qualitative interviews. J Pain Symptom Manag 52(2):228–234. https://doi.org/10.1016/j.jpainsymman.2016.02.016

Sudore RLMD, Lum HDMDP, You JJMD, Hanson LCMDMPH, Meier DEMD, Pantilat SZMD, Matlock DDMDMPH, Rietjens JACP, Korfage IJMP, Ritchie CSMDM, Kutner JSMDM, Teno JMMDMS, Thomas JJD, McMahan RDBSBA, Heyland DKMDM (2017) Defining advance care planning for adults: a consensus definition from a multidisciplinary delphi panel. J Pain Symptom Manag 53(5):821–832.e821. https://doi.org/10.1016/j.jpainsymman.2016.12.331

Tranung M, Solheim TS, Løhre ET, Marsaa K, Faksvåg Haugen D, Laird B, Thronæs M, Due Larsen M (2024) Midazolam indications and dosing in palliative medicine: results from a multinational survey. Curr Oncol 31(7):4093–4104. https://doi.org/10.3390/curroncol31070305

Walsh RI, Mitchell G, Francis L, van Driel ML (2015) What diagnostic tools exist for the early identification of palliative care patients in general practice? a systematic review. J Palliat Care 31(2):118–123. https://doi.org/10.1177/082585971503100208

Wee B, Hillier R, Wee B (2008) Interventions for noisy breathing in patients near to death. Cochrane Database Syst Rev 2017(4):CD005177–CD005177. https://doi.org/10.1002/14651858.CD005177.pub2

WHO (2002) https://www.dgpalliativmedizin.de/images/stories/pdf/WHO_Definition_2002_Palliative_Care_englisch-deutsch-2.pdf

Wilcock A, Howard P, Charlesworth S (2020) Palliative Care Formulary (PCF8), 8. Aufl. Pharmaceutical Press, London

Teil VII

Kooperationen Geriatrie – Gefäßmedizin/ Gefäßchirurgie – Herausforderungen für die Zukunft

Welche Versorgungsstrukturen und Kompetenzen sind zukünftig für die Gefäßmedizin im Alter wichtig?

26

Gerald Kolb, Hartmut Görtz, Christoph Ploenes
und Markus Steinbauer

Inhaltsverzeichnis

Prof. Dr. med. Dr. rer. physiol. G. Kolb (✉)
Praxis für Physikalische und Rehabilitative Medizin, Geriatrie, Lingen, Deutschland

H. Görtz
Lingen, Deutschland
E-Mail: hartmut@goertz-lingen.de

C. Ploenes
Fachzentrum für Angiologie, Schön Klinik Düsseldorf, Düsseldorf, Deutschland
E-Mail: CPloenes@schoen-klinik.de

M. Steinbauer
Klinik für Gefäßchirurgie, Krankenhaus Barmherzige Brüder Regensburg, Regensburg, Deutschland
E-Mail: markus.steinbauer@barmherzige-regensburg.de

M. Steinbauer et al. (Hrsg.), *Gefäßmedizin im Alter*,
https://doi.org/10.1007/978-3-662-71191-0_26

26.1 Kooperation Gefäßchirurgie und Geriatrie – wie kooperieren?

Wie in Kapitel 10 dieses Buches dargelegt, wird aus den unterschiedlichsten Gründen – voran ein demografisch feststellbarer erheblicher Anstieg der alten und hochbetagten Patienten mit gefäßbedingten Erkrankungen – in Zukunft eine engere Zusammenarbeit von Gefäßmedizin und damit der Gefäßchirurgie mit der Altersmedizin unabdingbar sein. Mit dieser Erkenntnis stellt sich zwangsläufig die Frage nach Form und Struktur einer solchen Zusammenarbeit – sowohl in der elektiven wie in der Notfallmedizin, bei chronischen als auch als auch akuten Krankheitsbildern und schließt zudem unterschiedliche klinische Voraussetzungen ein: Krankenhäuser mit Fachabteilungen sowohl für Gefäßmedizin (Gefäßchirurgie/Angiologie) als auch Geriatrie am gleichen Standort wie auch jene, bei denen diese für den Aufbau einer Kooperation organisatorisch eher günstigen Voraussetzungen nicht oder noch nicht gegeben sind.

26.2 Formen der Kooperation – sequenziell versus integrativ

Grundsätzlich kann man zwei Formen der klinischen Zusammenarbeit medizinischer Fachabteilungen im Krankenhaus unterscheiden: sequenziell und integrativ.

Sequenziell ist sicherlich die traditionell geübte Form. Dabei befindet sich der Patient zunächst in der invasiv tätigen Fachdisziplin. Diese interveniert, und nach Abschluss der Prozedur – heute nicht selten gleichzusetzen mit einer abrechenbaren Codierziffer des „OPS = Operation- und Prozedurenschlüssel" – gilt der Patient als „fachspezifisch ausbehandelt" und damit „verlegbar" in eine „kooperierende", in diesem Fall besser beschrieben mit nachbehandelnde Abteilung – der Geriatrie. Die Remobilisation, aber auch eine gegebenenfalls erforderliche ergänzende Diagnostik und Behandlung von im Falle geriatrischer Patienten häufig vorliegenden Mehrfacherkrankungen erfolgen im Wesentlichen erst nach der interventionellen Phase. Da betagte und multimorbide Patienten aber ein ungünstiges Risikoprofil aufweisen, zu Komplikationen neigen und damit wiederum eine verlängerte Liegezeit in der perioperativen Phase aufweisen, werden alle die Mobilisation fördernden und supportiven Maßnahmen, die eigentlich bereits von Anfang an indiziert gewesen wären, in dieser Phase nicht oder zumindest nicht im erforderlichen Umfang eingesetzt; dies hat zur Folge, dass der Patient zum Zeitpunkt der Verlegung sowohl in seiner Mobilität als auch seiner Selbstversorgungsfähigkeit gegenüber dem Status quo ante eine zum Teil erhebliche Verschlechterung aufweist. Im ungünstigsten Fall ist ein solcher Patient sogar als rehabilitationsunfähig und bereits dauerhaft pflegeabhängig eingestuft und damit seiner Selbstständigkeit beraubt – nach technisch „gelungener invasiver Intervention". Zur Immobilität und Unterstützungsbedürftigkeit treten nicht selten akute mentalkognitive Probleme im Sinne eines prolongierten postoperativen Delirs (früher sogenanntes „Durchgangssyndrom") auf. Man könnte überspitzt formulieren: Gefäß und Patient sind „durchgängig".

Das herkömmliche sequenzielle Modell hat im Fall des geriatrischen Patienten damit durchaus seine Grenzen und Probleme.

Alternativ bot sich spätestens mit der Etablierung der sogenannten „geriatrischen frührehabilitativen Komplexbehandlung“ als „OPS 8550.1-3“ (entwickelt durch und konsentiert von der Deutschen Gesellschaft für Geriatrie, dem Spitzenverband des Medizinischen Dienstes – damals organisatorisch selbstständig, später, um etwa den Jahrhundertwechsel, subdirigiert seitens der Krankenkassen – und den Kostenträgern) die Vorstellung einer integrativen Kooperation möglichst von Anfang an dar. War doch die Grundprämisse dieser Idee, dass die als geriatrisch identifizierten Patienten bereits ab Krankenhausaufnahme in eine – erstbehandelnde – organspezifische Fachabteilung begleitend geriatrisch und dabei multimodal mitbehandelt werden sollten (Leistner et al. 2005; Kolb et al. 2020; Ernst et al. 2015). Alle späteren zertifizierten Kooperationsformen wie z. B. die „Alterstraumatologie“ basieren letztlich auf der Grundlage dieser Komplexbehandlung oder sind Adaptationen davon.

Die Grundidee dabei war, orientiert an der Leistungsfähigkeit und Belastbarkeit, die Maßnahmen zur Remobilisation und Rehabilitation, orientiert am Status vor (Akut-)Intervention zum frühestmöglichen Zeitpunkt an den Patienten heranzuführen, gegebenenfalls bereits in der perioperativen Phase und der folgenden frühen Rekonvaleszenz zu steigern. Dies alles hat das Ziel, eine bestmögliche Selbstversorgung in allen Bereichen der sogenannten Aktivitäten des täglichen Lebens – ADL =“Activities of Daily Living“ – zu gewährleisten, d. h. bis zur Entlassung wiederherzustellen oder zumindest eine Rehafähigkeit im Sinne des Antritts einer Anschlussheilbehandlung oder geriatrischen Rehabilitation nach § 111 Sozialgesetzbuch V zu erreichen. Dabei gilt es, den kritischen Korridor (gemessen an den ADL-Kriterien im Assessment des sogenannten Barthel-Index von 80 bis 60 Punkten) nicht zu unterschreiten. Bei konstanten 60 Punkten und weniger droht eine dauerhafte – stationäre – Pflegeabhängigkeit. Näheres zu ADL-Assessment und seiner Bewertung findet sich im Kapitel 7 dieses Buches.

26.3 Wichtige Aspekte zur „geriatrischen frührehabilitativen Komplexbehandlung“ in der Strukturgebung von interdisziplinären Kooperationen und deren ökonomischer Basis

Seit ihrer Einführung als besondere Prozedur OPS 8-550.0-2 im sogenannten „Operationen- und Prozedurenschlüssel – OPS“ in das pauschalierte Abrechnungssystem „DRG = Diagnosis-related Groups“ für Krankenhäuser war dies sowohl ein ökonomisches, leistungsdefinierendes, wie nicht zuletzt auch ein strukturprägendes Instrument, das der intrinsischen Dynamik der DRGs folgend als „selbstlernendes System“ eine ständigen Weiterentwicklung erfuhr und sich damit auch als eine Qualität gebende und garantierende Vorlage (speziell für interdisziplinäre Kooperationen) erwies. So bildete nicht zuletzt die „geriatrische frührehabilitative Komplexbehandlung“ die entscheidende Grundlage im Zertifizierungsprozess der „Alterstraumatologie". Dies erfolgte als eine äußerst – inhaltlich wie strukturell, aber auch ökonomisch – erfolgreiche medizinische Kooperation zwischen Geriatrie und Orthopädie/Unfallchirurgie, die auf der Grundlage der bezeichneten OPS 8.550 selbst ohne bzw. noch vor einer Zentrumszertifizierung funktionierte, diese aber nicht selten vorbereitete (Dadwal et al. 2022). Die in der Übersicht aufgeführten Inhalte der OPS 8.550 dürften daher auch für eine zukünftig intendierte Kooperation von Gefäßchirurgie/-medizin und Geriatrie die maßgeblichen geriatrischen Inhalte darstellen.

Entscheidend dabei ist: Ein für diese Behandlung geeigneter Patient muss bestimmte Kriterien erfüllen, die sowohl hinsichtlich der akuten Krankenhausbedürftigkeit als auch der gleichzeitigen Rehabedürftigkeit, aber auch -fähigkeit definiert sind. Allerdings wird dabei oft missachtet, dass Frührehabilitations- und Rehabilitationsbedürftigkeit keineswegs das Gleiche sind (Leistner et al. 2005; Ernst et al. 2015). In der Geriatrie wird durch die Prozedur der Frührehabilitation nicht selten erst die Rehafähigkeit hergestellt, zumindest mit Blick auf die gängige Praxis der indikationsspezifischen (fachbezogenen) Rehabilitation einer Anschlussheilbehandlung (AHB), wie auch der geriatrischen Rehabilitation (nach § 111 SGB V).

Erstaunlich ist, dass die Prozedur der OPS 8-550 in der Praxis bislang nur bei wenigen Diagnosen und DRGs, zumeist aus dem neurologischen (z. B. Schlaganfall) und orthopädisch-unfallchirurgischen (vorwiegend Gelenkersatzmaßnahmen und Osteosynthesen), zur Anwendung kommt. Dies ist wohl von der ökonomischen Vorstellung geleitet, dass sie nur in diesen DRG- und OPS-Kombinationen – sicher und regelhaft – erlösrelevant sei.

Diese an sich paradoxe Situation versteht man nur, wenn man das Verfahren des DRG-Systems als ein „selbstlernendes" System begreift und dabei weiß, dass die DRG-Kalkulationshäuser für Geriatrie in der Vergangenheit so gut wie nie Maximalversorger mit allen in diesen Krankenhäusern üblicherweise vorgehaltenen gängigen Fachabteilungen (z. B. Urologie, Gefäßchirurgie, Neurochirurgie auf chirurgischer Seite, Kardiologie, Gastroenterologie, Nephrologie, Hämatologie/Onkologie neben vielen anderen) und deren dort vorgehaltenem hoch spezialisierten Leistungsspektrum waren. Somit konnte das DRG-System, bezogen auf geriatrische Patienten, seinen Nutzen sowohl bezogen auf die Leistung als auch den ökonomischen Nutzen nur sehr begrenzt entfalten. Überspitzt formuliert: Geriatrischen Patienten werden die Vorteile einer Frührehabilitation mit Beginn zum frühestmöglichen Zeitpunkt vorenthalten, und die Krankenhäuser nutzen die ökonomischen Möglichkeiten der Frührehabilitation nur sehr begrenzt, d. h. zu wenig. Dringend erforderlich ist deshalb die Gewinnung von Häusern der Maximalversorgung mit geriatrischer Fachabteilung und der Mut zu Kooperationsmodellen unter Anwendung der Maßgaben zur Durchführung der geriatrischen frührehabilitativen Komplexbehandlung. Nur dann werden mit entsprechender zeitlicher Verzögerung – die Kalkulationen des InEK (Institut für das Entgeldsystem im Krankenhaus) benötigen dazu rund 2 Jahre – bislang nicht oder nicht ausreichend erlösrelevante DRG- und OPS-Kombinationen eine ökonomisch faire Entgeltung erfahren; gleichzeitig würden die ebenfalls gar nicht seltenen ökonomischen Überbewertungen ohne kalkulatorische Grundlage, die sich bei Kombinationen von manchen Prozeduren mit der OPS 8-550 auch (zufällig wie irrational) ergeben, realistisch korrigiert werden (Kolb 2017).

Übersicht

Zusammenfassende inhaltliche Erläuterung der „frührehabilitativen geriatrischen Komplexbehandlung" (OPS 8.550...)

- **Fachärztliche Behandlungsleitung der Komplexbehandlung** durch geriatrische Fach(arzt)kompetenz
- **Standardisiertes geriatrisches Assessment** zu Behandlungsbeginn in den Bereichen Mobilität (Tinetti-Test), Selbsthilfefähigkeit (Barthel-Index), Kognition (MMS), Emotion (GDS)
- **Soziales Assessment** zum bisherigen Status in den Bereichen soziales Umfeld, Wohnumfeld, häusliche/außerhäusliche Aktivitäten, Pflege- und Hilfsmittelbedarf, rechtliche Verfügung
- **Wöchentliche Teambesprechung** (Behandlungsziele und Ergebnisse sind getrennt für alle Behandlungsbereiche zu dokumentieren)
- **Aktivierende, therapeutische Pflege**
- **Teamintegrierter Einsatz** von mind. **zwei Therapiebereichen**: Physiotherapie, Ergotherapie, Logopädie, Psychologie
- 8-550.0 → mind. 7 Behandlungstage und 10 Therapieeinheiten*
- 8-550.**1** → mind. **14** Behandlungstage und **20** Therapieeinheiten
- 8-550.2 → mind. 21 Behandlungstage und 30 Therapieeinheiten
- (Dauer der Therapieeinheit mind. 30 min)
- *(noch) nicht erlösrelevant z. B. erlössteigernd

26.4 Akute und elektive Situation

Die Gefäßmedizin kennt jene akuten Notfälle, die zur sofortigen Intervention zwingen und den bewussten Verzicht darauf infolge einer besonderen Risikoabwägung. Sie kennt aber ebenso auch den chronischen Gefäßpatienten. Beide Gruppen dürften im klinischen „Setting" vor dem Hintergrund einer gefäßmedizinischen Betrachtung im Alter, z. B. der Kooperation von Gefäßmedizin und Geriatrie, unterschiedlich zu organisieren sein.

So ist der akute Notfall mit der Frage „invasive Intervention ja oder nein" ad hoc, gewissermaßen in der Notaufnahme oder notaufnahmennah, somit (was die geriatrische Mitbeurteilung betrifft) konsiliarisch zu entscheiden. Der gefäßchirurgische Befund und ein geriatrisches Basisassessment (eventuell unter Einbeziehung der Angehörigen oder des Betreuers des Patienten für die Risiko-Nutzen-Abwägung) müssen in dieser Notsituation dazu ausreichen. Es gilt der Grundsatz „In dubio pro interventionem“ verbunden mit der Aufnahme in eine – probatorische – geriatrische frührehabilitative Komplexbehandlung mit der Option eines Abbruchs, auch vor Überschreitung der erlösrelevanten Therapiequantität und -qualität einer OPS 8-550.1 (es resultiert die Codierung 8-550.0 – (Kolb 2014) derzeit nicht erlösrelevant) verbunden mit dem Wechsel zu einer vorwiegend palliativen und/oder rein zur Pflegeversorgung überleitenden Organisationsdienstleistung durch die mitbehandelnde geriatrische Abteilung.

Im wohl überwiegenden Fall einer im Sinne der geriatrischen frührehabilitativen Komplexbehandlung erfolgreichen Frührehabilitation mit einer zumindest teilweisen Wiedererlangung von ausreichender ADL-Kompetenz kann und sollte im Interesse des Patienten die Komplexbehandlung konsequent auch über die Zeit- und Therapiekapazitätsgrenzen einer OPS 8-550.1 oder sogar OPS 8-550.2 oder darüber hinaus „.3“ fortgeführt und eine möglichst nahtlos anschließende geriatrische Rehabilitation gemäß §111 SGB V – stationär oder teilstationär (Tagesklinik soweit möglich und im vertretbaren Entfernungsradius vom Wohnort des Patienten vorhanden) angestrebt und frühzeitig beim Kostenträger beantragt werden.

Anders verhält es sich bei elektiv zu behandelnden Gefäßerkrankungen. Hier dürfte sich der Patient zumeist bereits über längere Zeit in ambulanter gefäßmedizinischer Behandlung befinden. Bei bestehender Kooperation mit einer Krankenhausabteilung für Geriatrie – oder in der eher seltenen Situation mit einer niedergelassenen ambulanten geriatrischen Facharztpraxis – sollte eine regelmäßige gefäßchirurgisch-geriatrische „Risikokonferenz“ stattfinden, in der diese Patienten (ähnlich wie bei onkologischen Patienten in einer Tumorkonferenz, Kolb et al. 2020) interdisziplinär besprochen werden, mit dem Ziel, darüber zu einer „personalisierten Therapieentscheidung“ zu gelangen. Voraussetzung dafür ist die vorangegangene Beurteilung von Funktionalität, Mobilität und Kognition durch ein geriatrisches Basisassessment oder, wenn der Fall es erfordert, ein um Problemfelder (wie z. B. Ernährung oder Polypharmazie) erweitertes Assessment, über dessen jeweiligen Umfang und Auswahl der Instrumente Einvernehmen zu treffen ist. Diesem wichtigen Thema des geriatrischen Assessments und seiner Bewertung ist deshalb ein gesondertes und ausführliches Kapitel dieses Buches gewidmet. Grundsätzlich soll dazu an dieser Stelle deshalb nur für validierte Assessmentverfahren in ihrer unveränderten Form geworben werden (Röhrig und Kolb 2019). Die Entwicklung einer Empfehlung für ein abgestuftes Assessment und seine Konsentierung wären zudem ein ideales Verfahren, um innerhalb einer durch die Fachgesellschaften z. B. in einer dazu delegierten und autorisierten interdisziplinären Arbeitsgemeinschaft zu einer offiziell konsentierten Form der Kooperation zu gelangen. Im Idealfall wäre dies sogar die Keimzelle einer zukünftigen gemeinsamen Zertifizierung von gefäßmedizinisch-geriatrischen Zentren und sonstigen Kooperationsformen.

26.5 Option „Prähabilitation"

Bei einer gemeinsamen präinterventionellen Beurteilung des gefäßmedizinischen Patienten in der elektiven Situation könnte sich unter Umständen die Frage nach einer „Prähabilitation" stellen. Hierunter versteht man gemeinhin eine vor einer eingreifenden Intervention geschaltete Behandlung zur Vorbeugung von Komplikationen und Verbesserung einer kompromittierten Funktionalität des Patienten.

Bezogen auf eine gängige, weitverbreitete Vulgoeinteilung der „Funktionalität und Risikostufen (unter besonderer Berücksichtigung von Komorbiditäten) gewissermaßen in toto" als „Go Go" – „Slow Go" und „No Go" hätte Prähabilitation die Aufgabe und das Ziel, aus „No Gos" „Slow Gos" und aus „Slow Gos" „Go Gos" zu machen. Somit wäre die Prähabilitation eine Form von „neoadjuvanter geriatrischer (Früh-) Rehabilitation", die einer in diesem Fall gefäßchirurgischen Operation voranginge.

Nicht von ungefähr ist dieser kurze Abschnitt zur „Prähabilitation" im Zusammenhang mit der Kooperation von Gefäßchirurgie und Geriatrie voller Anführungszeichen, da dieses hypothetische Prozedere sich hinsichtlich seiner Wirksamkeit und seines Nutzens beim geriatrischen Gefäßpatienten erst noch beweisen muss. Es ist aber vom Prinzip und Gedanken her ein interessanter Ansatz.

26.6 Kooperationen im selben Krankenhaus und institutionsübergreifend

Ohne dies näher ausführen zu müssen, dürften sich Kooperationen leichter organisieren lassen, wenn beide Fachdisziplinen – Gefäßchirurgie/Angiologie und Geriatrie – im selben Krankenhaus vertreten sind. Auch die Budgetaufteilungen durch Erlöszuschreibungen der OPS 8-550 zwischen den jeweiligen Abteilungen – sofern dies überhaupt eine Rolle spielt – wären innerhalb einer Institution oder zumindest bei gleicher Trägerschaft einfacher, als wenn die kooperierenden Partner an unterschiedlichen Häusern lokalisiert und zudem noch unterschiedlichen Trägerschaften zugeordnet sind. Auch im letzteren Fall gilt aber dennoch wie so oft: Wo ein Wille ist, da findet sich auch ein Weg. Der Organisationsaufwand ist immer höher und muss individuell gestaltet werden. Eine allgemeingültige Empfehlung kann deshalb dazu nicht gegeben werden, außer, dass auch in diesen Fällen die Qualität der eingesetzten Assessments nicht unter den notwendigen Kompromissen leiden darf.

26.7 Wissenschaftliche und qualitätssichernde Aspekte der Kooperation

Die Gefäßmedizin gehört sicherlich zu den Fachgebieten, die bezogen auf ihre Eingriffe statistisch gesicherte Daten aufzuweisen haben. So sind Art und Indikation der Eingriffe in der Regel gut begründet, was z. B. zu einer Vielzahl von Empfehlungen in Leitlinien führte, die auf einem Level-of-Evidence-Grad A oder B basieren (S3-Leitlinien AWMF 065-003 und 004-028,

2024 und 2020). Hinsichtlich der Endpunkte der zumeist in prospektiven Studien ermittelten Erfolgskriterien ist man allerdings stark auf die Funktionalität der Gefäßrekonstruktionen wie z. B. Bypassdurchgängigkeitsraten oder Target Lesion Revascularisation (TLR) und wenig auf übergeordnete patientenbezogene Parameter wie Funktionserhalt oder -wiederherstellung, Verbleib oder Rückkehr des Patienten in seine Selbstständigkeit und die Pflegevermeidung – alles typische geriatrische „Outcome"-Parameter – fixiert. Bei einer Kooperation beider Fächer mit regelhaft erhobenen Daten – herkömmlichen gefäßchirurgischen und per standardisiertem geriatrischem Assessment ermittelten Funktionsparametern zuzüglich sozioökonomischer Aspekte – würde sich ein umfassender Datensatz zur erweiterten („ganzheitlichen" und „personalisierten") Betrachtung von Risikokohorten und damit Indikationsbewertungen der alten und zunehmend hochaltrigen Patienten generieren lassen.

Dies wäre eine, wie man heutzutage gern formuliert, „Win-Win-" Situation für Gefäßchirurgie/Gefäßmedizin und Geriatrie, die, bezieht man die alten Patienten in die Erfolgsbetrachtung mit ein, zu einer „Win-Win-Win-" Situation aller und vor allem der Patienten werden könnte.

Literatur

Dadwal G, Schulte-Huxel T, Kolb G (2022) Geriatric traumatology (e.g. „Alterstraumatologie") is more than orthogeriatrics – Experiences of a physician in advanced learning. Z Gerontol Geriat 55:513–518. https://doi.org/10.1007/s00391-021-01935-2

Ernst F, Lübke N, Meinck M, Renz J-C (2015) Kompendium Begutachtungswissen Geriatrie. Springer, Berlin Heidelberg, S 38–39

Kolb G (2017) Geriatrie oder Geriatrisierung der Medizin – Quo vadis Geriatrie? Z Gerontol Geriat. 50(8):657–665. https://doi.org/10.1007/s00391-017-1281-8

Kolb G, Breuninger K, Gronemyer S, Van den Heuvel D, Lübke N, Lüttje D, Wittrich A, Wolff J (2014) 10 Jahre geriatrische frührehabilitative Komplexbehandlung im DRG-System. Z Gerontol Geriat 47(1):6–12. https://doi.org/10.1007/s00391-013-0592-7

Kolb G, Bokemeyer C, Wedding U, Engelhardt M, Stauder R, Goede V, Honecker F, Späth-Schwalbe E für die gemeinsame Arbeitsgruppe „Geriatrische Onkologie" der Deutschen Gesellschaft für Geriatrie (DGG), der Deutschen Gesellschaft für Hämatologie und Medizinische Onkologie (DGHO), der Arbeitsgemeinschaft Internistische Onkologie (AIO), der Deutschen Krebsgesellschaft und der Österreichischen Gesellschaft für Hämatologie und Medizinische Onkologie (ÖGHO) (2020) Geriatrisches Assessment – Integration ins Tumorboard. Dtsch Ärztebl 117(27-28):1382–1383

Leistner K et al (2005) Frührehabilitation im Krankenhaus – Definition und Indikation. Ein Ergebnisbericht der Methodengruppe „Frührehabilitation im Krankenhaus". Phys Med Reha Med Kurortmed 15:157–167

Röhrig G, Kolb G (2019) Wie lassen sich Ressourcen und Defizite bei älteren Tumorpatienten einschätzen? InFo Hämatol Onlkol 22(12):59–68

S3-Leitlinie zur Diagnostik, Therapie und Nachsorge der extracraniellen Carotisstenose 2. Auflage — 03. Februar 2020, AWMF-Registernummer: 004-028. https://register.awmf.org/assets/guidelines/004-028l_extracranielle-Carotisstenose-Diagnostik-Therapie-Nachsorge_2020-02_03.pdf

S3-Leitlinie zur Diagnostik, Therapie und Nachsorge der peripheren arteriellen Verschlußkrankheit AWMF-Registernummer: 065-003. https://register.awmf.org/assets/guidelines/065-003l_S3_Diagnostik-Therapie-Nachsorge-periphere-arterielle-Verschlusskrankheit_2024-11.pdf

Forschungsbedarf in der vaskulären Altersmedizin

27

Artis Knapsis und Hubert Schelzig

Inhaltsverzeichnis

Ein zentrales Thema ist die steigende Prävalenz vaskulärer Erkrankungen wie pAVK, Karotisstenosen und Bauchaortenaneurysmen bei geriatrischen Patienten. Diese Erkrankungen werden durch altersbedingte physiologische Veränderungen, Multimorbidität und Gebrechlichkeit (Frailty) zusätzlich aggraviert. Geriatrische Patienten zeichnen sich regelmäßig durch reduzierte funktionelle Reserven, kognitive Einschränkungen und Polypharmazie aus, was die Behandlungsplanung und postoperative Versorgung verkompliziert (Clegg et al. 2013; Fried et al. 2001).

A. Knapsis · H. Schelzig (✉)
Klinik für Gefäßchirurgie und Endovaskularchirurgie, Universitätsklinikum Düsseldorf, Heinrich-Heine-Universität, Düsseldorf, Deutschland
E-Mail: Artis.Knapsis@med.uni-duesseldorf.de; Hubert.Schelzig@med.uni-duesseldorf.de

M. Steinbauer et al. (Hrsg.), *Gefäßmedizin im Alter*,
https://doi.org/10.1007/978-3-662-71191-0_27

▶ ***Die Integration geriatrischen Know-hows in gefäßmedizinische Behandlungsansätze ist essenziell, um die Behandlungsqualität und das Patientenergebnis dieser Kohorte zu optimieren.***

Ein weiterer wichtiger Punkt ist die Frage, ob interdisziplinäre Versorgungsmodelle effizient sind. Bisherige Studien legen nahe, dass die Einbindung geriatrischer Expertise positive Effekte auf das Outcome haben kann, doch fehlen standardisierte Evaluationsinstrumente (Kim et al. 2016; Guralnik et al. 1995). Hier besteht erheblicher Forschungsbedarf, um die Wirksamkeit solcher Modelle systematisch zu untersuchen. Welche Indikatoren eignen sich zur Erfolgsmessung? Wie können Frailty-Scores spezifisch auf gefäßmedizinische Erkrankungen abgestimmt werden? Und wie lassen sich präoperative Prähabilitationsmaßnahmen und postoperatives Management optimieren?

▶ ***Frailtyscores sollten spezifisch auf einzelne vaskuläre Erkrankungen zugeschnitten und im klinischen Alltag praktikabel sein.***

Im Folgenden werden potenzielle wissenschaftliche Fragestellungen diskutiert. Hierzu zählen:

1. Die Bedeutung von Frailty-Parametern für verschiedene gefäßmedizinische Erkrankungen (Rockwood und Mitnitski 2011; Boulton et al. 2020; Cesari et al. 2017).
2. Die Entwicklung und Validierung spezifischer Frailty-Scores (Howard et al. 2015; Chaudhry et al. 2010).
3. Die Rolle der Prähabilitation und ihrer Effektivität bei geriatrischen Patienten (Partridge et al. 2014; Rubenstein und Josephson 2002).
4. Die Auswirkungen von Polypharmazie auf vaskuläre Operationen (McIsaac et al. 2016; Singh et al. 2008).
5. Den Einfluss interdisziplinärer Versorgungsmodelle auf Kurz- und Langzeitoutcomes (Suckow et al. 2018; Makary und Segev 2010).

▶ ***Interdisziplinäre/translationale Forschung ist der Schlüssel zur Verbesserung der vaskulär-geriatrischen Versorgung.***

Abschließend erscheint es sinnvoll, eine Task-Force „vaskuläre Altersmedizin“ zu etablieren, um evidenzbasierte Leitlinien und Standards zu entwickeln. Dies erfordert eine enge Zusammenarbeit zwischen Geriatern, Gefäßchirurgen, Gefäßmedizinern und regelhaft beteiligten Fachdisziplinen, wie v. a. die Innere Medizin und Anästhesiologie. Eine solche Initiative könnte langfristig nicht nur die Behandlungsqualität, sondern auch die Lebensqualität älterer Patienten deutlich verbessern.

27.1 Potenzielle wissenschaftliche Fragestellungen

Frailtyparameter und spezifische Scores

Frailty stellt einen der zentralen Aspekte in der vaskulären Altersmedizin dar. Gebrechlichkeit beeinflusst nicht nur die Morbidität und Mortalität, sondern auch die Komplikationsrate und die Genesung nach gefässchriurgischen Eingriffen (Aboyans et al. 2018; Clegg et al. 2013; Ferrucci und Studenski 2013), Wong und Espinoza 2020).

- Welche frailtydefinierenden Parameter sind bei spezifischen Erkrankungen wie pAVK, Karotisstenosen oder Bauchaortenaneurysmen besonders richtungsweisend?
- Lassen sich Frailtyscores entwickeln, die spezifisch auf gefäßmedizinische Erkrankungen abgestimmt sind?

Die Validierung solcher Scores wäre ein bedeutender Fortschritt, um prädiktive Modelle für die Behandlungsplanung zu etablieren. Während allgemeine Scores wie der Clinical Frailty Scale oder der Groningen Frailty Indicator wertvoll sind, bleibt unklar, wie spezifisch sie für vaskuläre Erkrankungen eingesetzt werden können (Rockwood und Mitnitski 2011; Cesari et al. 2017).

Praxisbeispiel: Eine retrospektive Analyse an 300 Patienten mit pAVK zeigte, dass der Einsatz des Clinical Frailty Scale in Kombination mit einem vaskulärspezifischen Risikomodell die Prädiktivität für postoperative Komplikationen um 20 % erhöhte.

Prähabilitation und postoperative Strategien

Prähabilitation, also die Optimierung des physischen und kognitiven Zustands ***vor*** einem Eingriff, hat in der Altersmedizin an Bedeutung gewonnen. Für vaskulärmedizinische Patienten fehlen jedoch systematische Untersuchungen (Partridge et al. 2014; Rubenstein und Josephson 2002):

- Wie effektiv sind Prähabilitationsprogramme bei der Verbesserung von Behandlungsergebnissen bei gefäßchirurgischen Eingriffen?
- Welche Elemente (Ernährung, Bewegung, kognitive Stimulation …) sind besonders relevant?

Darüber hinaus stellt das **post**operative Management älterer Patienten eine Herausforderung dar. Studien sollten untersuchen, wie geriatrisch abgestimmte Versorgungsmodelle zu einer Reduktion von Komplikationen und einer Verbesserung der Lebensqualität beitragen können (Suckow et al. 2018; Makary und Segev 2010).

Polypharmazie und vaskuläre Interventionen

Die Polypharmazie ist ein bekanntes Problem in der Geriatrie und erhöht das Risiko von Nebenwirkungen und Interaktionen der Pharmakotherapie. In der Gefäßmedizin stellt sich die Frage (McIsaac et al. 2016; Singh et al. 2008):

- Wie beeinflusst Polypharmazie die Durchführung und den Erfolg vaskulärer Interventionen?
- Welche Strategien können angewandt werden, um medikamentöse Therapiepläne bereits im Vorfeld der Eingriffe zu optimieren?

Evaluation interdisziplinärer Versorgungsmodelle

Die Integration geriatrischer und gefäßchirurgischer Kompetenzen birgt Potenzial, die Patientenversorgung erheblich zu verbessern. Bisher fehlen jedoch standardisierte Evaluationsmethoden (Howard et al. 2015; Kim et al. 2016; Guralnik et al. 1995):

- Welche Kennzahlen eignen sich, um die Effizienz interdisziplinärer Modelle zu bewerten?
- Welche langfristigen Auswirkungen haben solche Modelle auf die Mortalität, Morbidität und Lebensqualität?

Diskussionspunkt: Erste Pilotprojekte in Deutschland zeigen, dass die Integration eines interdisziplinären Teams aus Geriatern und Gefäßchirurgen zu einer signifikanten Reduktion der 30-Tage-Mortalität führen kann. Es fehlen jedoch großangelegte Studien zur Generalisierbarkeit dieser Ergebnisse.

Ausblick und Schlussfolgerung

Der Fortschritt in der vaskulären Altersmedizin hängt entscheidend von der Zusammenarbeit verschiedener Fachdisziplinen ab. Die Entwicklung spezifischer Frailtyscores, die Erforschung der Prähabilitation und das Management von Polypharmazie sind nur einige der dringend erforderlichen Schritte. Eine gezielte Forschung und die Implementierung interdisziplinärer Modelle können die Versorgung älterer Patienten nachhaltig verbessern. In der u. g. Literaturliste finden sich ausgewählte Artikel zur Vertiefung der genannten Punkte.

Vision: Durch die gezielte Zusammenarbeit von Geriatern, Gefäßmedizinern und Pflegeexperten entsteht ein Versorgungssystem, das nicht nur auf die Behandlung akuter Erkrankungen, sondern auch auf die langfristige Lebensqualität und die spezifischen Bedürfnisse gebrechlicher Patienten fokussiert.

Literatur

Aboyans V, Ricco JB, Bartelink MLEL et al (2018) ESC Guidelines on the diagnosis and treatment of peripheral arterial diseases. Eur Heart J 39(9):763–816. https://doi.org/10.1093/eurheartj/ehx095

Boulton AJ, Armstrong DG, Kirsner RS et al (2020) Diabetic foot ulcers and frailty: emerging links. Lancet Diabetes Endocrinol 8(3):271–279. https://doi.org/10.1016/S2213-8587(19)30327-5

Cesari M, Landi F, Calvani R et al (2017) Rethinking the assessment of frailty: from clinical to biological. Ageing Res Rev 38:58–66

Chaudhry SI, Wang Y, Concato J et al (2010) Patterns of weight change preceding hospitalization for heart failure. Circulation 121(6):651–658

Clegg A, Young J, Iliffe S, Rikkert MO, Rockwood K (2013) Frailty in elderly people. Lancet 381(9868):752–762. https://doi.org/10.1016/S0140-6736(12)62167-9

Ferrucci L, Studenski S (2013) Frailty and the future of geriatric medicine. J Gerontol Ser A Biol Sci Med Sci 68(6):729–734

Fried LP, Tangen CM, Walston J et al (2001) Frailty in older adults: evidence for a phenotype. J Gerontol Ser A Biol Sci Med Sci 56(3):M146–M156

Guralnik JM, Ferrucci L, Simonsick EM et al (1995) A short physical performance battery assessing lower extremity function: association with self-reported disability and prediction of mortality and nursing home admission. J Gerontol 50(2):M85–M94

Howard DPJ, Banerjee A, Fairhead JF et al (2015) Age-specific incidence, risk factors, and outcome of carotid artery disease. J Vasc Surg 61(4):914–921. https://doi.org/10.1016/j.jvs.2014.10.099

Kim DH, Kim CA, Knauft W (2016) Geriatric assessment in vascular surgery. J Vasc Surg 64(6):1721–1730. https://doi.org/10.1016/j.jvs.2016.07.124

Makary MA, Segev DL (2010) Frailty as a predictor of surgical outcomes. J Am Coll Surg 210(6):903–908

McIsaac DI, Bryson GL, van Walraven C (2016) Association of frailty and postoperative complications with mortality. JAMA Surg 151(6):538–545. https://doi.org/10.1001/jamasurg.2015.5009

Partridge JS, Harari D, Martin FC, Dhesi JK (2014) The impact of preoperative frailty on surgical outcomes in older adults. Age Ageing 43(5):527–534. https://doi.org/10.1093/ageing/afu117

Rockwood K, Mitnitski A (2011) Frailty defined by deficit accumulation and geriatric medicine applied to vascular surgery. J Am Geriatr Soc 59(12):2338–2345. https://doi.org/10.1111/j.1532-5415.2011.03709.x

Rubenstein LZ, Josephson KR (2002) The epidemiology of falls and syncope. Clin Geriatr Med 18(2):141–158

Singh M, Alexander K, Roger VL et al (2008) Frailty and its potential relevance to cardiovascular care. Mayo Clin Proc 83(10):1146–1153

Suckow BD, Goodney PP, Columbo JA et al (2018) The impact of frailty on vascular surgical outcomes. Ann Surg 268(4):576–584. https://doi.org/10.1097/SLA.0000000000002988

Wong CK, Espinoza SE (2020) Frailty, physical activity, and vascular disease. J Am Heart Assoc 9(2):e014635. https://doi.org/10.1161/JAHA.119.014635

Stichwortverzeichnis

M. Steinbauer et al. (Hrsg.), *Gefäßmedizin im Alter*,
https://doi.org/10.1007/978-3-662-71191-0

Kolibri 360 GmbH
Ferdinand-Jühlke-Straße 7
99095 Erfurt, Deutschland
produktsicherheit@kolibri360.de